다해선생의 자연의원리 강의록(간담편)

①

玄聖의 징기로 새 文明의 밭을 갈자

玄聖의 쟁기로 새 文明의 밭을 갈다 1 - 다해선생의 자연의 원리 강의록

초판 발행일 | 단기 4344년(서기 2011년) 9월 11일
수정증보판 발행일 | 단기 4345년(서기 2012년) 10월 26일
지은이 | 다해 표상수

펴낸이 | 표건우
펴낸곳 | 만국활계남조선
구입문의 | 만국활계남조선

출판등록 | 단기 4344년(2011년) 4월 12일(제2011-28호)
주소 | 서울시 관악구 신림동 10-622호 현대 성우@ 지층 상가 101호
홈페이지 | 자연의 원리 자하선도(www.jahasundo.kr)
전화번호 | 02-879-1268
팩스번호 | 02-872-6068

값 24,000원

이 책의 저작권은 저자와 출판사에 있습니다. 저자와 출판사의 허락 없이 책의 전부 또는 일부 내용을 사용할 수 없습니다.
잘못 만들어진 책은 구입처나 본사에서 교환해 드립니다.

ISBN : 978-89-967198-3-0 04040
ISBN : 978-89-967198-4-7 (전6권)

玄聖의 정기로
새文明의 발을갈자

다해선생의 자연의원리 강의록(간담편) ❶

수정증보판을 내면서

　내가 4년 전에 강의한 '자연의 원리, 요법사 과정'을 엮은 강의록 첫 책 『玄聖의 쟁기로 새 文明의 밭을 갈다』「간담편」이 세상에 첫 선을 보인 것이 작년 9월이었다. 그동안 1년 넘게 시간이 흘렀는데, 개인적인 사정이 생겨 「간담편」을 새로 펴내게 되었다. 판형을 새로 만드는 김에 먼저 책에서 빠진 내용을 몇 가지 보충하고, 매끄럽지 못한 문맥도 거의 다듬었다. 이전 책과 내용면에서 달라진 건 거의 없지만, 읽어 나가시기엔 확실히 편할 것이라 본다. 초판 때처럼 현무 선생이 글을 다듬는데 수고해 주셨고, 이번에는 색인까지 도맡아 주었다. 이 점 고마운 마음을 표하는 바이다. 그리고 전 책에서 색인을 맡아준 기백 선생이 학업관계로 미국으로 건너갔다. 기백 선생의 앞날에 무궁한 광영이 비치길 바라마지 않는다. 편집은 이전과 마찬가지로 주경자 선생이 수고해 주셨다. 책이 나오는데 물심양면으로 도움을 주신 모든 분들께 고맙다는 말씀을 전한다.

단기 4345년(서기 2012년) 仲秋佳節에
인헌동 우거(寓居)에서
다해 표상수 씀

들어가는 글

이 책은 여섯 권으로 나오게 될 '자연의 원리 요법사 강의' 시리즈 중 첫 번째 책이다. 지난 십 수 년간 자연의 원리라는 한 우물만 파면서 살아온 나로서는 감회가 남다르다 하겠다. 험난한 산고(産苦) 끝에 책이 나오게 되었으니 지난 세월이 주마등처럼 스쳐 간다. 그 많은 이야기를 다 할 수는 없고, 독자 여러분들이 자연의 원리 공부를 하는데 있어 알아 두면 도움이 되는 이야기들을 위주로 서문을 쓰고자 한다.

현성 선생님과의 만남을 통해 인생이 바뀌게 되다

나는 생식을 파는 사람이다. 장사도 크게 하는 것도 아니고 서울 한 켠에 조그맣게 터를 잡아서 소매를 하는 수준이다. 그런 내가 강의록이라는 형식이지만 책을 내리라곤 상상도 못했다. 내가 책을 내게 된 데에는 빠져서는 안 되는 분이 있다. 바로 나에게 자연의 원리를 가르쳐 주신 현성 김춘식 선생님이시다. 나는 20대 초에 군대에서 허리를 다쳤는데, 서른이 넘어서까지 극심한 허리통증으로 인해 힘든 나날을 보내고 있었다. 그러다가 우연찮은 기회에 현성 선생님이 하시는 자연의 원리 요법사 강의를 듣고 그 속에 병을 고치고 건강을 회복하는, 너무나 합당하고 부정할 수 없는 원리가 들어 있음을 알게 되었다. 그러면서 생식과 소금을 선생님이 시키는 대로 먹고는 십 수 년 동안의 허리통증에서 해방되었다.

고통에서 해방되고 나니까 나는 '이게 굉장한 공부구나' 하는 걸 절감하게 되었고, 무엇보다도 세상과 사물을 보는 시각에 근본적인 변화가 일어났다. 몸이 건강해지니 잇따른 사업실패로 인해 앞날에 대한 모든 희망이나 기대를 상실해 버린 채 절망에 빠져 하루하루를 보내고 있던 나에서, 긍정적이면서도 자신감에 넘치는 나로 변모하였다. 그리고 이전부터 막연히 품어왔던 홍익인간에 대한 꿈을 현실에서 이룰 수 있는 구체적인 법방을 거머쥐었음을 깨닫게 되었다. 그렇게 해서 아픈 사람을 건강으로 인도하기 위해 망설이지 않고 바로 생식원을 시작하였다.

기초반부터 시작해서 요법사반 강의까지 하게 되다

처음에는 생식을 팔면서 처방도 병행하였지만 얼마 지나지 않아 그것만으로는 한계를 느끼게 되었다. 아파서 생식원에 오시는 분들에게 단순히 '이것 드세요, 저것 드세요' 하기 보다는, 그분들이 자연의 원리에 눈을 떠서 스스로 건강하게 살 수 있도록 도와드려야겠다는 생각이 싹튼 것이다. 이를 위해 속성이지만 자연의 원리를 체계적으로 전달할 필요성을 느껴, 꼭 필요한 내용만 압축시켜 놓은 교재를 갖고 기초반이라는 이름으로 강의를 시작하게 되었다. 그렇게 기초반 강의만 해 오다가 현성 선생님의 부촉을 받고선 98년부터 요법사 강의를 하였다. 막상 해보니까 학생들 대부분이 맥을 볼 줄 알게 되었을 뿐만 아니라 생식원을 하겠다는 분도 나타나고 해서, '아! 이건 누구든지 하면 되는 거구나' 하는 자신감이 한층 더 생겨났다.

그런데 안면도에 머물고 계셨던 선생님이 그 해 추석 무렵 갑자기 돌아가시게 되었다. 선생님에게 여러모로 의지하고 있었던 차였기에 갑작스런 부음을 접하니 처음에는 하늘이 무너지는 것만 같았다. 하지만 마냥 슬퍼할 수만은 없는 노릇이었다. 선생님이 부촉하신 요법사 강의의 불씨를 꺼트리면 안 되겠다 하는 막중한 의무감이 들었다. 그래서 현성 스승님의 유언과 유지를 받들어서 그 때부터 10년 이상 꼼짝 않고 강의만 해 왔던 것이다.

'뜨지도, 광내지도, 돈을 많이 벌 생각도 말고 오직 강의만 하라'는 선생님의 당부 말씀도 있고 해서 나는 매 기수마다 최선을 다해서, 목숨을 걸고 강의를 해 왔다. 강의를 듣는 학생 가운데 어떤 큰 인물이 있을지 모르기 때문에, 매 강의마다 자연의 원리의 진수(眞髓)를 전하기 위해서 혼신의 힘을 기울여 왔던 것이다.

요법사 공부의 두 가지 대의(大義)

여태껏 요법사 강의를 38회 가량 해 오면서 보람도 많이 느꼈는데 제일 큰 것은 사람들로 하여금 우리 조상들이 남긴 삶의 방식과 정신의 소중함을 알게 했다는 것을 들 수 있다. 자연의 원리라는 법방은 사실 우리 선조들이 가졌던 웅혼한 정신세계와 그 분들이 가졌던 삶의 방식과 별다른 것이 아니어서 강의 시간 틈틈이 거기에 관련된 이야기들도 많이 하였는데, 이를 통해 사람들은 자연의 원리를 더 깊이 이해하게 되었다.

두 번째는 사람들에게 자기 병은 자기가 고칠 수 있는 방법을 알도록 했다는 것을 꼽을 수 있겠다. 지금 인류 문명이 굉장히 발달한 것 같지만, 사실은 그 발달된 문명으로 말미암아 사람들의 본성은 옛날 사람들에 비해서 근원에서 더 멀어져 있고, 심성은 더 악해져 있다. 현대인들은 기계나 살상 무기나 전자제품을 만들고 다루는 능력은 뛰어나지만, 정작 중요한 사람답게 사는 법을 망각한 채 살아온 나머지 거의 모든 사람들이 병마의 포로가 되어 버렸다. 의학이니 약학이니 영양학이니 하는 현재의 주류 학문들도 이런 사태에 대해서 어떠한 해답도 내놓지 못하고 있다. 그래서 현하대세를 살펴 볼 때 전 인류는 줄을 지어 사망의 골짜기로 행진하고 있다 해도 과언이 아닌 지경에까지 이르게 된 것이다.

깊이 병들어 가는 인류를 살리는 법방

　현성 선생님은 생전에 이와 관련한 몇 가지 예언과도 같은 말씀을 남기셨다. 그 하나가 사람들이 춥고 더운 것이 뭔지 모르고 살기 때문에 몸에 냉기가 다 들어가서, 거의 대다수가 사람의 본성을 상실하게 될 것이라는 말씀이었다. 또 하나는 사람들이 갈수록 짠맛을 기피하기 때문에 피가 썩어서 다 죽게 생겼는데, 그때 살기 위해선 소금을 주식(主食)처럼 먹어야 되며, 그런 상황이 오면 인간은 거의 끝 갈 때까지 가게 된 거라는 말씀이셨다. 그렇게 해서 인류가 거의 다 죽게 된 그것을 개벽이라고 할 수 있는데, 지금 시대 즉 선천에서는 이 법이 널리 퍼지기는 극히 어려울 것이며, 대신 개벽 이후에 써야 될 학문이라고 누차 강조하셨다. 그런 연유로 후천으로 넘어갈 때까지 이 법의 등불이 꺼지지 않도록 잘 지켜서 후세에 전달하는 것이 굉장히 중요한 일이라고 하신 것이다.
　그 때는 이런 말씀들의 의미를 몰랐는데 선생님이 돌아가신 뒤로 10년 넘게 강의를 해오다 보니까 왜 그때 그런 유지를 남기셨는지 깨닫게 되었다.

여성이 자연의 원리 공부를 해야 되는 이유

　또한 나는 강의를 쭉 해 오면서 이 공부는 남자보다는 여자에게 더 필요한 공부라는 걸 알았다. 그 동안의 역사 시대의 주역(主役)은 거의 남자들이었다. 동서고금을 막론하고 남자가 하는 일은 위대하고, 여자가 하는 살림살이나 자식 양육 같은 건 하찮게 여기는 풍조가 일반화되어 온 게 사실이었다. 그런데 생명입장에서 보면 실제로 생명을 낳고 기르는 것은 여자이기 때문에 여성이 남성보다 위대한 존재라고 할 수 있다. 여자들이 이러한 사실을 자각해서 매사에 당당하면서도 주체적으로 임해야 하는데, 대다수 여성들은 기존의 낡은 틀을 깨고 나올 생각을 못하고 있다.

그러나 역사의 전환점을 앞둔 지금, 여성 한 명 한 명이 자신의 역할을 깨닫게 되고 그런 깨달음이 여성들 사이에서 널리 퍼져 나간다면 이전의 경쟁과 지배 위주의 남성주의 문화에서, 공생과 조화가 특징인 여성적 문화권으로의 이행이 한층 빨라지게 될 것이다. 나는 여성들 중에서 그런 역할을 할 큰 인물이 나오기를 기대하고 있고, 적어도 다음 세상에 가면 여성들이 그런 역할을 수행할 거라고 본다.

실제 생명을 살리는 살림살이는 전부 여성으로부터 여성에게로 계승되어 왔기 때문에, 여성들이 자연의 원리 공부를 한다는 것은 남자 5명, 10명이 공부하는 것과도 맞먹는 파급력을 갖고 있다. 현재 아이를 낳고 기르는 엄마나 앞으로 엄마가 될 여성들이 이 공부를 함으로 해서 장차 여성주의에 입각한 새로운 문화, 새 문명사회를 열어나가는 기틀이 열려나가게 되기를 기대해 마지않는다.

서양에 대해 심각할 정도로 열패주의, 사대주의에 빠져 있는 대한민국

지금 사람들한테는 학문, 언어, 종교, 의식주와 같은 삶의 모든 분야에서 우리 것보다는 서양에서 건너온 것을 더 높이 평가하고, 더 우수하다고 여기며, 세련되고 문화적인 거라고 간주하는 분위기가 팽배해 있다. 그건 지금 대한민국을 지배하는 기득권층들 거의 전부가 서양물을 먹은 사람들이기 때문이다. 순수한 토종들은 거기에 꼽사리를 낄 엄두도 못 낸다. 미국물 먹고 서양물 먹은 사람들이 대한민국을 끌고 나가다 보니, 그 사람들이 쓰는 서양식 언어나 생각들이 우리 삶의 모든 분야에서 표준으로 자리잡은 지 오래다. 그 이야기는 까놓고 말하면 지금 현재의 우리 민족은 서양의 노예, 미국적 가치관의 노예가 되어 있다는 말과도 같다 하겠다. 서양을 추종하는 그런 경향은 남자들보다는 여자들에게서 더 많이 표출되는데, 이는 나중에 심각한 문제를 낳게 된다. 왜냐하면 여자가 결국은 엄마가 되기 때문이다. 아이를 낳아서 기르는 주체적인 입장에 있는 엄마가 서양에 대한 노예 의식 내지 사대주의 근성에 찌들어 있다면 아이들은 무조건 그 영향을 받을 수밖에 없게 된다.

그런데 이 시점에서 냉정히 자문자답해 보자. 사람들이 그렇게 대단하게 여기고 우리보다 우월할 거라고 맹목적으로 믿고 있는 서양에 무슨 답이 있는가? 가령 서양을 대표하는 미국이란 나라는 알고 보면 망조(亡兆)가 든 나라가 아닌가? 예컨대 그 나라는 의료비나 약값이 너무나 비싸서 사람들은 아파도 병원에도 마음 놓고 못가며 약도 못 사먹어서, 이웃한 캐나다나 멕시코에 가서 약을 사와서 먹고 있다고 한다. 그런 나라가 앞서 가는 나라가 아니라는 거다. 오히려 그건 망해가는 나라로 봐야 될 것이다. 그러면 망하는 나라에서 빨리 벗어나야 하는데, 오히려 우리나라 사람들은 그런 미국을 흉내 내지 못해 안달이다.

서양의학의 한계

지난 시절 가난하게 살았을 때는 그렇다 치더라도 지금은 우리도 세계 10위권의 경제대국이 되었고, 과학기술 수준도 서양 여러 나라에 결코 뒤지지 않을 정도가 되었다. 물질적, 경제적으론 우리가 서양을 어느 정도 따라 잡았기 때문에 이제는 우리의 고유한 가치관과 우리 조상들이 남겨 놓은 삶의 양식 등을 찾아야 될 때가 되었다고 본다. 그 대표적인 것이 의학이다. 자연의 원리를 공부한 우리 관점에서 보면 서양의학에서는 무릎이 왜 아픈지, 변비는 왜 생기는지, 두통이 왜 오는지, 감기엔 왜 걸리는지를 모른다. 아파서 병원에 가면 무조건 주사나 맞히고 진통제나 먹이는 수준, 소화가 안 된다고 하면 소화제나 먹이고 열이 난다고 하면 열을 강제로 내리는 해열제나 먹이는 수준 갖고는 절대 병을 못 고친다. 그런 행위들은 사람을 건강하게 하는 것과는 일절 무관하다.

약을 먹이고 수술을 받게 하기 전에, 생활 속에서 실천만 하면 병에 걸리지 않고 건강하게 살아갈 수 있도록 하는 구체적인 실천 방법이 나와야 하는데, 그런 건 없고 오로지 약이나 칼만 갖고 병을 고친다고 하니 어불성설이라고 하는 것 아닌가! 우리는 생활 속에서 병이 생겼기 때문에 마찬가지로 생활을 통해 병을 고쳐야 된다. 하지만 그런 이치와 법방이 서양의학에는 없기 때문에 의사들을 찾아가 봐야 '약 드세요, 수술 받으세요' 하는 것 외엔 뾰족한 대답을 듣지 못하는 것이 현실이다. 그러면 어떻게 해야 되느냐? 모든 사람들로 하여금 몸 안에서 일어나는 생사와 만병의 근원을 알게 해서 자기 병은 자기가 고칠 수 있도록 해야 한다. 그러기 위해서는 '현성 선생님이 정립한 육기섭생법'을 알아야 한다.

기존 종교와 학문 그리고 수행법의 한계

육기섭생법은 현성 선생님이 독창적으로 창시해 낸 가르침은 아니다. 선생님의 말씀에 따르면 원래 그 가르침이 5천 년 전 신시 배달국 시대에는 일반화되어 있었다고 한다. 그러던 것이 후대로 내려오면서 의학이나 선도수행법 혹은 부처님의 가르침이나 제자백가의 교설(敎說) 등으로 나눠지게 되었다는 것이다. 하지만 부처님이 말씀하신 깨달음은 사람을 건강하게 하는 것과는 무관하다. 또 대인관계 등에 문제가 생길 경우 어떻게 해야 되느냐 하는 가르침 같은 것도 없다. 그건 기독교 같은 종교에도 공통적으로 해당되는 문제다. 나는 집안이 가톨릭이어서 어려서부터 종교 생활에 열심이었고 또 그 쪽 교리 공부도 많이 했었는데, 그런 서양 종교에도 나름의 순기능이 있지만, 병이 났다든가 해서 사람에게 본질적으로 문제가 생겼을 때는 해결책이 없다. 중병이 들었다거나 정신적으로 문제가 있을 때는, 기도한다고 건강해지지 않는다.

수천 년 동안 인류의 살림살이와 정신을 지배해 왔던 거대 기성 종교뿐만 아니라, 그보다 판이 작은 수련단체나 영성계 단체들을 봐도 사람에 대해서 제대로 말해주는 곳은 단 한 군데도 없다. 호흡수련 하는 곳에 가면 호흡법이 있고 마음수련 하는 곳에 가면 마음수련 하는 법이 있지만, 수행의 주체인 사람에 대해서는 하나도 모르고 있다. 무릎 아픈 사람이 하는 마음수련과 허리 아픈 사람이 하는 마음수련은 같을 수가 없다. 공상망상에 젖어 사는 사람이 하는 수련과, 분노하고 누구를 죽이고 싶어 하는 사람이 하는 수련방법은 달라야 하는데도 불구하고 똑같은 게 현실이다. 수련을 하더라도 허리가 아픈 사람은 허리를 고쳐서 해야 되는데, 그렇게 하는 방법이 전무한 실정이다.

그래서 나는 가령 불교를 하더라도 건강하게 해 놓은 상태에서 부처님 도를 공부하라는 것이다. 건강을 상실하면 제대로 된 신앙생활을 못한다. 간이 병나면 욕을 하게 되어 있고, 폐대장이 병나면 우울해서 죽고 싶어지고, 또 신장 방광이 허약해지면 두려움이 생기고 매사에 부정하고 반대하며, 위장이 병나면 의심을 하고, 심장이 병나면 사치와 낭비를 일삼게 되고 음란해지게 되어 있다.

인간은 그 누가 되었건 병나면 병든 짓을 하기 마련이고, 건강하면 건강한 행위를 하게 되어 있기 때문에 그것은 속일 수가 없다. 그렇기 때문에 성직자들도 사람들을 제대로 인도하기 위해서는 먼저 자신의 정기신을 건강하게 만들어 놓아야 된다. 병들어서 지금 불안해하고, 소리치고 싶어하고, 공상망상하고, 부정 반대하는 사람이 죽어서 어떻게 천국을 갈 것이며, 어떻게 신도들을 천국으로 인도할 것인가? 먼저 본성을 회복한 연후에야 천당을 가든, 극락을 가든, 도통을 하든, 깨달음을 얻든 할 것이 아닌가? 그런 것을 생각할 때 지금이야말로 세상에 현성 선생님의 가르침이 필요한 시기라고 보는 것이다.

자연의 원리는 원시반본의 가르침이자 중통인사 하는 법이다

나 자신이 자연의 원리를 통해서 건강을 회복하고 나자, 정기신의 조화를 잘 이루어놓으면 인간의 건강한 본성이 나온다는 것을 확인하게 되었다. 그 본성이 완전하게 나올 수도 있지만 거기까지 안 된다 하더라도, 적어도 과거에 병들었을 때보다 훨씬 경우에 바른 사람이 되고 사리(事理)를 아는 사람이 될 수 있다. 그래서 우리가 행복한 삶을 살기 위해서라도 무조건 건강해야 한다. 정기신이 건강해서 바른 마음이 나오면 무턱대고 욕심 부릴 일도 없고, 상대방에게 상처를 주는 말이나 행동을 할 필요도 없이 각자가 자기 위치에서 해야 할 일을 잘 할 수 있게 되니 말이다. 거의 모든 사람들이 그렇게 살았던 시대가 옛날 신시 배달국 시대가 아니었던가! 자연의 원리는 신시 배달국 시절에 있었던 인본주의(人本主義)의 가르침으로 원시반본 하는 거라고도 볼 수 있다.

자연의 원리의 구체적인 내용은 이 책의 본문과 앞으로 나올 책들을 통해 상세히 제시되겠지만, 결국은 '인간이 하는 모든 생각과 말과 행동의 근원은 어디에 있는가, 그리고 인간이 병들게 되는 근본적인 원인은 어디에서 찾아야 되는가?' 하는 걸로 귀결된다. 간단히 말해 그것은 사람의 육장육부 안에 있다. 즉 인간이 하는 모든 생각과 행위나 말 등은 그 사람의 육장육부에서 나오는 것이다. 그래서 육기섭생법과 같은 통전적(通全的)인 법방을 통해 병든 장부를 건강하게 해주면 모든 인간 문제는 저절로 해결되는 것이고, 그렇기 때문에 현성 선생님은 자연의 원리를 중통인사(中通人事)하는 법방이라고 하셨던 것이다.

자연의 원리는 사람이 사람답게 사는 법을 말한 신문명의 요람이다

기존의 민간의학이나 서양의학 그리고 기타 다른 의학들은 인간의 몸 안에서 일어나는 문제를 종합적, 체계적, 입체적으로 보지 못하기 때문에 증상치료, 병명치료, 국부치료에 머물러 있다. 그러나 자연의 원리는 사람이 하는 모든 생각과 말과 행동을 통합적인 원리 하에 한 눈에 알아볼 수 있도록 정리를 해 놓았는데, 이는 병을 치료하는 차원을 넘어서 사람이 사는 법에 대한 가르침이기도 한 것이다. 그러면서도 그 전제조건으로 건강을 유지하는 법과, 병이 났을 경우 스스로의 힘으로 건강을 회복하는 법에 대한 가르침이기도 하다. 나는 지난 17년간 생식원을 해오면서 수많은 임상을 통해 자연의 원리가 인간의 만사와 만병의 문제, 나아가서 생사의 문제까지도 일관된 관점으로 그 해답을 제시해 왔음을 확인할 수 있었다.

세상에는 너무나 많은 종교와 학문이 나타나서 서로가 다 자신들이 진리라고 하는데, 사람의 몸 안에서 일어나는 문제도 해결하지 못하는 가르침이 어떻게 진리가 될 수 있겠는가? 진리는 다른 곳에 있는 게 아니라 천지 안에 있고, 천지의 중심이 사람이기 때문에 결국은 사람 안에 있다. 그래서 옛 성인은 '네 안에 있으니 거기서 구하라'고 했던 것이다. 자연의 원리를 삶 속에서 실천하면 자기가 자신을 다스릴 수 있게 된다. 내가 내 생각까지 다스릴 수 있게 되면 행복하게 살 수 있을 것이고, 나중에 죽음을 맞이하게 될지라도 내가 본래 왔던 그곳으로 다시 회귀하는 걸 알게 되니 두려움 없이 갈 수 있게 된다. 그런 걸 보면 자연의 원리에는 종교와도 맥이 통하는 그런 가르침도 있다 하겠다.

대부분의 사람들은 자연의 원리라고 하면 대체의학이나 민간요법 중 하나로 생각하고 만다. 그러나 고작 그렇게만 본다면 자연의 원리가 가진 진면목의 반의 반 정도 밖에 못 본 거라고 할 수 있다. 자연의 원리는 단순한 대체의학 정도가 아니라, 앞으로 새로운 문명을 조판해 나가는 데 있어 가장 근본이 되는 가르침이라는 걸 깨달아야 그 참 모습을 제대로 본 거라 하겠다. 현성 스승님도 천하대란이 지난 뒤에 열리게 되는 새로운 세상에서 반드시 이 법이 신문명을 창조하는 기틀이 된다는 말씀을 남기셨다. 그래서 본 강의록을 읽는 독자 여러분들도 그런 점에 유의하면서 읽어 나가실 것을 당부 드린다.

강의록이 나오게 된 경위와 감사의 말

나는 본 강의록을 다음의 독자들을 염두에 두고 준비하였다.

먼저 본 강의록은 기존에 요법사 공부를 했던 분들에게는 상세하고 친절한 복습 자료가 될 것으로 생각한다. 힘들게 요법사 공부를 하였지만 방대한 내용을 다 정리하고 기억한다는 것은 쉽지 않는 일이라 할 것이다. 그리고 지방에서 힘들게 서울까지 올라와서 요법사 공부를 하신 분들도 많은데, 그분들이 재수강하는 것도 현실적으로 어려운 일이다. 그래서 요법사를 공부하였지만 그 방대한 내용을 제대로 정리를 못한 분들에게 본 강의록은 많은 도움이 될 수 있을 것으로 확신한다.

그리고 본 강의록은 단순히 이론만 나열한 게 아니라, 내가 십 수 년간 현장에서 일을 하면서 체득한 경험과 노하우가 거의 다 녹아 들어간 책이기 때문에, 현재 생식원을 하고는 있지만 경험이 부족해서 적시적소에 처방을 하는 힘이 부족한 분들에게도 일정 부분 도움이 된다고 본다.

또한 이 책은 자연의 원리를 공부는 하고 싶지만 현실적인 여건상 기초반 혹은 요법사반 공부를 못 하시는 분들에게도 도움이 될 것이다. 처음 자연의 원리를 접하시는 분들도 본 강의록을 꼼꼼하게 여러 번 읽어서 자기 것으로 만든다면, 자기 병 정도는 자기가 고칠 수 있는 능력자가 될 수 있을 것이다.

나아가서 이 책이 자연의 원리를 전혀 모르는, 그러면서도 병마에 신음하는 분들 중에서 인연되는 분들의 손에 들어가 그 분들이 건강해지는데 조금이라도 도움이 된다면 나로서는 그보다 더 기쁨이 없을 것이다.

원래 나는 강의록을 낸다는 것은 전혀 생각도 하지 않았다. 현성 선생님께서 저술하신 『오행생식요법』이라는 책도 나와 있고, 또 선생님의 강의록 격인 『선도체험기』도 있기 때문에, 비록 현 상황을 더 반영했고 더 자세하긴 하지만 내용이 비슷한 것을 굳이 책으로 낼 필요가 있겠느냐 생각한 때문이었다. 또 120시간에 육박하는 강의를 일일이 받아쳐서 책으로 낸다는 것은 물리적으로도 불가능하다고 여긴 것도 있었다. 그런데 지금의 이 시대상황은 강의록을 출간하지 않으면 안 되게끔 몰아가고 있다. 특히 한열관계와 장부들 간의 힘의 역학관계에 무지(無知)한 서양의학으로 인해 사람들 몸이 다 차가워지고, 맵고 짠 것을 기피하면서 몸이 다 썩어 가고 있는 작금의 상황을 염두에 둔다면 강의록의 발간을 더 이상 늦출 일이 아니라는 생각이 들었다.

그리고 33기 요법사를 공부한 현무 선생이 이미 3년 전부터 앞으로 일어날 여러 상황 때문이라도 책을 출간해야 된다고 강력하게 권하고 해서, 강의실에서 한 말들을 이렇게 활자로 바꾸어서 세상에 내게 된 것이다. 녹취와 교정 작업은 현무 선생이 거의 도맡아 해주셨는데, 현무 선생 외에도 강의록의 출간에 안팎으로 도움을 준 분들이 여럿 된다. 주경자 선생(34기)이 편집을 맡아서 수고를 해 주었고, 기백 선생(34기)은 색인 작업과 교열작업에 도움을 주었다. 조안나(33기) 선생은 교열 작업 및 여러 성가신 일들을 도맡아 하느라 애를 썼고, 김지선(37기) 선생은 9, 10, 11주차 녹취를 맡아서 해 주었다. 또 감사해야 할 사람은 자하누리를 운영하고 있는 장기수 원장이다. 장 원장은 책의 표지디자인과 본문에 들어갈 그림 등을 그렸고 기타 여러 사항들에 대해서도 꼼꼼하게 조언을 해 주었다. 이런 여러 훌륭한 분들이 십시일반 힘을 보태게 되어서 책 출간 작업이 한결 쉬워졌다. 책 작업을 위해 노고를 아끼지 않은 모든 분들에게 지면을 빌어 감사의 마음을 전하고자 한다.

단기 4344년(서기 2011년)
광복절날 인헌동 우거(寓居)에서
다해 표상수 씀

일러두기

1. 본 강의록은 2008년 10월에서 12월까지 진행된 제 33기 요법사반 강의 내용을 책자로 펴낸 것이다. 요법사 교육은 봄과 가을 각각 한 차례씩 1년에 두 번 진행된다.

2. 앞으로 나올 자연의 원리 강의록 시리즈 중에서 간담에 관련된 내용만 1차적으로 정리해서 내는 것이니, 차후에 심소장편, 심포삼초편, 비위장편, 폐대장편과 마지막으로 신장방광편이 계속 나올 것이다.

3. 본문 내용 중, 학생이 묻고 선생이 답한 것은 질문과 대답으로 표시했다. 선생이 묻고 전체 학생이 답한 경우에는 선생이 한 질문에 대해서는 따로 표시하지 않고, 학생이 답한 것은 괄호 표시로 구별하였음을 알려둔다.

차 례

수정증보판을 내면서   4

들어가는 글
    현성 선생님과의 만남을 통해 인생이 바뀌게 되다   5
    기초반부터 시작해서 요법사반 강의까지 하게 되다   6
    요법사 공부의 두 가지 대의(大義)   7
    깊이 병들어 가는 인류를 살리는 법방   8
    여성이 자연의 원리 공부를 해야 되는 이유   8
    서양에 대해 심각할 정도로 열패주의, 사대주의에 빠져 있는 대한민국   9
    서양의학의 한계   10
    기존 종교와 학문 그리고 수행법의 한계   11
    자연의 원리는 원시반본의 가르침이자 중통인사 하는 법이다   13
    자연의 원리는 사람이 사람답게 사는 법을 말한 신문명의 요람이다   14
    강의록이 나오게 된 경위와 감사의 말   15

일러두기   18

제1강 간담 弦脈편
    인사, 자연의 원리 공부에 대한 간략한 소개, 상통천문과 하찰지리   29
    생명의 출현과 육기, 게놈 프로젝트의 한계, 동양과학과 중통인사,
      만사와 만병의 근원   31

병 못 고치는 서양과학, 부작용 없는 신약은 없다	35
사람의 구성요소, 정기신(精氣神)	37
사람은 천지 기운 중에서도 가장 정묘한 것들의 집합체다	40
지식, 정보, 사상, 이념, 종교 등은 신(神)의 영역에 속한다	41
육체는 기(氣)와 신(神)을 담는 그릇	43
인영 촌구 맥진법, 오계맥진법	45
장(臟)과 부(腑), 오장육부가 아니라 육장육부가 맞다	47
밥 못된 것이 약(藥)이다, 각각의 맥과 그에 따르는 먹거리들	50
지구의 자전과 계절의 순환	53
우리나라의 계절은 사계(四季)가 아니라 오계(五季)로 돌아간다	55
도(道)의 정의	58
치료가 안 되는 경우	59
'자연(自然)'이란, 삼태극 원리와 시간의 관계	62
가정 구성원과 삼태극 원리, 몸 안에서의 삼태극 원리	64
요법사 강의는 신시배달국 문화를 되살리는 강의	66
호와 흡, 생성과 배설	68
만사와 만물은 삼태극 원리로 존재한다	69
들숨과 날숨과 멈춤	71
음양중 삼태극적 관점으로 사물을 봐야 된다, 맥 공부는 어릴 때부터 시켜야	72
서양 공부와 동양 공부의 차이	75
맥과 통증이 반드시 일치하지 않는 이유, 상대적 허실과 절대적 허실	77
지금 현재의 생명 상태는 여러 모습으로 나타난다	79
장부의 허실에 영향을 미치는 맛들	80
간담이 병나는 일반적인 원인, 서양의학은 소 잃고 외양간 고치는 수준의 의학	82
간담이 건강할 때 나오는 성격, 목형의 본성	84

마음과 감정은 어디에서 나오는가	87
생각과 행동은 먹거리의 영향을 받는다, 간담이 병이 났을 경우 나타나는 여러 정신적 증상들	89
각각의 장부가 허약할 때 나타나는 여러 증상들, 추위를 많이 타는 사람과 햇빛을 싫어하는 사람	92
욕쟁이 할매, 간담이 허약하면 심술쟁이가 된다, 사이코패스	93
몸에서 나는 냄새와 장부의 허실간의 상관관계	95
간담이 허약할 경우에 나타나는 여러 통증들, 일체의 통증은 식어서 온다	97
상생과 상극, 그리고 보(補)와 사(瀉)를 하는 이치와 방법	100
치매, 서양의학이 잘하는 분야, 제왕절개의 폐해	101
세균이나 바이러스에 감염되지 않게 하려면	103
맥이 명확하지 않은 경우	105
해인(海印), 바다	107
맥진 순서, 진맥과 진맥할 때의 자세	108
눈으로 보는 것만이 전부는 아니다	111
맥을 보는 위치	113
힘 빼는 연습과 정신을 집중하는 수련, 맥을 촉지 하는 요령	115

제2강 간담 弦脈편

간이 병나면 복수가 차는 이유	121
맥상의 변화, 밤에 잠을 제대로 못 자는 이유	122
장부들 간의 역학관계, 간담이 병난 사람한테는 신맛과 쓴맛이 나는 음식을	125
병의 진행 방향과 치료되는 순서	126
복수가 차면 무조건 금식해야 된다	127
복수가 빠지고 나면 절대 소식(小食)을 해야 된다	130

방사선 치료와 수술의 부작용	131
간담이 지배하는 부위, 루게릭병, 고관절병, 편도선, 익사 사고를 예방하는 방법	133
허약해진 곳을 튼튼하게 하는 첫 번째 방법	135
간담을 튼튼하게 하는 운동법과 호흡법	136
장수(長壽)의 첫 번째 요체	138
사상의학(四象醫學)은 사람에 적용해서는 맞지 않는 학문이다	139
모든 관절염을 고치는 원리와 방법 - 고관절	143
팔꿈치 관절과 무릎 관절의 병, 진통제를 쓰면 안 되는 이유	145
폐와 신장이 약할 경우에 나타나는 관절염, 오십견, 물리적으로 다쳤을 경우	147
편두통일 경우, 편도선염	149
중생들을 좀비로 만들려고 하는 기득권층, 예방 접종은 지배세력들의 음모	151
각각의 기운이 지배하는 시간대와 그에 맞는 음식	153
꽃 댕기의 의미, 옛날 사람들의 보편적인 한살이(一生)	156
책을 절대시 하지 말아야, 김시습의 귀신론	158
적과 취와 유동기, 새벽에 오줌 싸는 것과 한밤중에 오줌 싸는 것	159
일체의 염증은 짠맛으로 다스린다, 심장암과 소장암이 거의 없는 이유	162
생각이란, 지금이 만사지 문명이 열려가는 시대	164
손발톱 이상, 담석이 생기는 원인, 몽유병, 잠꼬대, 이 가는 증상, 음부 소양증	165
목화형 체질과 토금형 체질의 차이, 동양과학, 술을 많이 먹으면	168
각종 간염, 지방간과 간경화, 간암	170
담석증, 신석증, 요로결석, 경기(驚氣), 사시(斜視)	172
가래와 콧물이 생기는 이유, 소변 요법의 부작용	175
목형 체질의 육체적 특징과 성격적 특성, 각 체질에 맞는 설득 방법	177

제3강 간담 弦脈편

금방금방 바뀌는 맥, 화상, 파상풍	185
간담이 허약하면 현맥이 나타나는 이유	189
구맥, 홍맥, 모맥, 석맥, 구삼맥이 나타나는 이유	190
엄마들이 생리의 중요성을 알아야 한다	195
맥(脈)이라는 글자를 풀면, 맥을 고치면 생명이 조화를 되찾게 된다	196
현맥의 변화, 조직검사의 실상	198
병(病)의 크기와 인영 촌구맥 차이의 크기는 비례한다	200
병이 정경에서 기경으로 옮겨가는 이치	201
진통제나 해열제의 부작용, 현대인들이 인영맥이 커진 이유	203
간이 허할 때와 실할 때의 처방, 약보다 음식이 좋다	205
현대인(특히 여자)들은 몸에 냉기를 쳐넣어 쌓아놓고 산다	208
맥의 완급 변화, 맥은 나이에 맞게 정상적인 속도로 뛰어야 된다	210
맥에 따라서 생각을 하고 행동을 하는 인간들	212
체외의 병을 다스려 놓지 않으면 병기(病氣)가 장부로 침입한다	214
염증을 다스리려면	215
태아에게 병이 생기지 않는 이유, 해인(海印)과 저항력	218
병을 고치고 양생하는 순서	220
병을 고치는 이치, 사법과 보법	222
비만은 해당 부위가 식어서 생긴다	224
체형(體形)과 체질(體質)	226
서양의학의 본질과 그 한계	228
맥의 여러 양상과 그에 따라 나타나는 변화	231
자하의 의미, 자하생식이 세상에 나오게 된 비화(秘話)	233
곡식 알갱이 하나에 들어있는 우주	235
『부도지』 이야기	237
땀을 많이 흘려서 몸이 식게 되면, 더위에 대응하기 위해서는	239

한자(문자)는 우리 조상들이 사용하던 문자 체계	240
소리와 말씀과 글월과 글자	243
문자와 문명, 한글 전용 주장은 민족의 정신을 팔아먹는 짓이다	245
가림토 문자, 만사지 문명이 열릴 수 있는 조건이 마련되었다	248
무엇을 섭생할 것인가, 물과 음식, 오곡(五穀)과 오장(五臟)	250
운동을 해야 묵은 기운이 빠지고 새 기운을 돌릴 수 있다	253
호흡도 맥에 따라서 행해야 한다	256
옛날 사람들이 행했던 수행법이 지금 안 맞는 이유	257
냉기의 주범 냉장고, 몸 안의 효소를 활성화시키는 숭늉	260
물을 제대로 잘 마시는 법	262
숭늉을 먹지 않게 된 뒤로 암이 창궐하기 시작했다	263
불치병은 거의 몸이 냉한 데서 온다	266
천기(天氣)에 맞춰서 살아라	268
남자와 여자는 구별을 해야 한다	269
자신의 몸과 체질을 알아야 개선시키는 것이 가능하다	270
인영과 촌구가 균형을 이루면 잠재능력을 계발하는데 유리하다	272
잠재능력의 발현	274
맥을 보기 위해서는 고도로 집중해야 한다	276
월남전 참전, 고엽제 피해 그리고 목숨을 건 49일간의 단식	278
49일 동안 단식한 경지에서 모든 곡식과 음식의 맛을 보다	280
피의 상태가 맥상을 만든다	282

제4강 간담 弦脈편

밥 따로 물 따로 식사법, 스님들이 차를 자주 마시는 이유	287
기존의 의학지식과 상식이 오히려 미신에 가깝다, 누구의 말도 덮어 놓고 믿지 마라	289
경맥의 존재를 인정하기 시작한 서양, 생각과 생명력이 나오는 곳	291

경(經)의 의미	293
기경팔맥의 병	296
경혈에서 혈(穴)의 의미	298
세상 이치를 담고 있는 존재를 계집(女)이라고 불렀다	300
'집 가(家)' 자의 의미	302
우리 민족의 신앙과 정신이 축소되고 말살된 과정	303
혈의 의미와 경혈학을 공부해야 할 필요성, 경맥과 낙맥	305
족궐음간경의 중요한 혈자리들	308
족소양담경의 중요한 혈자리들	311
견정과 풍지	314
12모혈(募穴)과 육합혈, 엄마손은 약손	315
대맥을 통제하는 혈자리, 대맥과 충맥이 병날 경우의 증상, 경맥이 흐르는 방향	318
병이 우리 몸 안에서 자라는 모습들, 수강생들의 맥 특징	321
들숨과 날숨을 조절함으로써 인영과 촌구의 차이를 다스린다	324
사주추명학, 사주(四柱)에다가 체질과 맥을 결합한 육주(六柱)	326
침법에 유용한 간담경의 주요 혈자리들, 산침, 침을 놓는 목적	330
2사 1보 침법(내경 침법), 사필용방과 보필용원	333
침을 놓으면 기운이 회복되는 이치, MT 보법의 원리와 요령	335
구궁팔괘침법	337
촌구가 클 경우의 처방	339
간담을 영양하는 음식들	342
개를 숭배하고 개와 비슷한 행태를 보이는 서양 인종	344
병이 창궐할 때의 처방, 우리 몸에 제일 좋은 브랜드는 비(非)브랜드	345
왜 소식(小食)을 해야 되는가	348
세 가지 해서는 아니 되는 것	350
침으로는 보(補)가 잘 안 된다	351

기존 종교나 학문의 한계, 맥 공부의 왕도	352
공부(功夫)의 의미	354
공부를 잘 하는 방법	357
간담이 허약할 경우의 구체적인 처방과 그것이 온 장부에 미치는 영향	358
간담이 허약할 경우의 2차 응용처방	362
잡곡밥을 만들 때 오곡을 섞는 비율	365
간담을 튼튼하게 하는 운동, 운동선수들이 빨리 죽는 이유	366
맥을 촉지하는 방법, 맥상은 장부들 간의 역학관계에 의해 좌우된다	368
여자들이 남자보다 맥을 더 잘 보는 이유	371

찾아보기   373

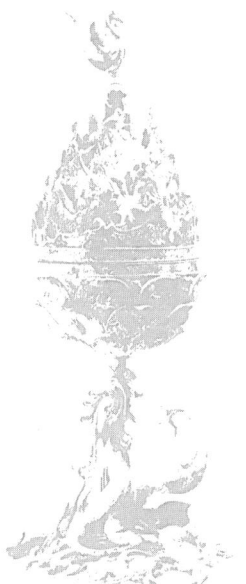

간담 弦脈편 제 1 강

간담 弦脈편 제 1 강

인사, 자연의 원리 공부에 대한 간략한 소개, 상통천문과 하찰지리

반갑습니다. 안녕하세요.

(안녕하세요)

박수도 한번 쳐봐요. 허허허허 (박수) 저는 표상수입니다. 자연이라고 하면 다 아는 이야기라서, 이미 우리들이 알고 있던 이야기를 이번 강의를 통해서 정리한다고 보시면 되겠어요. 우리가 겨울은 춥고, 여름은 덥다는 걸 알잖아요. 그런 것처럼 이건 어려운 공부가 아니에요. 한마디로 자연을 통해서 사람을 보는 공부다 그거죠.

자연이 뭔지는 다 알죠? 하늘 땅과 그 안에서 존재하는 것들을 자연이라고 하잖아요. 자연은 천지인(天地人) 요것 밖에 없죠? 하늘이 변화하는 원리, 땅에서 일어나는 여러 가지 현상들. 식물이 자라고, 자라난 식물이 많은 생명들을 먹여 살리잖아요? 사람도 땅에서 난 것들을 먹기 때문에 결국은 천지(天地)를 먹고 삽니다. 그래서 천지의 정수를 모아 놓은 것이 바로 사람이라고 할 수 있습니다. 그러니까 천지를 모르면 사람을 모르는 것과 같다고 보면 됩니다.

지금 이 시간에도 우리는 하늘을 먹고 있습니다. 들숨을 않는 사람이 없잖아요. 숨을 들이쉬지 않으면 그건 죽은 사람이죠? 살아있는 모든 존재는 지금 이 시간에도 하늘을 먹고 있고, 물을 마셨다면 땅을 먹은 게 되겠죠. 그래서 결국은 천지를 질료로 해서 모든 생명체가 존재를 유지해 나간다고 할 수 있습니다. 그리고 거기에는 어떤 일정한 법칙이 있다는 거죠. 법칙이 없으면 어떻게 되느냐? 가령 별 같으면 별이 깨지죠. 유성 같은 건 별이 깨진 거잖아요.

어떤 별이 수수만년 무량한 세월이 흘러갔는데도 깨지지 않고 일정한 형태를 유지한 채 돌아가고 있다는 건 보통 일이 아니에요. 예를 들어서 태양이 그 자리에서 수십 억 년 동안 빛을 발하고 있다면 그건 균형을 이룬 별이라고 봐야 되겠죠. 그런데 하루아침에 균형을 이룬 게 아니죠. 마찬가지로 지구가 몇 십억 년의 무량한 세월동안 이 자리에서 생명을 낳고 길렀다는 것은 어떤 법칙, 원리가 있었기 때문에 가능했다는 거죠. 이번에 그런 법칙이 나온 근원(根源)까지 여행을 갔다 올 겁니다. 그걸 위해서 120시간 정도 제가 여기서 말씀을 드릴 겁니다.

지금 인간은 하늘 땅은 얼추 다 알아요. 고도로 발달된 기계공학, 전자공학, 천문학, 물리학을 토대로 로켓을 쏘아 올려서 달에도 가고, 화성에도 가고, 명왕성에도 가고 그러죠. 그리고 허블 망원경이다 뭐다 해서 우주 저 끝까지 다 들여다보고 있어요. 지금 하늘은 과거 사람들이 바라본 하늘과는 개념이 판이하게 다른 하늘이 되었어요. 그래서 '상통천문(上通天文)'은 이미 되어 있다고 해도 과언이 아닙니다.

그리고 '하통지리(下通地理)' 또는 '하찰지리(下察地理)'라는 것도 그래요. 지금은 도구를 이용해서 땅 밑에 무엇이 있나 다 보고 있어요. 또 흙의 성분도 분석하고 땅 속도 뚫어서 캐낼 수 있는 건 다 캐내고 있습니다. 석유다, 금광이다, 탄광이다 해서 어마어마하게 캐내고 있죠. 거기다가 이제 지표 껍데기에서 도시를 건설해서 도로를 내고, 터널을 뚫고, 다리를 만들고, 고층건물을 올리고 있어요. 집터와 묘터를 정하고 하는 풍수(風水)니 지리(地理)니 하는 것도 다 땅을 이용하는 거예요.

좌청룡 우백호 하는 것, 전쟁을 벌이고 농사를 짓고 하는 일들 있죠? 땅 위에서 이루어지는 이런 일들이 어디까지 발전했느냐? 지금은 GMO 식품이라고 해서 유전자를 조작한 곡식도 나오고 있어요. 그게 다 땅을 이용하고, 땅 위에서 나는 물질을 조작하는 하통지리와 관련된 겁니다. 여기 계신 분들은 하늘 땅은 어느 정도 공부하셨을 거예요.

사람이 자동차를 만들고 컴퓨터를 만든 것도 전부 천지 이치에서 취한 거지, 거기에서 벗어난 건 단 한 가지도 없습니다. 갑자기 기온이 영하 50도까지 떨어졌다 그러면 컴퓨터가 고장 날 수가 있죠. 영하 100까지 내려갔다 그러면 모든 게 오그라들겠죠. 기온이 섭씨 300도까지 올라갔다 그러면 컴퓨터의 회로판 같은 것도 다 녹겠죠. 그렇지만 천지라는 틀이 안정되게 돌아가니까, 사람이 그 속에서 어떠한 물리적 법칙을 터득해서 많은 문명 이기들을 만들어 낼 수 있었던 겁니다.

생명의 출현과 육기, 게놈 프로젝트의 한계, 동양과학과 중통인사, 만사와 만병의 근원

그러니까 상통천문(上通天文)과 하통지리(下通地理)는 이미 되어 있다 그 얘기죠. 그러면 이제는 뭐가 남았느냐? '중통인사(中通人事)'가 남았어요. 그래서 '음양중 삼태극' 그리고 '사상(四象)과 오행(五行)'을 가지고 이 문제를 다뤄야 되겠다 그겁니다.

그것을 위해서 저의 스승님이신 현성 김춘식 선생님이 육기(六氣)를 설명하는 요 그림(육기 그림 참조)을 만들었어요. 우리 선생님이 이 땅에 오셔서 하신 거는 딱 요 그림 하나를 그린 게 전부입니다. 삼태극 같은 것은 원래 있었어요. 상통천문과 하통지리도 원래 다 있었고.

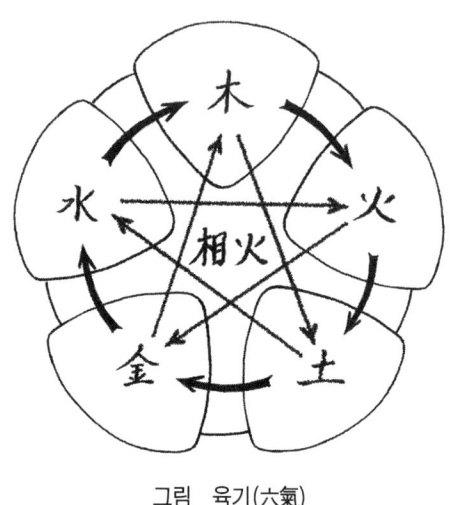

그림 육기(六氣)

　옛날 책, 가령 천문과 지리는 물론이고, 음악에 관련된 책이라든지 또는 건축에 관한 책을 보면 삼태극 그림은 다 있어요. 그런데 요건(육기 그림) 없어요. 그건 심포 삼초 즉 생명(相火)이 빠져 있다는 이야기와도 같아요. 하늘과 땅이 만들어지고 나서 천지는 무량한 세월 동안 뭘 했느냐 하면, 바로 생명을 만들어냈습니다. 그 생명도 처음엔 아메바 이런 놈들로부터 출발해서 억겁의 시간이 흐르고 나서야 비로소 사람이 나타났습니다. 그 사람이 지금까진 상통천문과 하통지리는 이루어 놓았어요. 그러면 이제 남은 건 뭐냐? 사람에 대한 것만 남았어요. 상통천문과 하통지리는 했으니 이제는 사람이 뭐냐? 사람이란 어떻게 존재하고 생각하고 행동하느냐? 이제 사람으로 한번 가서 인간의 만사와 만병을 통제하는 중통인사를 해보자는 겁니다.

　그걸 위해서 제가 앞으로 과학을 얘기할 건데, 우리는 과학하면 무조건 서양과학만 떠올리잖아요? 서양과학, 이거 훌륭하죠. 하지만 우리는 동양인이고 저는 지금부터 동양과학을 얘기할 겁니다. 그렇다고 서양과학을 무시하지는 않아요. 그건 그거대로 써 먹을 데가 많잖아요.

　서양과학은 사람을 알기 위해서 세포 하나를 뜯어서, 그 놈을 현미경으로 천만 배 확대시켜 들여다보고 세포 지도를 다 확인하는 작업까지 하였죠. '게놈 프로젝트'라는 거 있죠? 어마어마하게 많은 시간과 공력을 들여서 유전자 전체 지도를 다 그렸어요. 그렇게 했는데도 결과적으론 꽝이었죠. 다 그려 놓았지만 그걸 갖고 관절염을 고쳐 냅니까, 피부병 하나를 좋게 합니까, 편도선염 생기는 걸 안 나오게 합니까, 당뇨, 고혈압, 감기를 고쳐 냅니까? 그 사람들이 RNA, DNA는 그려낼 수 있지만, RNA를 만들고 DNA를 만드는 그 놈은 못 봤어요. 그런데 우리는 이번에 그것까지 다 보게 됩니다. 제가 과학자들이 게놈 프로젝트 한다고 떠들 때 속으로 웃었어요. '천 날을 해 봐라. 니들이 게놈 갖고 피부병 하나를 해결할 수 있느냐, 변비 하나를 해결할 수 있느냐, 두통 하나를 해결할 수 있느냐?' 황우석 박사가 줄기세포 복제한다고 할 때도 저는 속으로 '그게 될 것 같냐?' 그랬어요.

　지금 동양학은 공부하다 만 놈들이 얘기하다 보니까, 귀에 걸면 귀걸이, 코에 걸면 코걸이가 되어 버렸죠. 이게 학인(學人)들이 공부를 하다가 말아서 전부 귀신 씨나락 까먹는 소리가 되어 버린 겁니다. 그래서 이번에 우리가 그런 것을 다 동양과학으로 입증을 해 내겠다 그 얘깁니다. 박수를 쳐야 입증하죠. (박수 짝짝짝) 공짜로 들을 수 있을 것 같아요? (웃음 하하하)

　이번의 공부를 통해서 불안한 마음은 어디서 생겨나는지, 기쁜 마음은 어떻게 해서 만들어지는지 또 초조하고 우울한 마음은 어디서 생기는지, 왜 울화가 치밀어 오르는지, 왜 갑자기 어떤 놈을 죽이고 싶은 마음이 생기는지도 알게 됩니다. 이번에 어떤 놈이 여러 사람 죽였잖아요. 그게 다른 게 아닙니다. 그 사람 몸뚱이 안에서 누구를 죽이고 싶은 마음이 생겨난 거죠. 어디 하늘에서 시킨 게 아니라 자기 내면에서 그런 마음이 생긴 겁니다.

여태껏 전 세계의 수많은 정신분석학자, 심리학자들이 마음에 대해서 굉장히 많은 연구를 해 왔잖아요. 그런데도 왜 그런 마음이 생겨나는지 원인을 모르고 있어요. 그런데 여러분들은 그 원인을 다음 주까지만 공부해도 얼추 다 알 수 있게 될 겁니다. 우리가 우리 외부에 대한 공부는 거의 다 되어 있는데, 우리 몸 안으로는 이 표피를 투과해서 단 1센티도 못 들어갔어요. 5밀리만 들어갈 수 있었다고 해도 유영철 같은 사람은 안 나오게 할 수 있었을 겁니다. 요즘 여성들이 우울증에 많이 걸리는데, 우리 몸 안으로 5밀리만 들어갈 수 있어도 우울증 같은 건 안 생기게 할 수 있다 그거예요.

그런데 이 공부(자연의 원리)는 사람 몸 속 어디까지 들어가느냐? 저 뱃속으로 들어갔다 나왔다 할 것이고, 간이나 심장 등 모든 장부 속으로도 다 들어갔다 나왔다 할 거예요. 그러면 마음이 생겨나는 자리까지도 다 볼 수 있게 됩니다. 서양 사람들은 눈으로만 보려고 들죠. X-ray를 찍어서 뼈의 구조를 보고, MRI를 찍어서 신경계까지 살펴 볼 수 있고, CT를 찍어서 장부의 모양까지도 볼 수 있죠. 그러나 눈으로만 보려고 들면 껍데기 밖에는 볼 수 없게 됩니다. 우리는 그런 기계들이 보는 것보다 수만 배의 관찰력을 가지고 다 볼 수 있습니다. 또 사람을 통해서 파생된 여러 가지 학문들, 의식의 세계, 영성의 세계 또 기운의 세계 같은 것도 다 찾아볼 겁니다.

그러면 사람 안에서 제일 큰 문제가 뭐냐? 인간의 만사(萬事)와 만병(萬病)이죠. 그러면 도대체 만사와 만병은 뭐냐? 이것만 알면 공부 다 끝난 겁니다. 종교도 사람이 하는 것이고, 과학도, 의학도, 사랑도 결국 사람이 하는 것 아닙니까? 여러분들이 멀리 진안이나 대구서도 오시고 했는데 오신 것도 일이잖아요. 만사 중에 하나입니다. 그런데 만사 안에서도 우리는 생사(生死)의 근원(根源)까지도 가 보게 됩니다. 이번 강의를 통해서 여러분들은 이제까지 해결 안 된 것들은 다 끌러내고, 막힌 것들은 풀고, 해소가 안 된 부분들은 다 해소시킬 겁니다.

병 못 고치는 서양과학, 부작용 없는 신약은 없다

다른 사람은 차치하고서라도 적어도 나와 내 가족들한테서 생겨나는 만병은 해결해야 되겠죠. 그 정도만 돼도 이번 공부를 하는 소기의 목적은 달성하지 않겠습니까? 여기서는 서양의학이 어떻다, 한의학이 어떻다, 중의학이 어떻다 하면서 그런 의학들을 거의 거론하지 않습니다. 그럴 시간도 없어요. 병 못 고치는 학문은 더 이상 이야기할 가치가 없기 때문에 그렇습니다. 당뇨병도 못 고치는 게 무슨 의학입니까? 아토피도 해결하지 못하는 게 무슨 의학이죠? 그리고 지금은 의학도 서양의학이 거의 평정을 했잖아요. 그러니 서양의학이 병 고치는 실상을 알아야 됩니다. 서양의학이 병을 다 고친다고 생각하지만 까불지 마라 이겁니다. 걔들은 병을 못 고쳐요.

병을 고치는 건 고사하고 병이 뭔지도 몰라요. 어떤 사람은 의학을 '병 고치는 학문이다' 그래요. 그러면 '병이 뭐냐?' 하고 물어보면 말을 못합니다. 도대체 병이 뭐냐? 고혈압, 당뇨, 암, 아토피, 천식 등등 해서 병명의 가짓수가 한 15만 가지 정도 된다고 해요. 병명을 수록한 목록집으로 백과사전만한 것도 있어요. 그런데 거기에 병명 가짓수가 그렇게나 많은데도 현대의학, 서양의학에선 병이 뭔지 정의를 내려놓지 못했어요. 병의 실체를 모른다 그겁니다. 그래서 현대의학 갖곤 병을 고칠 수 없다고 하는 겁니다. 병이 없는 것을 우리는 건강이라고 그러죠. 그럼 건강은 뭐냐? 안 아픈 게 건강입니까? 혈당수치, 고혈압수치, 간수치, 혈액수치, 기타 수치가 획일적으로 정상이면 건강한 겁니까? 건강에 대한 정의가 나와야 건강해지든지 말든지 할 것 아닙니까? 그리고 건강의 기준이 나와야 우리가 거기에 갈 수 있겠죠. 그런 것을 우리가 이제 인사 문제에서 하나하나씩 다루어 나갈 겁니다.

예를 들어 서양의학에선 약물이나 수술로 병을 고친다는데, 어떤 제약회사가 좋은 신약을 개발했다고 합시다. 그런데 그런 신약 중에서 사람들에게 아무런 부작용을 일으키지 않고 100년 이상 팔아먹은 약이 단 한 가지라도 있습니까? 있을까요? 페니실린도 지금은 안 쓰고 있죠? 그 좋은 페니실린을 왜 안 쓸까요? 간단해요. 부작용 때문에 그렇습니다. 그러니까 그것도 완전한 약이 아니라는 거죠. 페니실린도 100년을 못 쓰고 거의 폐기되었는데, 다른 약은 말해서 뭐하냐 이거예요. 그러니까 그 약학이란 것도 사람을 건강하게 못하는 학문입니다. 그런데도 그런 신약을 만들기 위해서 대학이나 연구소 같은 데에 세계의 기라성 같은 학자들이 잔뜩 모여 갖고 대가리 터지게 연구하고 있어요. 감기 제대로 해결하는 약을 개발하면 대박 터지는 건 그만두고서라도, 노벨 의학상을 수십 개는 받을 텐데 아직도 감기 하나 못 고치고 있잖아요.

하지만 우리는 감기 정도는 두 시간이면 해결할 수 있습니다. 그러면 이 공부는 해볼 만한 공부겠죠? 여러분들은 이 강의의 3분의 2 정도만 수강을 해도 그 정도는 해결할 수준이 됩니다. 그래서 이번에 생사의 근원을 한번 알아보자는 겁니다. 그건 본래 자리로 '원시반본(原始返本)'하지 않으면 볼 수가 없어요. 지금 현 시점에서 보려 들면 안 보입니다. 서기 2008년, 단기로 4341년 현재의 시각으로 보면 안 보여요. 인간들이 하도 싸질러 놓은 것들이 많으니까 그걸 정리하지 않으면 볼 수가 없어요. 여기서 이걸 보려니까 다툼이 생기고, 저기서 이걸 보려니까 접근조차도 안 돼요. 그건 학문이 나름대로 발전해 오는 동안 수많은 학자들이 썰을 풀어놓은 게 너무나 많기 때문에 그래요. 사람들은 그거 외우다가 죽습니다. 어떤 놈은 외울 엄두도 못 내고 죽어요. 그 숱한 책을 어떻게 다 봅니까?

그리고 그 책을 쓴 자들이 뭘 모르고 썼다면 어떡할 겁니까? 그러니까 지난 세월동안 숱한 돈을 없애고, 숱한 시간을 쓰면서 헛지랄만 했다 그 얘기죠. 그래서 이번에 집약적으로 굿을 한번 하겠다 그겁니다. 영어로 Good. 여기서 동그라미 하나를 빼면 여러분들은 신(God)이 됩니다. 그러면 적어도 사람에 대해서는 그 동안의 모든 학자들을 능가하고, 철인(哲人)들을 능가할 수 있지 않겠는가? 이렇게 뻥을 쳐도 되는지 모르겠네. 하하하. 그러면 이제 사람에 대해서 한번 알아봅시다. 사람이란 도대체 뭐냐?

사람의 구성요소, 정기신(精氣神)

사람은 무엇으로 되어 있느냐? 사람은 일단 육체로 되어 있죠. 육체는 물질이죠. 옛날 사람들은 육체를 이루는 근본 질료를 '정(精)'이라고 했어요. 이렇게 손으로 만져지고 눈에 보이는 '색(色)의 세계' 즉 색계(色界)가 있습니다. 우리가 살아 있다면 색계를 느낄 수가 있어요. 그러면 물질만 있느냐? 사람에게는 물질이 아닌 세계도 있습니다. 정신세계, 심령세계, 혼의 세계 그런 것 있죠? 그걸 우리 선조들은 '신(神)의 세계'라고 했습니다. 보이고 만져지는 것을 '음'이라고 한다면, 신의 영역은 보이지 않고 만져지지 않는 '양'입니다. 사람은 이렇게 음양 관계로 되어 있어요.

육체라는 영역에 대한 인식 틀은 생명이 들어 있느냐, 없느냐에 따라서 판이하게 달라져요. 서양의학은 사람에 대한 연구를 어떻게 발전시켰느냐? 서양의학의 기초는 해부학입니다. 걔네들은 그걸 통해서 사람을 이해하려고 했어요. 그런데 해부학으로는 절대 사람을 건강하게 못합니다. 해부학 공부할 때는 송장을 놓고 할 것 아닙니까? 그 송장에는 생명이 안 들어 있어요. 그러면 송장 갖고 공부한 사람들이 무슨 재주로 살아있는 생명을 건강하게 할 수 있을까요? 시체 얼려 놓아서 나무토막처럼 된 것을 가져다가 자르고 쨰고 하면 뼈의 크기나 구조는 알 수 있겠지만, 거기에는 생명력이 안 들어 있잖아요.

거기에는 '기운'이 빠져 있습니다. 기운(氣運)이라는 놈은 육체로도 가고 정신으로도 갑니다. 근력, 체력, 정신력이라고 해서 기운이 발현된 것을 우리는 '역(力)'이라고 부르죠. 예를 들어, 내가 기운을 가지고 있는지 없는지 확인하려면 물건을 들어보면 알 수 있어요. 들어봐서 들리면 기운이 있다는 거죠. 그렇게 기운이 드러난 게 바로 힘입니다.

그런데 그 힘이 세포 하나에까지 다 작용을 합니다. 먼저 시력, 청력, 이런 것들이 있죠. 눈 속에 있는 힘을 시력이라고 하고, 귀 속에 있는 힘을 청력이라고 합니다. 눈 속에 들어있는 세포는 시력을 만들 것이고, 코 속에 들어있는 세포는 냄새 맡는 작용을 할 것이고, 혀를 형성하는 세포는 맛을 보는 힘이 있을 것 아닙니까? 그 힘이 떨어지면 맛있는 음식을 가져다 줘도 맛을 잘 모르게 되잖아요. 그러니까 힘이 일정 부분 있어야 합니다. 그런데 이 힘의 허실관계에는 육체의 허실관계 뿐만 아니라 정신세계의 허실관계도 있습니다.

같은 현상이나 사물인데도 어떤 사람은 긍정적으로 보고, 어떤 사람은 부정적으로 보잖아요. 어떤 사람은 미래에 대해서 상당히 비전과 희망을 갖는데, 다른 사람은 똑같은 미래지만 절망적이고 비관적으로 봅니다. 그러니 정신세계에도 허실이 있고 음양이 있다 그 얘깁니다. 어떤 사람은 결혼 생활이 행복하다고 하고, 어떤 사람은 불행하다고 합니다. 대한민국에서 결혼해서 사는 젊은 분들을 보면 일단 절반은 불행한 겁니다. 왜냐하면 갓 결혼한 젊은 부부 중에서 이혼율이 절반은 되니까. 그렇다고 가정을 유지하고 있는 분들은 다 행복하냐? 거기에도 천층만층이 있을 거라는 거죠. 그 중에는 배우자를 미워하고 증오하는 사람도 있을 것이고 또 어떤 사람은 배우자가 두렵기도 할 것인데, 이런 의식세계도 우리가 다 살펴보자는 겁니다.

이 힘 관계는 육체뿐만이 아니라 정신 속에서 작용하는 힘도 있어서, 머리통에도 기억력 할 때처럼 '역(力)'이 작용합니다. 기억을 담당하는 세포 속에 힘이 있어야 기억을 잘하겠죠. 늙게 되면 치매에 걸리잖아요. 집을 나가면 못 찾아오는 사람들이 많아요. 집으로 가는 길을 기억하고 있어야 되는데 그걸 놓쳐 버려서 그런 겁니다. 과거에 입력된 정보를 꽉 쥐고 있으려면 힘이 있어야 되는데, 그 힘을 상실해 버린 거죠.

또 분석력, 결단력, 지구력, 실천력 등도 있잖아요. 여러분이 여기 오신 거는 결단하는 힘으로 결단을 하시고 그것을 실천하는 힘으로 오신 겁니다. 공부 할까 말까 하다가 못 오신 분들도 많거든요. 못 오신 분들은 뭡니까? 결단의 순간에 그 힘이 약해서, 현실적인 여러 문제를 단호하게 끊지 못해서 못 오신 거죠. 그리고 판단력, 분별력도 있어요. 사람들이 판단력과 분별력이 없어서 얼마나 고생을 합니까? 이상한 단체에 빠져서 패가망신했지만 판단력이 없어서 못 나오고 있는 사람들 많잖아요. 또 추진력, 인내력, 포용력 그런 것 있죠? 또 화합하는 힘, 통합하는 힘, 확산시키는 힘. 이런 것들도 있죠? 사람 안에는 이런 모든 힘들이 있습니다.

그리고 육체를 보면 먼저 흔히 오장육부라고 말하는 장부가 있어요. 또 오체(五體)가 있고 피부도 있죠. 피부에도 병이 생기죠? 요즘 아이들 피부병 걸리는 것 장난이 아니잖아요. 그리고 피부 밑에는 근육이 있죠? 근육질환도 굉장히 많아요. 루게릭병 같은 것. 만약 우리 가족이루게릭병에 걸렸다 그러면 초기일 경우 우리는 고칠 수 있어요. 못할 것 같죠? 눈을 동그랗게 뜨시네. 루프스, 못 고칠 것 같아요? 오래된 건 어차피 못 고쳐요. 죽게 된 건 안 됩니다. 70살 먹은 사람이 위장병에 걸렸다. 늙는 속도가 더 빠른데 어떻게 고칩니까? 그런데 40대, 50대다 그러면 스스로 고쳐냅니다. 이 힘 관계를 알면 그게 가능해져요.

사람은 천지 기운 중에서도 가장 정묘한 것들의 집합체다

그러면 그런 힘이, 기력(氣力)이 결국은 어디서 오는 거냐? 사람 안에서 발현되는 이런 모든 것들이 어디서 오는 거냐? 하늘에서 오고 땅에서 오더라 그거예요. 모든 힘의 원천은 천지(天地)입니다. 우리가 하늘을 먹고 땅을 먹고 살기 때문에 그렇게 결론을 내릴 수 있는 거예요. 천지의 기운 중에서도 가장 정갈한 엑기스만 모아서 담아놓은 그릇이 바로 사람입니다. 그 담아 놓는 것이 어떤 건 돼지가 되었고, 어떤 건 양이 되었고, 어떤 건 고래가 되었거든요. 어떤 건 꽃이 되는데 꽃도 수만 가지가 있잖아요? 그런데 그런 것들을 다 잡아 먹고 사는 것이 사람이죠. 인간은 고래도 잡아먹고, 돼지도 잡아먹고, 양도 잡아먹고 하잖아요. 그리고 땅에 있는 거름기는 식물이 먹는데 사람은 그 식물까지도 다 먹어요.

그렇다면 하늘과 땅으로부터 뭐가 들어옵니까? 일단은 공기(空氣)가 오겠죠. 불교에서 얘기하는 공(空)과 색(色)이라고 할 때의 공. 공기 속에는 아무 것도 없는 것이 아니라 어마어마한 게 들어있어요. 저 공이 없으면 생명이 못 만들어지죠. 공기라고 하면 산소를 떠올리는데 산소만 있는 건 아니죠. 그러니 O_2니 뭐니 하는 무식한 소리는 우리끼리는 하지 말자구요. O_2는 공기를 구성하는 많은 성분 중에 일부일 뿐이죠. 그건 20% 정도 밖에 안 돼요. 공기 안에는 산소 말고도 더 많은 것들이

들어 있어요. 그것들이 우리 몸에 안 들어오면 우린 죽습니다. 오로지 100% 산소만 먹어 보세요. 계속 먹으면 병나고 죽게 돼요. 산소 말고도 다른 성분도 같이 섞인 공기가 끊임없이 우리 몸을 들락날락하면서 대사 작용이 일어나게 만드니 우리가 살 수 있는 겁니다.

우리 몸 안에 들어온 근본 질료인 공(空)의 기(氣)들이 내부에서 어마어마한 일들을 합니다. 오장과 오관, 그리고 오체의 기운을 만들고, 결국은 내 안의 모든 것을 창조합니다. 창조의 질료 역할을 한다 그겁니다. 그러면 공기 혼자서 하느냐? 그건 아닙니다. 우리 몸은 세포로 이루어져 있는데 그게 뼈세포냐, 피세포냐, 근육세포냐, 살세포냐에 상관없이 모두 물질로 되어 있어요. 그렇다면 물질의 원료, 질료는 근본적으로 어디서 왔느냐? 땅에서 왔습니다. 그게 '지기(地氣)'입니다. 공기는 텅 비어있는 것 같지만 꽉 차 있다 그랬고, 지기는 꽉 차 있는 것 같지만 차 있지 않은 또 어떤 것으로 되어 있다고 했습니다.

그게 바로 뭐냐? 지기가 우리 몸 안으로 들어올 때는 첫 번째, 물기로 들어옵니다. 인간은 70% 내지 80%가 물로 되어 있잖아요. 그래서 물기를 먼저 흡수해야 됩니다. 그 다음에는 곡기가 들어와요. 이게 바로 음식이죠. 곡식, 야채, 과일 이런 것들. 이런 각각의 소우주들도 결국 땅에 있는 거름기와 물을 빨아먹은 것들이죠. 그러면 개네들이 땅에 있는 거름기와 물기만 빨아 먹었느냐? 아니죠. 하늘로부터 끊임없이 공기와 햇빛도 끌어들였죠. 햇빛에는 온기가 있어요. 그래서 천지(天地)는 공기와 온기, 물기와 거름기로 지상에 있는 모든 생명체를 생육(生育)해 왔습니다.

지식, 정보, 사상, 이념, 종교 등은 신(神)의 영역에 속한다

그리고 정신세계인 신(神)의 영역에는 지식과 정보라는 것이 있습니다. 지식과 정보는 한 순간에 없어지기도 합니다. 치매 같은 것에 걸리면 한순간에 날아가 버려요. 그건 물질로 존재하지 않기 때문에 그래요. 그러니까 그건 힘이 작용할 때만 존재하는 것이지, 그 힘이 뇌세포에서 사라지는 순간 같이 사라져 버리죠.

신의 영역에는 이러한 지식과 정보가 들어있고, 그 사람의 가치관이나 세계관, 사상 또는 이념 이런 것들도 들어있어요. 내가 자본주의 사상을 가지고 있느냐, 사회주의 사상을 갖고 있느냐 또 불교사상이냐, 기독교사상이냐, 민족사상이냐, 이런 것 있죠? 종교들도 어마어마하게 많잖아요. 불교 하나만 하더라도 조계종, 천태종, 태고종 해서 대한민국 안에서도 여러 종파가 있어요. 또 거기서도 안 맞으니까 법력이 있다, 도력이 있다 하는 사람들은 그 단체를 나와서 따로 한판을 차리잖아요. 이게 원래는 다 사람을 한번 좋게 해보자는 것들이었거든요. 나 잘 났다 하려고 종교를 하는 놈이 어디 있습니까? 그런데 지금 대부분 종교인들은 나 잘났다 폼이나 재려고 종교를 하고 있어요. 이러한 종교 혹은 신앙은 다 신(神) 즉 생각의 영역입니다.

이건 물질세계와는 확연히 다른 그런 영역이에요. 그런데 이런 정신세계도 힘이 약하면 안 됩니다. 우리가 살다보면 판단력이 약해져서 일을 그르치는 경우가 자주 있잖아요. 예를 들어서 배우자를 선택할 때 판단을 그르친다든지, 사업을 할 때, 인생의 진로를 결정할 때, 대학교 전공을 선택할 때 등.

또 여기에 그 사람의 영혼의 문제도 있겠죠. 혼백(魂魄)이라고 해서 혼도 있고 백도 있어요. 이런 것들은 도대체 뭐냐? 사진 찍어서 안 나타나는 세계죠. 그런데 이런 정신세계에도 병이 생기고 힘이 빠지고 그래요. 그리고 민족혼, 민족의 얼, 조상의 얼, 그런 것 있죠? 얼이 빠졌느냐, 들었느냐 하는 것들로 그 사람의 정신세계를 가려내 볼 수 있습니다. 요즘 얼이 빠진 사람 많잖아요. 얼떨떨한 사람들, 얼간이들 많습니다. 서양에 정신을 빼앗기고 서양 귀신에 들려있는 나머지 우리 얼이 빠져서 우리 관점을 다 놓치고, 서양 사람들의 잣대로만 세상을 보는 사람이 너무나 많다 그 얘깁니다. 그게 다 힘이 약해져서 그래요. 우리가 흔히 정신(精神)이라고 하는데, 신(神)은 정(精) 속에 담겨 있습니다. 신은 정이라는 그릇, 육체라는 바탕 위에서 존재해요.

육체는 기(氣)와 신(神)을 담는 그릇

그러면 이 육체라는 것은 뭡니까? 누가 만들어 줬습니까? 우리들의 몸이라는 건 다 엄마 뱃속에서 만들어져서 나왔습니다. 그게 현실입니다. 착각하지 말아야 돼요. 나라는 사람은 내 어머니의 뱃속에서 열 달 동안 만들어졌습니다. 그게 사실이잖아요. 예수는 예수 엄마가 만들었고, 부처는 부처 엄마가 만든 게 사실이에요. 그걸 다른 어떤 말로 포장해서 설명은 가능하지만, 사람은 여자가 만들었다는 그거야말로 부정할 수 없는 사실이죠.

그런데 이 육체라는 정기 속에는 우리 조상들이 갖고 있었던 생명에 대한 모든 정보가 유전되어 존재합니다. 부모의 육체도 상속되지만 기운과 정신세계도 상당 부분 같이 상속됩니다. 우리가 아무리 기독교를 열심히 하고 불교를 열심히 한다고 해도 원래 우리한테는 '신명(神明) 문화'가 있었어요. 신명 문화가 뭔지 알죠? 굿을 해서 맺힌 것을 풀고 해야 기운이 나고 하는 것. '야! 신명 난다' 그러죠? 이처럼 육체와 정신세계는 따로 노는 게 아니에요. 그런데 서양에는 정신분석학이나 심리학 말고도 심령과학이라는 것이 있어요. 거기서는 신(神)의 세계를 측정하려고 키를리언 사진기를 개발해서 사진도 찍고 하잖아요. 열을 감지해서 푸른색, 붉은색이 찍혀 나오는 것 있잖아요. 그런 식으로 나름 분석은 하는데 그런다고 뾰족한 해답이 나오는 것도 아닙니다. 육체와 정신을 통합적으로 보지 못하고, 육체 따로 정신 따로 해서 정신이 없어요.

하지만 이런 신(神)과 기(氣)는 몸(精)이라는 그릇 하나에 다 담겨져 있습니다. 사람 안에 정기신이 다 들어 있고 그래서 우리는 이 정기신을 하나로 꿰어서 사람을 보겠다 그겁니다. 정기신의 균형이 깨지면 어떤 사람은 만사가 고단하고, 살기가 싫고, 자포자기하는 마음도 들고, 슬퍼집니다. '내가 이렇게 살려고 세상에 태어났는가!' 하면서 비관적인 생각도 하게 되잖아요. 그런데 거기서 어떤 기운을 탁 잡으면 '아! 그렇지. 내가 겪은 과거의 고통과 경험은 장차 내가 어떤 일을 해나가는데 있어 밑거름으로 작용할 수 있어' 하면서 긍정적인 생각으로 바뀌기도 하는 겁니다. 한 생각의 차이가 그렇게 커요.

그래서 사람의 만사와 만병은 그 원인이 어디에 있느냐? '만병의 원인 또는 근원은 그 사람의 육장육부'에 있습니다. 거기가 소천지의 핵심이고 소우주의 핵심입니다. 그 육장육부에도 음양이 있고, 허실이 있어서 위장이 허약하면 위장병이 생기고, 간이 허약하면 간에 병이 생기게 됩니다. 한의학에서도 허실(虛實) 한열(寒熱)을 따지는데 실제로 허한지 실한지, 몸이 찬지 뜨거운지를 몰라요. 구분하는 방법이 없어요. 만약 육장육부의 음양 허실 한열의 균형이 완벽하게 잡혔다 그러면 그 사람은 정말로 대단한 사람이죠. 당대에 한 사람 있을까 말까 할 정도로 굉장한 사람입니다. 거의 신선이나 다름없어요. 그러면 '표상수 너는 육장육부의 음양 허실 한열의 균형이 잡혔냐?' 라고 묻는 사람이 있습니다. 그것이 안 잡혀 있으니까 잡으려고 생식도 먹고, 운동도 하고, 수련도 하고 여러 가지를 하잖아요. 또 운동이나 수련만 하면 심심하고 또 먹고 살아야 되니까 강의도 하고, 효소방 관리도 하는 것 아닙니까.

인영 촌구 맥진법, 오계맥진법

그래서 육장육부에는 음양 허실 한열이 있는데, 그 균형이 얼마만큼 깨졌냐, 안 깨졌느냐 하는 걸 살펴보는 것으로 그 사람의 병을 체크해 내는 것이 '맥진법(脈診法)'입니다. 맥을 통해 그 사람의 음양 허실 한열의 상태를 알 수 있는데 그것을 알기 위해서 우리가 지금 맥진법을 배우는 겁니다. 맥학이 아니라 맥진법이에요. 시중에는 맥학에 대한 책이 굉장히 많이 나와 있어요. 『맥학원론』, 『맥경』 등 해서 별 책이 다 있습니다. 그런데 책을 보니까 맥을 모르는 사람이 책을 썼더라구요. 책을 보면 이 사람이 맥을 알고 썼는지, 모르고 썼는지 알아요. 맥이 뭔지를 알고 써야 하는데 맥이 뭔지 모르더라 그 얘기죠. 맥진법의 '진'은 '살필 진(診)' 자니까, 맥진법이란 맥을 살피는 방법을 얘기하는 거잖아요. 그런데 우리가 이제 공부를 해서 석 달 안에 전 세계 어디에도 없는, 맥을 제대로 살필 수 있는 능력자가 될 수 있어요. 빠지지만 말고 오면, 제가 하늘이 두 쪽이 나도 여러분들이 맥을 살필 수 있는 능력자가 될 수 있도록 안내를 해 드릴 겁니다.

제가 무엇을 전수하는 게 아니라, 그 방법을 가지고 있으니까 그 방법을 제시하면, 여러분들은 그 방법대로 연습을 해보고 그걸 통해서 목적지까지 도달할 수 있다 그 얘깁니다. 이 공부는 짧은 시간 안에 아주 먼 여정을 거쳐야 되는 거라서 그냥 처삼촌 묘 벌초 하듯이 대충 공부해서는 안 됩니다. 저는 오늘부터 3개월 동안 목숨을 걸고 강의를 하는 거예요. 여러분이 맥을 볼 수 있는 사람이 될 거냐, 말거냐가 제 마음자세와 여러분들의 공부 태도에 달려 있는데 저는 자신 있어요. 지난 십 수 년 동안 서른 차례 이상 이 강의를 해오면서 매 기수마다 맥을 봐서 사람을 살려내는 사람을 배출시켰고 또 간혹 생식원을 내는 사람도 나왔거든요. 그렇다면 같이 공부하고도 맥을 보지 못하는 나머진 뭐냐?

내가 잘못 가르쳤냐? 아니죠. 농땡이치고, 지각하고, 빠지고, 숙제 내면 숙제도 않고 해서 그렇게 된 것이죠. 제가 숙제도 좀 냅니다. 많은 숙제를 내는 게 아니라 '오늘 진도 나간 것 두어 번 읽어오세요' 이 정도로 내요. 그리고 '필기를 열심히 하세요' 이런 게 숙제입니다. 제가 설명하는 것들을 많이 적는 게 왕입니다.

맥을 살피는 방법에는 여러 가지가 있는데 여기서는 먼저 '인영촌구맥진법(人迎寸口脈診法)'과 '오계맥진법(五季脈診法)'을 써요. 인영촌구맥진법은 음기와 양기의 대소(大小)를 측정하는데 용이합니다. 그러니까 일단 인영맥이 큰가 촌구맥이 큰가, 여기에서도 좌측이 큰가 우측이 큰가, 상하좌우 음양만 따져 보는 거죠. 그렇게 해서 맥의 대소만 찾아내면, 그 사람 내부에 있는 기운이 음(陰)쪽으로 가라 앉아 있느냐 양(陽)쪽으로 떠 있느냐, 침체되어 있느냐 상기되어 있느냐를 알 수 있게 됩니다. 기운이 아래로 침체되어 있는 사람의 몸은 무거울 것이고, 머리 쪽으로 상기되어 있는 사람은 생각이 넘쳐나서 공상망상을 많이 하게 되겠죠. 기운의 작용에 의해서 천지만물이 파생되는데, 사람의 생각까지도 기운의 작용이라고 하면 기운이 아래로 많이 가 있느냐, 위로 많이 가 있느냐에 따라서 육체와 정신에 작용하는 게 달라진다 그겁니다. 그러면 우리가 중요한 판단을 내릴 때 음양의 균형이 잡힌 상태에서 하게 되면 더 올바른 판단을 할 수 있게 된다는 거죠. 기운이 아래로 가라앉은 상태에서 판단하는 것과 기운이 머리 위로 뜬 상태에서 판단하는 것보다는, 균형이 딱 잡힌 상태에서 판단하는 게 유리합니다. 상상의 세계를 현실의 세계인양 착각하는 사람들이 많잖아요. 그건 기운이 위로 떠 있어서 그래요. 그래서 균형을 잡는 것이 중요하다는 겁니다.

두 번째는 '오계맥진법'이라는 게 있습니다. 인영맥과 촌구맥을 봐서 음양이 나왔으니, 다음으론 목화토금수(木火土金水)가 나오겠죠. 그래서 현맥(弦脈), 구맥(鉤脈), 홍맥(洪脈), 모맥(毛脈), 석맥(石脈)이라고 하는 오계맥이 나옵니다. 오계맥진법은 오행(五行)맥진법을 말합니다. 그리고 제일 중요한 구삼맥(鉤三脈)이 있습니다. 다른 데서는 '오장육부' 그러잖아요. 한의대 교수도, 한의사도, 양의사도 오장육부라고 해요. 그런데 그게 말이 안되는 게, 동양학이든 서양학이든 간에 일단 짝이 맞아야 학문이 성립할 수 있어요. 음양의 균형이 맞아야 된다는 겁니다. 사람도 좌우대칭으로 되어 있고 짚신도 짝이 맞아야 되는데, 그 짝이 맞는다는 게 쌍(雙)을 이룬다는 거죠.

장(臟)과 부(腑), 오장육부가 아니라 육장육부가 맞다

그러면 말 나온 김에 오장육부가 아닌 '육장육부'를 알아 봅시다. 여러분들이 여기 오실 때는 그래도 기본은 채워갖고 오셨으니까, 목화토금수 오행은 다 알잖아요. 우리가 흔히 장부라고 하는데 그 장부가 뭡니까? 육장과 육부를 함께 일러서 장부라고 불러요. 장(臟)은 음(陰)이고 부(腑)는 양(陽)이죠. 각자 고유한 기능이 다 있어요. 그 중 '목(木)'에 속하는 건 간담인데 간은 음이고, 담은 양입니다. '화(火)'에 속하는 건 심소장인데 이 중 심장은 음이고 소장은 양이죠. '토(土)'는 비장과 위장인데 흔히들 비위(脾胃) 상한다 할 때 그 비위죠. 이 중 비장은 음이고 위장은 양입니다. 그 다음에 '금(金)'은 음인 폐장과 양인 대장인데 합쳐서 폐대라고 합니다. '수(水)'는 신장과 방광인데 여기서 신장은 음이고 방광은 양입니다. 합쳐서 신방광이라고 그래요. 이렇게 해서 물질로 존재하는 장부가 다섯 개씩 있어요. 오행은 원래 있던 거라 다 알아요. 천지가 변한 게 사람이라고 했으니 몸 안에서도 오행이 장부의 모습을 하고 도는 겁니다.

그러면 여섯 번째는 뭐냐? 바로 '상화(相火)'죠. 저 상화가 생명을 창조했어요. 상화에는 '심포장'과 '삼초부'가 있습니다. 여기에서 심포장은 음이고, 삼초부는 양입니다. 그런데 보통은 삼초부만 알아요. 그래서 거의 모든 사람들이 육장육부라고 하지 않고 오장육부라고 하는 겁니다. 그러면 음인 다섯 개의 장과, 양인 여섯 개의 부가 되는데 음양의 짝이 맞아요, 안 맞아요?

(안 맞아요.)

쌍이 안 맞죠. 그런 쌍이 안 맞는 학문, 음양이 안 맞는 학문을 여태껏 우리가 해 왔던 겁니다. 오장육부(五臟六腑)라면 쌍이 안 맞잖아요. 한의학이 지난 수 천 년 동안 아무 생각 없이 그런 학문을 해 왔는데, 그건 아니올시다(不) 하면 어떻게 돼요? 그게 무슨 학문이죠? '불쌍(不雙)한 학문'이잖아요. 말 그대로 짝이 안 맞다 그 얘깁니다. 제가 욕하는 게 아니라 실제로 짝이 안 맞잖아요. 그런 불쌍한 학문을 하는 바람에 고혈압도 못 고치고, 위장병도 못 고치고, 뭐 되는 일이 없는 겁니다. 여러분이 여기 생식원에 오면 '심포 삼초'라는 말을 듣잖아요. 그건 심포장도 같이 넣어서 말하는 겁니다.

우리가 앞으로 경혈학도 공부하고 '침법'도 다 공부할 겁니다. 애들이 뭘 잘못 먹고 체했을 때, 삐었을 때, 어디가 좀 안 좋을 때는 침으로 경맥을 자극해서 간단하게 기운을 소통시킬 수 있거든요. 여러분들은 앞으로 그런 능력자가 될 수도 있어요. 경혈학에서는 12경락이라고 그래요. 경혈학에서는 그렇게 심포경을 집어넣는데, 장부의 허실론으로 가면 심포장을 빼먹어요. 장부론에선 빼먹고 경혈학에선 집어넣고. 그러다보니까 음양 허실의 질서가 중구난방이 되어 버린 겁니다. 벌써 뭐가 하나 모자라게 되니 질서가 깨져 버렸어요. 또 어떤 이는 사상에다가 의학을 대입하여 사상의학이다 사상체질이다 하는데, 그렇게 어거지로 오행의 상생 상극 조화를 맞추려고 한들, 그게 조화가 이루어집니까? 아무리

해도 조화가 안 이루어져요. 그러니 거기서도 문제가 야기되고 있는 겁니다. 그래서 우리는 심포장을 넣어서 오늘부터는 '육장육부'라고 해야 합니다.

이번 주, 다음 주까지는 간담에 대해 공부할 텐데 구체적으로는 간담이 허약해서 현맥이 나올 때 나타나는 육체적, 정신적 증상과 그것을 원래대로 회복시키는 방법, 병이 오기 전에 예방하는 방법들도 배우게 됩니다. 또 간담에 대한 경혈학도 공부하게 돼요. 경혈학 할 때는 중요한 혈자리를 다 말씀드릴 겁니다. 남의 것을 만지려고 할 게 아니라 먼저 자기 혈자리를 만질 줄 알아야 해요. 자기 병도 못 고치는 놈이 어떻게 남의 병을 고칩니까? 그건 어불성설이죠. 흔히들 '의통(醫通)' 운운하는데, 병이 뭔지도 모르고 자기 병도 못 고치는 사람이 어떻게 의통이 가능하냐 이겁니다. 그래서 일단은 내 병을 내가 고칠 줄 알아야 됩니다.

여기서는 첫 번째로 내가 내 맥을 볼 줄 알아야 된다고 합니다. 내 맥도 못 보는 사람이 어떻게 다른 사람 맥을 봅니까? 그건 불가능한 일이예요. 그런데 지금 자기 맥도 못 보면서 남의 병을 고치려 들잖아요. 그러니 지금 우리는 불가사의한 세상에 살고 있다고 할 수 있어요. 그래서 우리는 일체 다른 것 따지지 말고, 일단 내 것부터 봐서, 내 병은 내가 고치고 내가 나를 건강하게 할 수 있어야 됩니다. 그래야 자신과 가장 가까운 사람을 건강하게 할 수 있겠죠. 제일 가까운 사람이 누구에요? 가족이죠. 매일 같은 밥상에서 밥 먹는 사람. 매일 같은 집에서 잠자는 사람. 그게 내 손이 닿는 사람이죠. 내 손이 닿는 사람도 못 살리면서 어떻게 멀리 떨어져 있는 사람을 살립니까? 그건 사깁니다. 여기(생식원)엔 의사도 오시고 한의사도 오시고 그래요. 그리고 의사 가족들도 오시고. 그런데 우린 그런 분을 앉혀 놓고 강의실에서 험한 얘기도 합니다. 그건 어쩔 수 없어요. 자, 그래서 우리가 불쌍하게 되지 않으려면 오장육부가 아닌 육장육부라고 해서 음양의 짝을 맞춰놓고 시작해야 됩니다.

밥 못된 것이 약(藥)이다, 각각의 맥과 그에 따르는 먹거리들

오계맥진법에서도 먼저 간담이 허약할 때 나타나는 맥은 무엇인가? 금극목(金克木)으로 인한 '현맥(弦脈)'이 나타납니다. '활줄 현(弦)', 이건 가늘고 긴 맥입니다. 활줄은 길어요. 팽팽하게 잡아당기는 긴장감이 있어요. 또 심장과 소장이 허약할 경우에는 수극화(水克火)해서 생기는 '구맥(鉤脈)'이 나타납니다. '끌 구(鉤)' 자죠. 꼭꼭 찌르는 끌 같은 느낌이 나는 맥. 병은 상극에 의한 허실관계로 오지, 상생으로는 안 와요. 그래서 토기인 비위장에 병이 났다 그러면 어떤 놈이 토기를 '극'했나 그걸 알아야 돼요. 바로 목(木)이죠. 목극토(木克土)해서 홍맥이 나오면 토기인 비위장이 허약해진 겁니다.

목형(木形)들은 간담이 튼튼하기 때문에 소화액인 담즙이 많이 분비됩니다. 그러면 토기인 위장이 항상 극을 당하니까 속이 쓰리게 되는 거죠. 그런 사람한테 '사과 먹을래, 배 먹을래?' 물어보면 배 먹는다 그러거든요. 왜냐하면 신맛은 목기(木氣)라서 사과를 먹으면 침이 더 만들어지고 산이 더 만들어지거든요. 그런데 배는 시지가 않아요. 달면서도 화한맛입니다. 금기(金氣)가 있으니까 산을 억제하는 작용을 해요. 음식을 통해서 산을 더 만들어 낼 수도 있고, 억제도 할 수 있습니다.

그런 것들로 옛날 우리 조상들은 양생법을 만들고, 섭생법을 만들고, 의학을 만들었어요. 곡식과 채소, 과일과 같은 먹거리 있죠? 그것들이 제각기 다 천지기운을 받아서 나왔는데 사람 밥상에 올라가는 먹거리가 되려고 별 짓을 다 했어요. 어떻게든 인간한테 선택을 한번 받아 보려고 별 짓을 다 해서 다행히 선택되어서 밥상에 올라간 것들을 밥이라고 해요. 곡식, 채소, 과일, 육류 이런 것들. 그것들을 우리는 '식(食)'이라고 하잖아요. 식이라는 글자를 보니까 사람(人) 안에 좋은 놈(良)이 들어 있죠? 그래서 '사람에게 좋은 것'을 식(食)이라고 하는 겁니다. 그리고 밥 먹는 일을 '식사(食事)'라고 그러죠. 그런데 또 보니까 '밥이 되려고 하다가 못 된 놈이 약(藥)'이더라 이겁니다. 수천 년, 수만 년 동안 천지기운을 받아 나와서 별 짓을 다 했지만 결국 인간 밥상머리에 못 올라간 것들, 그게 약(藥)입니다. 그러니깐 밥만 잘 먹을 줄 알면 약보다 더 나아요. '식약동원(食藥同源)'이란 말도 거기에서 나왔어요. 그리고 화극금(火克金) 하여 폐대장에 병이 났을 때는 '모맥(毛脈)'이 나오고, 토극수(土克水) 하여 신방광이 병났을 때는 '석맥(石脈)'이 나옵니다.

그래서 특정한 맥이 나왔을 때는 그것을 근거로 해서 처방을 하는 겁니다. 현맥(弦脈)이 나왔을 때는 신맛이나 고소한맛으로 처방하고, 구맥(鉤脈)이 나왔을 때는 쓴맛인 수수, 더덕, 도라지, 쑥갓, 케일, 씀바귀, 은행 이런 것들로 처방합니다. 먹거리 중에 쓴맛은 천지입니다. 목화형들은 원래 화기가 넘쳐나니까 이런 걸 먹으면 손해죠. 그 다음에 비위장이 허약해서 홍맥(洪脈)이 나왔을 때는 단맛을 먹는데 단 게 뭐냐? 호박이 단맛이고 감이 단맛이죠. 고구마가 단맛이고 연시, 홍시 이런 게 다 달아요. 연근이라든지 무화과라든지, 엿이라든지, 꿀이라든지 이런 것들이 단맛이죠. 그런데 이 단맛을 나쁘다고 말하면 안 된다는 겁니다. 그걸 먹어서 당뇨병에 걸렸다고 박박 우기면 답이 없다는 거죠. 지난 수천 년 간 우리는 호박을 먹어 왔습니다. 연시감, 홍시감 먹은 역사가 무릇 몇 년입니까? 수천 년 이상 먹어 오면서 임상실험 다 끝난 겁니다. 그러니 그것들이 나쁘다고 말하면 안 된다는 겁니다.

오히려 인슐린 약이 나쁜 거예요. 인슐린 약은 검증이 아직 안 끝났어요. 아직 50년도 검증을 안 해 봤잖아요. 인슐린 약을 계속 먹거나 주사를 맞으면 나중에 어떤 일이 벌어져요? 한 3,40년 그걸 매일 같이 먹거나 하면 눈이 멀기도 하고 발가락이 썩어 들어가기도 하잖아요. 여기 박 선생님이 당뇨병을 25년 간 앓으셨는데, 그 약 먹어서 눈병 나서 고생 많이 하셨다고 말씀하시잖아요. 이번에 생식을 드시면서 약도 끊고 당뇨도 좋아지신 겁니다.

그리고 모맥(毛脈)일 때는 매운맛이 필요합니다. 그래서 이때는 차를 마시더라도 생강차 같은 걸 마셔야 돼요. 목화형 체질들은 늘 화극금(火克金)을 하기 때문에 항상 대장이 약해요. 금기가 약하니까 대장염 같은 게 잘 생깁니다. 약해서 생기는 문제니까 이걸 실(實)하게 하자는 겁니다. 실하게 하는 방법이 뭐냐? 매운맛을 가지고 있는 먹거리를 섭취하는 게 실하게 하는 겁니다. 그러면 매운맛에는 어떤 게 있느냐? 무나 배추가 매운맛이고, 생강차도 매운맛, 계피도 매운맛, 떡볶이도 매운맛, 겉절이도 매운맛, 깍두기도 매운맛, 다 매운맛 아닙니까? 모맥이 나오는 사람들은 칼국수집이나 설렁탕집에 가면 다대기를 좀 더 넣어야 맛있다고 합니다. 콩나물국을 끓였을 때 그냥 먹는 것보다는 고춧가루를 반 숟가락 더 넣어야 맛있다고 그래요. 그게 다 매운맛이죠. 물보다 조금이라도 매우면 매운맛입니다. 그러니 매운 정도도 천층만층이다 그겁니다. 또 단맛의 강도도 천층만층이어서, 자기 입맛에 맞게 하려면 '몇 그램을 더 넣어라, 몇 cc를 더 넣어라'가 아니라 혀로 간을 보면 자기가 알아요. 두 숟가락만 넣으면 되겠다, 고춧가루 좀 더 넣어야 되겠다, 간장 반 숟가락 더 넣어야 되겠다가 나오죠? 그런데 그걸 학문으로 어떻게 하려고 하다 보니까 엉망진창이 되어버린 거죠. 또 먹거리에다가 화학기호를 붙이다 보니까 개판이 되어 버린 겁니다. 목마르면 그냥 물마시면 되는데, 지랄하고 H_2O 이렇게 하니까 사단이 생겨 버린 거죠.

그 다음에 이 시대는 석맥(石脈) 나오는 사람이 가장 많아요. 거의

80% 정도가 석맥이 나옵니다. 왜? 허구 헌 날 뉴스 같은 데서 '나트륨이 안 좋으니 싱겁게 먹어라, 짜게 먹으면 큰일난다' 하면서 무조건 짠 걸 못 먹게 하니 신방광에 병이 다 나버렸거든요. 신방광에 병이 나면 무조건 허리가 약해집니다. 그리고 머리털이 빠지기 시작하고, 귀에 이상이 오고, 장딴지가 땡기고, 발목이 시큰거리고, 오줌발도 약해져요. 소변 색깔이 탁해지고, 더 심각해지면 눈알이 뻑뻑해집니다. 요즘 눈알 빠진다는 사람 많아요. 인영맥이 크면 눈알이 빠질 듯이 아프거든요. 그런 분들은 틀림없이 짠맛을 맛있게 잘 먹어요. 된장찌개가 맛있고, 김치찌개, 젓갈, 장아찌가 맛있고, 김을 그냥 먹는 것보다는 간장에 찍어 먹어야 더 맛있고. 그게 전부 짠맛입니다.

아이들을 키울 때 하두 짠 걸 안 먹이니까 머리털도 안 나고, 침도 질질 흘리고, 이빨도 약해지고 하는데 그건 우리 몸에서 수기가 병나니까 나타나는 현상들입니다. 천지기운 중에서 우리 몸에 수기 즉 짠기가 들어와야 되는데 그걸 기피하니 다들 병이 나게 되는 겁니다. 천지의 정수를 갖고 사람을 만드는데, 그 정수 가운데에서 1차적인 것이 바로 음식이죠. 음식 중에서 짠맛이 가장 강한 게 소금이고. 바닷물을 정제하고 말려서 알갱이를 걷은 것이 소금 아닙니까? 바다의 정수가 바로 소금인데 지금은 서해바다가 오염되어서 문제입니다. 중금속이 섞인 폐수 등이 하천으로 흘러들어가고, 그것이 바다로 흘러가서 염전 주변을 온통 오염시켜 놓으니까 제대로 된 소금을 구하기가 힘들어졌어요. 그래서 우리는 깨끗한 염전에서 제대로 만들어진 소금을 귀하게 써야 하는 겁니다.

지구의 자전과 계절의 순환

그리고 오계(五季)가 뭐냐 하면, 우리는 늘상 사계절이라고 하는데 그게 아닙니다. 내가 원하든 원하지 않든 간에, 지구는 저절로 자전을 해서 음양을 만들어요. 해가 있는 쪽은 환하고, 반대는 컴컴하잖아요. 우리가 봐선 지금 한낮인 이 시간에 지구 반대편에는 캄캄한 나라가 있어요. 그러면 거기는 음기를 받고, 여기는 양기를 받습니다. 음양이라는 원리는 일절 다른 이유가 없어요. 그건 지구 자전에 의해서 만들어진 겁니다. 밤낮보다 더 확실한 음양은 없어요. 음기와 양기에는 환하냐, 어두우냐 하는 것 말고 '한열'도 있어요. 환하면 햇빛이 있으니까 따뜻할 것이고, 어두우면 햇빛을 못 받으니까 추울 것이고. 여기서 한열(寒熱)이 나오는 거죠. 천지만물은 음기를 받는 밤에는 추워서 수축을 하고, 양기를 받는 낮에는 뜨거워서 팽창을 합니다. 음양은 무슨 학문적 논리에 의해서 만들어진 것이 아니라 지구 자전에 의해서 만들어지는 겁니다. 자전을 해서 음양이 생기고 하는 현상들을 보면 문자나 언어가 생기기 이전부터 있었어요. 우리 조상들이 그걸 깨달아서 말로 했고, 그 말을 기록하기 위해서 메모리칩인 문자를 만든 것일 뿐입니다.

　가을이 되면 천지기운이 '추살기운'으로 바뀌잖아요. 추살기운이 내려오면 천지가 벌벌 떨어요. 그러면 뱀이나 개구리 같은 털이 없는 것들은 추살기운 때문에 숨을 자리를 찾느라고 벌벌 떱니다. 하늘은 그런 생명들한테도 다 알려주고 있어요. 그렇게 경고했는데도 무시했다가는 서리가 치고 추위가 올 때 얼어 죽게 됩니다. 천지는 결코 자비롭지 않고, 인자하지 않습니다. 가을 다음에는 겨울이 오죠. 가을 기운을 금기라 하고 겨울 기운을 수기라 부르는데, 금에서 수로 가는 것은 자명한 이치입니다. 그렇게 가을이 겨울을 낳고 겨울이 봄을 낳는데, 이것을 '상생(相生)의 원리'라고 그래요. 금이 수를 낳고, 수가 목을 낳고, 목이 화를 낳고, 화가 토를 낳는데, 시작은 어디냐? 그건 모릅니다. 사실 시작이 어디냐고 따질 것도 없어요. 굳이 따지자면 수로 보는 것이 맞는 것 같아요.

그러면 금생수(金生水) 다음에 수생목(水生木) 해서, 겨울에서 봄으로 갑니다. 봄은 목기가 지배하죠. 봄이 또 스핀을 먹어서 여름으로 갑니다. 지구가 저절로 자전운동을 하고 태양을 중심으로 보면 공전운동을 하는데, 이 공전에 의해서 오행(五行)이 만들어집니다. 여름은 화죠. 화 다음에는 토가 오고. 보통은 가운데에 토를 배치해 놓는데 이건 틀린 겁니다. 땅을 살피는 하찰지리를 논할 때는 토를 가운데에 놓는 게 맞습니다(사상). 그런데 하늘(상통천문)은 오행을 가지고 논해야 되는데 사상(四象)을 가지고 논하니까 뒤죽박죽이 되고 개판이 되어 버린 거죠. 그러면서 뭣도 모르고 하도니 낙서니 하면서 떠들고 있어요. 보통은 여름(화)이 지나면 가을(금)이 오고 겨울(수)로 간다고 생각하는데, 가을과 겨울 요 사이가 뭐냐 하면 '환절기'입니다. 늦가을에서 초겨울로 바뀔 때의 환절기. 그 때가 김장을 담글 때입니다. 그리고 한겨울이 다 가고 입춘이 오면 늦겨울 초봄이 되죠. 또 춘분이 지나서 입하가 오면 여름이 되고 그 다음에 바로 가을로 가느냐? 아닙니다.

우리나라의 계절은 사계(四季)가 아니라 오계(五季)로 돌아간다

이 땅의 천지도법으로 보면 그렇지 않습니다. 여름에서 가을이 오기 전에 장하(長夏)가 있습니다. 장하는 삼복더위를 말해요. 한여름, 멱(수영) 감을 수 있는 계절, 피서철. 중국 입장에서 보지 말고 우리 입장에서 보면 그것도 온전한 하나의 계절이거든요. 중국에서는 장강 이북과 황하 이남 지역을 '중원(中原)'이라고 하는데 거긴 여기보다 훨씬 무덥고 습해서 네 계절 밖에 없어요. 그렇지만 우리에겐 오계가 있습니다. 학자들이 맨날 중국이나 일본, 요즘은 미국에서 나오는 얘기들에만 치우쳐서 사계가 진리인양 떠드는데 그게 다 열등의식 때문에 그래요. 그건 내 하늘을 이고 살면서도 남의 하늘을 갖고 떠들어대고 있는 꼴입니다.

장하(長夏)가 되면 천지만물은 열매를 중심으로 해서 기운을 응축시킵니다. 토기는 뭉치게 하는 기운이죠. 모든 곡식이나 과일들은 봄에 싹을 틔우고, 여름에 화기를 발산시켜 꽃을 피우고, 장하 때는 토의 뭉치는 기운을 갖고 열매의 덩치를 불리게 되어 있어요. 가을이 오기 전에 천지기운을 통합시키는 겁니다. 그 다음에 토생금(土生金) 해서 입추(立秋), 처서(處暑)를 지나 가을로 넘어가면 결실의 기운을 받습니다. 그러니 토가 가운데에 있는 게 아니라 자연스럽게 공전하지 않느냐 그거죠. 지구가 공전하면 천지기운(天地氣運)도 거기에 상응(相應)하는 겁니다.

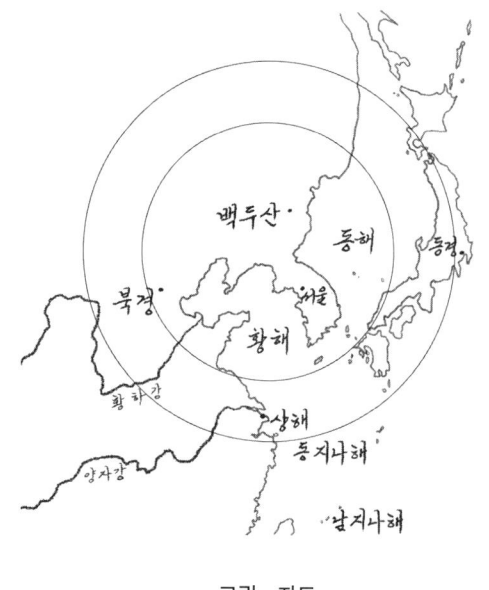

그림 지도

대한민국 하늘과 땅이 지도에서 보면 이렇게 되어 있어요. 백두산을 중심으로 콤파스를 그리면 북경까지, 요하지방까지 딱 걸리죠. 거기가 바로 우리들의 땅이고 하늘입니다. 한반도가 아닙니다. 지금은 우리의 강역이 한반도로 축소되고, 휴전선 이남으로 쪼그라들어서 거기에 생각이 갇힌 나머지 우리나라라면 한반도만 떠올리는데 그게 아니죠. 벌써 100년 전만 해도 저기 넓은 만주도 다 우리 땅이었어요. 전에 그 쪽을 기차를 타고 지나가봤는데, 지금은 뺏겨서 남의 땅이 되어 버렸지만 거기가 다 옛날에 우리 조상들이 말 타고 다니던 곳이에요. 지금 고구려 유적을 찾는답시고 서울에 있는 아차산 뒤지고 하는데 거기에 뭐가 있어요? 다 대륙에 있지.

그래서 우리들이 살고 있는 대한민국의 하늘은 봄, 여름, 장하, 가을, 겨울의 오계절로 돌아요. 우리 땅에는 보통의 여름도 있고 뜨겁고 무더운 열대야가 있는 한여름이 분명히 있는데, 그 사이에는 장마철이라는 변곡점(환절기)도 있습니다. 화기와 토기를 가르는 환절기인 장마철이 뚜렷이 존재해요. 이렇게 화기에 속하는 여름과 토기에 속하는 한여름은 엄연히 다른 계절입니다.

삼복더위가 끝나고 입추, 처서가 지나면 초가을이 오죠. 그리고 가을 지나고 입동이 올 때도 환절기인데, 이러한 환절기 때 문제가 많이 생깁니다. 이 환절기 때를 잘 타고 넘어가는 그것이 '심포 삼초 생명력'에 달려 있어요. 지금 사람들은 저 심포 삼초가 다 병 나 있어요. 큰소리로 따라 하세요. 목생화, 화생토, 토생금, 금생수, 수생목. 봄은 여름을 낳고, 여름은 한여름을 낳고, 한여름은 가을을 낳고, 가을은 겨울을 낳고, 겨울은 봄을 낳는다. (따라 한다)

이 각 계절의 기운이 다 달라요. 이 기운들을 시간별로 따져서 분석해서 설명하는 학문이 '사주 추명학' 또는 '명리학'입니다. 하늘의 갑을병정무기경신임계(甲乙丙丁戊己庚辛壬癸) 그리고 땅의 자축인묘진사오미신유술해(子丑寅卯辰巳午未申酉戌亥). 이걸 가지고 생년월일시를 보잖아요. 그런데 이것보다 더 정확한 것이 계절을 직접 보는 겁니다. 어떤 종교에선 각 절기를 말하는 '동지, 소한, 대한…' 하면서 24절후를 암송하기도 해요. 각 절기의 기운을 받으려고 하는 건데, 그렇게 하는 것보다는 환절기를 잘 타고 넘어가도록 적응력을 만드는 일이 더 중요합니다.

도(道)의 정의

자연은 한 치의 오차도 없이 자기 할 일을 해 나갑니다. 얼마 전까지만 해도 10월 초인데도 기온이 30도가 넘었지만, 지금의 가을 하늘은 기온을 뚝 떨어뜨려서 가을 들녘을 노랗게 물들이고 있잖아요. 그게 천지가 하는 일이라서 그래요. 천기가 만 년 전, 오천 년 전에도 똑같이 했던 일을 지금도 그대로 하고 있어요. 그것을 일러 우리 조상들은 '도(道)'라고 했던 겁니다.

그러면 '도(道)'는 뭡니까? 이건 (首) 머리잖아요. 으뜸, 꼭대기를 의미해요. 그리고 밑에는 뭔가가 가요. 착(辶). '거듭 움직일 착' 또는 '뛸 착'. 이것은 인간이 행(行)하는 것하고는 달라요. 그래서 '도(道)'란 자연에서 가장 으뜸 되는 것(首)이 거듭 움직인(辶) 걸' 말합니다. 도란 인간의 생각과 감정과 마음과는 무관하게, 최고점에서 한 치의 오차도 없이 천지 자연 만물을 움직여 나갑니다. 도(道)의 작용으로 인해서 소우주인 곡식 알갱이, 씨종자 하나가 봄의 목기를 받아 싹을 틔우고, 여름의 화기를 받아 꽃을 피우고, 장하의 토기를 받아 열매를 자라게 하고, 가을의 금기를 받아 결실하고, 겨울의 수기를 받아 결실한 그것을 저장하죠. 그렇게 한 치의 오차도 없이 거듭해서 할 일을 하는 게 바로 도지, 벽 쳐다보고 가만히 앉아 있는 것이 도가 아닙니다. 그렇게 이해하면서 인사문제를 풀어나가면 되겠습니다.

여기 환절기에 보면 '구삼맥'이 나와요. 구삼맥이 나오면 떫은맛을 더 먹어야 되겠죠. 구삼맥(鉤三脈)이라는 이름은 현성 선생님이 붙이신 건데 거기다가 구태여 다른 이름을 붙일 이유가 없어서 그대로 하고 있습니다.

교재의 몇 페이지를 펴느냐 하면 18페이지, 맥진법의 종류. 요건 인영촌구맥진법을 소개하는 것이고 그리고 오계맥진법. 우리가 하는 맥진법은 이 두 가지입니다. 그 다음에 3부9후 맥법이 있고 다음에 촌관척 맥법이 나와요. 이건 현재 한의원에서 하는 거죠. 그건 그냥 음기를 측정하는 촌구만 보는 겁니다. 다음에 7표8리9도의 맥법, 이건 허준 선생님이 한 것이고, 인영 기구의 맥법은 인영 촌구를 말하는 겁니다.

치료가 안 되는 경우

또 그 위에 불치(不治). '불치'는 치료가 안 된다는 뜻이죠. 치료가 깨끗하게 안 되니 나중에 가면 죽을 수도 있겠죠. 불치의 경우로는, 다음과 같습니다.

첫째 '사맥(死脈)이 나올 때'가 있어요. 이런 사람은 손대면 안 돼요. 괄호 열고 '이때는 모르는 척하라.' 누구 맥을 봤는데 사맥이 뜨면 언제 죽을지 모르는 거니까 모르는 척하라는 겁니다. 그런데 가족이나 나한테서 사맥이 나오면 모르는 척하면 안 되겠죠. 그러나 내가 다른 사람의 사맥은 못 고쳐요. 그건 사맥만 아니면 다 고칠 수 있다는 말과도 같아요. 이건 알고 보면 어마어마한 말입니다. 홍맥 나오는 건 내 말만 들으면 고칠 수 있는데, 사맥은 못 고칩니다. 그건 그 사람 스스로가 해야 되는 겁니다. 그런 사람은 몸이 변화무쌍하게 움직이거든요. 우리가 그걸 일일이 다 따라다니면서 대처할 수도 없고. 그래서 나와 내 가족이 아닐 때는 모르는 척하라 그거예요. 이건 어쩔 수 없어요.

두 번째 '장부 등에 절단 수술이 있을 때'도 잘 안 나아요. 맹장을 떼어냈다? 그러면 없으니까 못 고칩니다. 자궁을 들어냈다? 없는데 어떻게 고칩니까? 쓸개를 떼 냈다? 어떻게 고쳐요? 고칠 게 있어야 고치지. 그걸 모르고 사람들은 고치러 다녀요. 위장의 3분의 2를 잘랐다면 완치는 거의 힘들다고 봐야 돼요. 만일 쓸개가 없다 그러면 쓸개가 필요로 하는 기운인 신맛이나 고소한맛을 많이 먹어야 됩니다. 실제로 쓸개가 없는 사람들은 그런 맛을 좋아해요.

세 번째로 '불섭생이 계속될 때'. 이것은 체질에 맞는 섭생을 하지 않는 것을 말합니다. 그 옆에 '과음, 과식, 무리한 운동'이라고 쓰세요. 조금 좋아지면 과음하고 배터지게 먹고 나서는 '나 죽겠네' 그러는 사람들이 많습니다. 몸이 일정하게 리듬을 타야만 기운이 소통되는데 과음하거나 과식하면 내부에 충격이 와요. 그러니까 병이 생기는 겁니다. 과식해서 건강해진 사람은 거의 없어요. 그래서 '소식(小食)'을 해야 되는데 그러면 '몇 그램 먹는 게 소식입니까?' 하고 물어봐요. 전부 숫자에 길들어져서 그런 겁니다. '생식 먹으면 며칠 만에 나아요?' 하고 또 물어봐요. 그런데 숫자로 표시 못하는 게 너무 많거든요. 그 사람의 감성, 느낌, 기분은 숫자로 표시 못하죠. 아이큐 검사? 그게 절대가 아니죠.

우리 회원의 아이 중에 초등학교 4학년짜리가 있는데 아무리 좋은 과외선생을 붙여도 국어, 수학 빵점입니다. 배우고 나서는 다 잃어버려요. 기억력도 다 잃어버려서 4학년짜리가 자기 이름도 제대로 못 써요. 그래서 애가 정신이 이상하다고 해서 부모가 별짓을 다했어요. 특수학교도 보내서 특수치료도 받게 하고. 그런데 그 아이가 노래를 좋아해서 한 번만 들으면 랩이나 이런 것도 그냥 다 외워버려요. 신기하죠? 그렇게 노래를 잘 기억하는 능력이 있어요. 또 눈으로 잘 식별하는 능력도 있고, 능력도 여러 가집니다. 맛을 잘 기억하는 사람은 술 감별사 같은 걸 하면 좋겠죠. 숫자나 문자는 기억 못해도 소리를 잘 기억하는 사람은 음악가를 시키면 될 것이고. 그런데 이런 애를 데려다가 수학 공부 시키고 국어, 영어 공부를 시키니까 애가 미치는 겁니다. 한 분야가 뛰어나면 그 분야를 살리면 되는데 엄마 욕심대로 하려다 보니까, 애는 애대로 힘들고 엄마는 엄마대로 힘들고 돈은 돈대로 다 써버리고, 결국 잘못되게 되거든요.

불섭생 옆에 또 적으세요. 무리한 운동. 어떤 사람들은 쉬지 않고 마라톤 풀코스를 완주했다고 자랑하는데 그건 몸을 너무 혹사시키는 겁니다. 그러면 안 돼요. 그렇게 해서 쌀이 나옵니까, 밥이 나옵니까? 혹사하면 병만 생기지, 육체적 정신적으로 너무 무리해도 잘 낫지 않습니다.

네 번째, '극단적인 정신적 자극이 있을 때'. 다섯 번째로 '스스로 살기를 포기했을 때'. 이런 건 거의 못 고쳐요. 유명한 탤런트가 얼마 전에 자살했죠. 왜 자살했느냐? 스스로 살기를 포기한 겁니다. 가십거리로 씹을 일도 아니고 우리한테도 그런 일이 생길 수 있기 때문에 그 원인을 찾아볼 필요가 있어요. 친구가 나한테 와서 죽고 싶다고 해요. 그런데 평소에 나한테 속에 있는 말을 하는 친구라면 내가 안 죽게 할 수도 있습니다. 자살한 그 탤런트가 전날 누구하고 술을 먹었다고 하는데, 그 누군가가 자연의 원리를 알았다면 안 죽게 만들 수 있어요. '죽긴 내가 왜 죽어? 살아남아야지. 이 꼴 저 꼴 별꼴 다보며 살았는데…' 하는 승부 근성, 굳센 마음을 갖게 만들 수 있어요. 그런 의욕도 내가 만드는 것이고, 의욕을 꺾는 것도 내가 하는 겁니다. 내 내면세계에서 만드는 것이에요. 빚을 져서 자살한 사람들 많은데 빚 때문에 죽을 것 같으면 대한민국에서 채무 있는 사람 다 죽게요? 오히려 어떤 사람은 빚이 많아도 세금 떼어먹고, 가압류 당해도 눈 하나 까딱 안 해요. 그런 사람들은 어떻게 배포가 그렇게 크냐? 그런 것도 알 수가 있어요. 우리는 인간의 만사를 알 수 있다고 했죠? 그러면 이번 공부를 통해서 인생관, 가치관이 새롭게 정립되지 않겠는가 하는 거죠. 새로운 세상도 결국은 새롭게 깨달은 사람이 여는 겁니다.

'자연(自然)'이란, 삼태극 원리와 시간의 관계

그 다음, 22쪽으로 넘어가서 '자연의 원리'를 공부합니다. '자연'은 모든 학자들이 '스스로 그러함'이라고 해석을 하는데, 그 정도는 누구나 다 알아요. 그런데 제가 보니 스스로 그러함이 아니더라구요. 계절이 바뀌고 하는 건 자연현상이잖아요. 봄이 오는 것도 자연현상이고 눈이 오는 것, 비가 오는 것도 다 자연현상이죠. 눈이 침침해지는 것도 자연현상이고, 나이 먹어서 머리카락이 하얗게 되는 것도 자연현상입니다. 살이 찐다거나 마른다거나, 성격이 조급해진다거나, 무릎이 아프다거나, 허리가 아프다거나, 간에 이상이 생긴다거나 하는 것들도 자연적으로 생긴 것들이잖아요. 그건 내가 일부러, 인위적으로, 스스로 한 게 아니라는 겁니다. '자연의 원리'에서 '원리'는 근원적 이치를 말하는데, 자연을 '스스로 그러함'이라고 하면 '스스로 그러한 근원적 이치'라고 해서 뜻이 안 통해요. '스스로'가 아니라 '저절로'라고 해야 돼요. '저절로 그렇게 되는 근원적 이치'.

인간이 생겨나기 전에도 계절은 저절로 순환했잖아요. 인간 입장에서 보지 말고 자연을 있는 그대로 바라보자는 겁니다. 겨울에는 저절로 춥고 여름에는 저절로 더운 법입니다. 그게 자연의 원리입니다. 예를 들어 어떤 사람이 40년을 살았는데 지금 비만이에요. 스무 살 때는 안 그랬는데 마흔에 이르러 비만해졌다면, 20년 동안 많이 먹고 적게 움직인 거죠. 자기가 사용하는 에너지양보다 더 많이 섭취를 해서 에너지가 몸에 축적이 되었단 얘기겠죠. 그것을 계속 되풀이 하다보면 살이 찌게 됩니다. 스스로 살찐 게 아니라 저절로 살이 찐 거죠.

많이 먹고 적게 움직이면 살이 찌니까, 살을 빼려면 오늘부터는 적게 먹고 많이 움직여야 됩니다. 10년을 그렇게 해 봐요. 그러면 저절로 살이 빠져요. 반대로 하면 됩니다. 비만은 90% 이상이 많이 먹고 적게 움직인 것이 원인입니다. 에너지를 많이 쓰는 사람은 거의 살이 안 쪄요. 집짓는 공사현장에 가보면 아침참 먹고 점심 먹고, 오후참 먹고 저녁 먹고, 하루 일 끝나고 삼겹살 먹고 소주 먹고 해도 다음날 또 격렬하게 에너지를 쓰니까 비만인 사람이 하나도 없잖아요. 많이 먹어도 격렬하게 몸을 쓰니까 영양분이 다 타서 없어지는 거예요. 그러면 누구는 그래요. "나 먹는 것도 별로 없어요." 그렇지만 공사장 인부에 비해서 육체적으로 놀고 먹었잖아요.

그렇게 되는 원리를 이해해야 되는데 그걸 위해서는 자연의 원리를 공부해야 합니다. 그리고 자연의 원리를 이해하기 위해서는 음양오행을 알아야 하구요. 동양과학은 음양오행으로 다 설명이 가능합니다. 음양에는 음과 양 외에 '중(中)'도 있어요. 그래서 '음양중 삼태극'이죠. '석삼극무진본(析三極無盡本)', 이런 이야기 들어보신 적 있죠? 태극(음양)만 이야기한다는 건 참 안타까운 일입니다. 태극이 음양을 낳고 음양이 사상을 낳고 해서 팔괘가 만들어지는데, 그걸로 우주를 다 설명하려다 보니까 한계가 있어요.

예컨대 하루를 음양으로 나눠보면 밤은 음이고 낮은 양이죠. 그런데 밤과 낮 사이에 해가 뜨고 지고 하잖아요. 귀신이 출몰하듯이 매일같이 해가 출몰합니다. 그걸 일출과 일몰이라 그래요. 상대적으로 그 시간대는 낮에 비해 환하지도 않고 밤에 비해 캄캄하지도 않아요. 그래서 그것을 '중(中)'이라고 합니다. 그리고 나머지 해가 떠서 해가 질 때까지의 양의 시간대를 낮, 해가 져서 다음 날 해가 뜰 때까지의 음의 시간대를 밤이라고 합니다. 하루를 살아가는데 있어서 아침 해가 뜰 때, 내가 오늘 하루를 어떻게 살 것인가? 하루를 계획하고 설계하는 그 시간대가 굉장히 중요하고요, 해질 무렵 하루를 갈무리하는 시간대도 굉장히 중요해요. 그리고 밤에는 밤에 맞게 살면 좋고, 낮에는 낮에 맞게 살면 좋아요. 하루는 그렇게 쓰는 겁니다. 그런데 밤낮을 바꿔서 살면 어떻게 되느냐? 밤을 낮처럼 일하고, 낮에 밤처럼 자는 사람들 있죠? 밤낮이 뒤바뀐 사람들. 그 사람들이 병에 걸릴 경우, 먼저 그 생활을 바꾸지 않으면 못 고칩니다.

그리고 1년을 음양으로 나누면 겨울은 음이고, 여름은 양이죠. 그러면 여기에서 자연스럽게 '한열(寒熱)'이 나오겠죠. 차고 더운 게 나옵니다. 차가운 건 음이고, 뜨거운 건 양입니다. 장하는 1년 전체에서도 가장 뜨거우며 양입니다. 그리고 중인 '온(溫)'이 있어서 봄가을은 여름이나 겨울처럼 너무 덥거나 춥거나 하지 않죠. 사람은 너무 차도 병, 뜨거워도 병에 잘 걸려요. 그래서 냉기가 많은 사람들은 냉기를 몸 밖으로 내 보내야 됩니다. 그래야만 온기가 그 자리를 차지할 수 있어요. 인간이 본성을 유지하려면 생명의 온도인 온기를 항상 가지고 있어야 됩니다. 그런데 어떤 사람은 온기가 지나치다 못해 열기(熱氣)를 갖고 있어요. 속이 뜨거우면 축 늘어지고, 속이 차고 겉이 뜨거우면(허열) 펄펄 날뛰고 잠시도 가만히 있지 못하게 되죠. 그렇게 열기가 넘쳐나면 어떻게 되느냐? 그 화기가 화극금을 해서 피부를 뚫고 나와서 피부병이 생기기도 합니다.

가정 구성원과 삼태극 원리, 몸 안에서의 삼태극 원리

그리고 가정 구성원을 보더라도 음양이 있죠. 어머니는 음이고 아버지는 양입니다. 우주를 보면 땅은 음이고 하늘은 양이죠. 태양계를 봐도 음양이 있어요. 밤을 비추는 달은 음이고, 낮을 비추는 해는 양입니다. 어떤 사람들은 천지일월 운운하죠. 그런데 해와 달보다 더 중요한 게 지구고, 천지일월보다 더 중요한 게 있어요. 그게 뭐냐? 사람이죠. 사람 중에서도 어머니, 아버지보다 더 중요한 게 자녀고. 자녀가 중이죠. 부모는 사식을 위해서 일생을 살아요. 그래서 '부모는 나에게 천지와 같은 존재'입니다. 하늘 땅과도 같은 존재가 부모입니다.

한 사람에게 있어 정(精)은 음이고 육체가 되고, 신(神)은 양이고 정신이 됩니다. 그러면 기(氣)는 중(中)이 되겠죠. 동양에는 기공, 기 수련하는 단체가 많아요. 그렇다고 기만 알아서는 안 되고, 신도 알아야 하고 정도 알아야 돼요. 불교의 어떤 스님은 육체는 껍데기라고 하는데 그게 왜 거죽입니까? 눈이 없으면 얼마나 불편한데. 이빨 하나만 시리고 아파 봐요. 음식 먹는 게 얼마나 성가시고 힘든데. 건강하게 하는 방법을 몰라서 그런 소리를 하는 겁니다. 기(氣)에는 마음, 감정, 느낌, 감각, 기분 등이 있는데 기분과 감정은 사상과 철학과는 다른 거죠. 그런 비물질 세계가 어떻게 작용하는가 하는 것도 알아야 됩니다.

육체를 음양으로 나눠 보면, 다리를 음이라고 하면 가슴 위는 양이 됩니다. 그러면 허리와 배는 중이 되겠죠. 몸은 앞뒤가 있어요. 앞은 음이고 뒤는 양입니다. 가슴과 배는 음에 속하고, 앞면은 위경맥만 빼고는 음경맥이 흘러요. 반대로 뒷면은 양경맥이 흐르고. 기경팔맥에서 얘기하는 음경맥의 대표인 임맥(任脈)은 앞의 정중앙에서 흐르고, 양경맥의 대표인 독맥(督脈)은 척추 정가운데로 지나갑니다. 그럼 중은 뭐냐? 거죽이 아니라 뱃속을 말해요. 눈에는 안보이지만 거기가 더 중요합니다. 거기에 간담, 심소장, 비위장, 폐대장, 신방광 같은 장부가 있잖아요. 우리는 장부를 보호해야 됩니다. 장부에서 에너지를 생성하고 숙성시키거든요. 그래서 누가 몽둥이로 패려고 하면 뒤는 내놓고, 앞은 가리잖아요. 다쳐도 등을 다치게 하고 장기는 보호하겠다는 겁니다. 12모혈(募穴)은 가슴과 배 쪽에 다 있어요. 소위 말하는 중요한 급소가 다 거기에 있습니다. 장부 안에서도 6장은 음이고 6부는 양인데, 중은 각 장부에서 만들어서 경맥으로 흘러 보내는 생명력이 되겠죠.

요법사 강의는 신시배달국 문화를 되살리는 강의

여기서 맥 이름도 나와요. 우리는 요법사 공부를 하는 사람이기 때문에 맥을 알아야 됩니다. 현맥이 뜬다는 건 목기 즉 간담이 병난 걸 의미합니다. 그 때는 신맛을 먹어야 되죠. 현맥일 때는 뭘 먹어야 된다 하는 이걸 입에 달고 있어야 됩니다. 그러면 신맛이 뭐냐? 딸기, 포도, 사과, 식초 이런 것이 신맛입니다. 그건 누구든지 알아요. 누구든지 알기 때문에 귀하게 생각지 않습니다. 그래서 병을 고쳐서 건강하게 사는 방법을 알려줘도 귀담아 듣지를 않아요. 구하기 어려운 산삼이나, 이름도 처음 들어보는 약초 같은 것을 귀하다 하지, 간담이 병든 사람에게 '신 것을 먹으세요' 이렇게 알려줘도 그것이 귀한 말인지 몰라요. 중생들은 자기들 주머니에서 많은 돈을 뺏어 와야 귀하고 좋은 줄로 압니다. 하지만 돈이라는 재화가 없을 때는 음식을 갖고 병을 치유했어요. 신시 배달국 시절, 5천 년 전에는 약으로 병을 고쳤다는 기록은 없고, 곡식으로 병을 고쳤다는 기록이 있습니다. 그래서 이 강의는 온전히 5천 년 전의 신시 문화를 재현(再現)하는 강의라고도 할 수 있습니다.

심소장이 허약해서 구맥이 나오면 쓴맛이 있는 음식을 먹어야 됩니다. 그런데 옛날 책에 보면 '쓸 고(苦)' 이 한 글자만 써져 있어요. 옛날에는 인쇄소도 없고, 종이도 없고 해서 글씨를 새겨 넣으려면 돌에다가 새겨야 했어요. 누가 글씨를 써주면 석공들이 평생 앉아서 그것만 쪼았어요. 옛날에는 기록을 다 그런 식으로 했습니다. 그러니까 글씨를 최대한 줄여서 써야 됐겠죠. 우리는 그런 한 글자를 통해서 고대의 선인(先人)들이 문자를 만들 때의 그 정신세계를 들여다봐야 됩니다.

홍맥이 나오면 비위장이 허약하게 돼요. 그때는 단맛을 먹어야 되는데, '단맛 감(甘)', 이렇게 한 글자만 써놔서 학자들이 '그게 무슨 의학이야?' 그러고 있는 겁니다. 『황제내경』에는 그렇게 한 글자만 달랑 나와 있는데다가 그 옆에 곡식 이름이 몇 자만 써져 있기 때문에 '그게 무슨 학문이야?' 이렇게 생각했던 겁니다. 그런데 후대에 내려오면서 종이도 개발되고, 먹도 개발되고 하면서 쓸 수 있는 글자 수가 늘어나기 시작했죠. 그러나 종이가 발명되고 문자가 만들어지기 이전 상황으로 돌아가 보면, 그 때도 지금과 똑같이 사람 몸 안에서 허실과 한열이 발생했습니다. 그 때도 생사가 있었다 그 얘깁니다.

모맥이 나오면 폐와 대장이 허약하다는 말인데, 폐와 대장을 기호로는 '금기(金氣)'라고 합니다. 이때는 매운맛을 먹어야 되겠죠. 석맥이 나올 때는 신장 방광이 허약하다는 뜻인데, 신방은 '수기(水氣)'로 표기하고 이때는 짠맛이 있는 음식을 더 먹어야 합니다. 그리고 구삼맥은 심포장과 삼초부가 허약하다는 의미인데, 요 때는 떫은맛을 먹어야 됩니다. 이렇게 해서 현맥, 구맥, 구삼맥, 홍맥, 모맥, 석맥 오계맥이 다 나왔습니다.

여기서 간, 심장, 비장, 폐장, 신장, 심포장에서 나오는 기운을 '음기'라고 하고 담, 소장, 위장, 대장, 방광, 삼초부에서 나오는 기운은 '양기'라고 해요. 이것을 장부 안에서의 음양이라고 합니다. 생명은 활동을 하면서 힘을 만드는데 그게 음기와 양기로 나타납니다. 이 음기와 양기의 중심이 뭐냐 하면 바로 생기(生氣)인데 그걸 생명력이라고도 합니다. 폐가 자기 힘을 만들어서 숨을 쉬고, 심장도 자기 힘을 만들어서 박동을 하잖아요. 그 힘이 다 떨어질 때까지 뜁니다. 다음 시간에는 촌구맥과 인영맥의 위치, 맥 보는 자세, 맥 보는 순서를 설명하고 실습도 할 겁니다. 그리고 음기와 양기는 어디에서 보고, 인영맥이나 촌구맥이 클 때는 어떻게 해야 하는가도 배우게 됩니다.

호와 흡, 생성과 배설

우리가 살려면 숨을 쉬어야 하고, 먹어야 하고, 운동해야 하는데 여기에서 낼숨은 양(陽), 들숨은 음(陰)이 됩니다. '숨 내쉴 호(呼), 숨 들이킬 흡(吸)' 해서 한 호흡이 완성되는 거죠. 생명은 숨을 통해 하늘의 기운을 끌어들여서 모든 세포에 하늘의 기운을 공급합니다. 그건 세포 입장에서 보면 천기를 흡수하는 것이 되겠죠. 들숨할 때 흡수하고 낼숨할 때 배설하고. 묵은 기운이 빠져나가야 또 새로운 기운을 받아들일 수 있어요. 먼저 들어왔던 것이 안 나가면 탁한 기운이 되고, 묵은 기운이 되고, 병이 되는 겁니다.

어린 애기들을 보면 호흡이 굉장히 빠르죠? 멈출 사이가 없어요. 애기들은 심장이 빨리 펌프질하기 때문에 대사속도도 빨라요. 그러면 세포가 분열하는 속도도 빨라지겠죠. 반대로 성장이 다 끝나서 뼈를 더 키울 일도 없고, 장부를 더 키울 필요가 없는 사람은 어떻게 되겠어요? 맥이 할딱할딱 빨리 뛰면 안 되겠죠. 어른들은 맥이 빠르면 병입니다. 우리는 맥을 봐서 소우주 내부의 음양, 허실, 한열을 측정하고, 이어서 부침, 지삭, 대소, 활삽까지도 살펴보게 될 겁니다. 부침(浮沈) 즉 병(病)이 체내에 깊이 있느냐, 체외에 떠 있느냐도 알 수 있어요. 지금 생명의 실제 상황을 파악하는 맥진 연습을 꾸준히 함으로써 이런 것까지도 다 알 수 있도록 해야 됩니다. 그런데 서양과학으로는 이런 생명 현상을 알 수가 없어요.

세포 하나의 입장에서 보면 바깥으로부터 뭐가 들어오면 그것을 사용한 뒤 남은 묵은 기운을 내보내는 일을 끊임없이 해야 됩니다. 그 세포가 눈 세포든, 간 세포든, 뼈 세포든, 근육 세포든 간에 모든 세포가 그 일을 전일적으로 동시에 해야 돼요. 공기, 물, 음식을 내 몸으로 끌어들이는 것을 흡수라고 하고 이것을 음이라 하면, 내보내는 그것을 배설이라고 합니다. 그래서 배설은 양(陽)이 되고, 그 중간에서 작용하는 대사활동은 중(中)이 되겠죠. 생명을 영위하기 위해 대사 작용, 순환 작용, 소화 작용 등 무수하게 많은 작용들이 우리 몸속에서 일어나고 있어요. 내 몸 안의 육장육부는 서로 상생 상극의 조화와 질서를 이루면서 외부에서 끌어들인 에너지를 가져다가 내가 필요로 하는 것들을 만듭니다. 저항력이 필요하면 저항력을 만들고, 판단력이 필요하면 판단력을 만들고, 위장은 소화력을 만들어야 하고, 공사현장에서 힘든 일을 하는 육체노동자들은 근력을 만들어야 하고, 간은 해독능력을 만들어야 하겠죠.

물질을 새로이 창조하고, 힘을 만들고 하는 일은 음기가 합니다. 그러니까 생성을 하는 놈이 있고, 만들어진 그것을 사용하는 놈이 있어요. 여러분이 지금 저를 바라보는 것은 시력을 사용하고 있는 겁니다. 제 이야기를 듣고 있는 것은 여러분의 청력을 사용하는 겁니다. 그리고 제가 말하는 것이 경우에 맞는지, 이치에 합당한지를 따져보는 것은 분별력을 사용하는 겁니다. 그런데 어떤 분은 이야기를 듣다 말고 졸음이 와요. 졸음이 오는 것은 오장 중에서 신장이 허약해서 그런 겁니다. 짠 것을 충분히 안 먹으면 졸음이 오고 하품이 나오고 그래요. 그래서 우리는 졸업할 때까지 웬만한 잡병은 다 고쳐야 합니다. 12주면 웬만한 병은 다 고치죠.

만사와 만물은 삼태극 원리로 존재한다

물질에서 보면 원자핵을 가운데에 놓고 전자가 돈다면서요? 그리고 원자핵은 중성자와 양성자로 되어 있다면서요? 그런 식으로 만물도 삼태극 원리를 벗어날 수 없게 되어 있어요. 화학에서 말하는 분자 운동도 삼태극 원리로 작용하죠. 원래로 돌아가는 환원은 음이고, 그것이 산화하는 것은 양이죠. 수렴하는 것은 음이고, 팽창 확산하는 것은 양이고. 현대문명은 양적으로 너무 팽창되어 있어요. 첨단(尖端)까지 갔다는 것은 끝까지 갔다는 걸 의미합니다. 더 갈 데가 있어야 하는데 끝까지 갔다는 건 좋은 게 아니죠. 지금 문명은 백척간두 끝에 서 있어요. 이건 제 얘기가 아니라 세상의 유수한 언론, 학자, 사람들이 하는 얘기입니다. 그러니 이놈의 세상이 얼마나 아슬아슬하겠습니까? 모든 물질은 모이고 흩어집니다. 태산도 만들어졌다가 흩어져요. 단지 다른 것에 비해서 시간이 더 걸릴 뿐이죠.

수학에도 음양중이 있어요. 빼기(−)는 음이고 더하기(+)는 양입니다. 더 빨리 작게 하는 나누기(÷)는 음이고 더 빨리 크게 하는 곱하기(×)는 양이죠. 그러면 중은 뭐냐? 같음(=)이 중이죠. 그리고 저축해서 보태는 것은 음이고 소비는 양입니다. 중은 소비도 저축도 않고 그냥 가만히 있는 겁니다. 집안은 음이고 집밖은 양입니다. 그러면 나가고 들어오는 가운데에는 뭐가 있느냐? 문(門)이 있습니다. 우리 몸에도 문 역할을 하는 똥구멍과 입구멍이 있어요. 들어오는 문과 나가는 문. 여기가 막히면 안 돼요. 나가는 문이 고장 난 걸 설사, 변비라고 합니다. 이것은 육부 중에서 대장(大腸)에 문제가 있어서 그래요. 대장이 나가는 문을 안 열어 주면 닫히게 되고, 내보내는 작용이 너무 왕성하면 좔좔 세게 되겠죠. 그것도 장부의 허실관계로 일어나는 건데, 우리가 다 조절할 수 있어요. 오장의 허실을 조절해서 설사병도 고칠 수 있고 변비도 고칠 수 있습니다.

강의실 안에도 음양중이 있어요. 말하는 사람인 강사가 있고 듣는 사람인 학생이 있습니다. 그렇다면 중은 뭐냐? 강의 내용이 중입니다. 이 중이 제일 중요합니다. 원자의 세계(전자 양성자 중성자)에서도 보듯이 만물은 다 음양중으로 돌아갑니다. 동양학의 근본은 음양중 삼태극입니다. 만물은 삼태극 원리로 존재해요. 그것을 일러 우리 조상들은 '삼신'이라고 했어요. 우리에게는 본래 '삼신교(三神敎)'가 있었고 '삼재(三才) 사상'이 있었어요. '천지인'을 삼신이라고 했잖아요. 신도 많아서 토지신도 있고, 용왕신도 있고, 각 산마다 신이 있습니다. 하늘신(天神)도 있어요. 그런데 이런 삼신 사상이니 하는 것들이 원래는 다 사람 몸에 들어와 있었습니다. 이제까진 그게 제대로 발현되지 못했는데 앞으로는 그게 다 드러나게 되어서 정말로 사람이 존귀해지는 시대가 도래할 겁니다.

표 음양중, 삼태극

陰	天	달	밤	겨울 가을	寒	精	육체	母	하체	들숨	흡수	六臟	간	심	비	폐	신	심포	촌구맥	生	血
中	地	지구	일출 일몰	환절기	溫	氣	힘	子女	몸통	멈춤	작용	생명	木	火	土	金	水	相火	진맥	在	補
陽	人	태양	낮	여름 봄	熱	神	생각	父	상체	날숨	배설	六腑	담	소	위	대	방광	삼초	인영맥	死	氣
完	우주	태양	하루	계절	온도	사람	사람	가정	육체	숨	신진 대사	장부	현맥 신맛	구맥 쓴맛	홍맥 단맛	모맥 매운맛	석맥 짠맛	구심맥 떫은맛	맥진	삶	몸

들숨과 날숨과 멈춤

만물은 삼태극 원리로 존재하는데 숨 쉬는 것도 그러합니다. 들숨이 음(陰)이고 날숨이 양(陽)이면, 멈춤은 중(中)이 되겠죠. 들숨하고 멈추고 날숨하는 겁니다. 또 날숨하고 멈추고 들숨합니다. 반드시 멈춤이 들어가야 숨을 쉬게 되는 법입니다. 이제껏 우리는 호와 흡 즉 음양만 따져 왔잖아요. 하지만 멈춤도 있더라 이겁니다. 들숨하고 멈추면 들숨과 같고, 날숨하고 멈추면 날숨과 같습니다. 들숨을 길게 하면 촌구맥이 커지고, 날숨을 길게 하면 인영맥이 커져요. 그렇게 음양기운을 조절하는 겁니다. 바꿔 말하면 들숨을 길게 하면 인영맥이 작아지고, 날숨을 길게 하면 촌구맥이 작아지겠죠.

우리는 콧구멍이라고 하는 전원 콘센트를 통해 들숨과 날숨을 하면서 하늘과 기운을 주고받고 있고, 입을 통해서 음식과 물을 먹으면서 땅과 기운이 통해 있습니다. 우리 몸 안에서 천지인(天地人)이 한 통으로 돌아가는 겁니다. 하늘로부터 오는 이 전원이 끊어지면 5분 안에 다 죽습니다. 들숨하고 멈췄다가 날숨하고 나가는데, 이 들어오고 나가는 사이를 숨줄이라고 해요. 숨이 나갔는데 당기지 못하면 숨줄이 끊어지게 되죠. 죽은 사람 50%가 숨이 끊어져서 죽어요. 그리고 나머지 50%는 숨 넘어가서 죽습니다. 달리 죽은 사람이 없고 죽는 것은 이 두 경우 밖에 없어요. 그러니 숨만 계속 쉬고 있으면 무조건 살 수 있겠죠. 다른 쓸데없는 힘 다 빼고, 세상만사를 다 놓고 오로지 숨만 편안히 쉬고 있으면 안 죽습니다. 그 연습을 하면 되겠죠?

우리가 운동이나 공부를 할 때는 정기를 모아서 신(神)을 통합시켜서 합니다. 그걸 정신통일, 정신집중이라고 합니다. 맥을 볼 때도 다른 생각을 하면서 맥을 보면 정신집중이 안 되겠죠. 정신을 고도로 집중해야만 맥을 살필 수 있습니다. 진맥하는 사람은 몸을 수련하고, 호흡도 하고, 몸도 정갈히 만들어야 됩니다. 일반인과 똑같이 막 살고, 먹고 싶은 것 다 먹고, 술담배에 찌들어 살면서 맥 본다고 하는 건 어불성설입니다.

음양중 삼태극적 관점으로 사물을 봐야 된다, 맥 공부는 어릴 때부터 시켜야

그리고 가정에서도 부모만 있고 자식이 없으면 가정이 공허해져요. 동전에 앞면과 뒷면이 있는데 더 중요한 것이 동전의 몸통입니다. 우리는 여태껏 이분법적 시각으로 앞뒤만 봐왔는데 이제부터는 가운데도 생각해야 되겠죠. 정치에도 여당과 야당이 있는데, 그것보다는 정치인을 뽑는 국민들이 더 중요합니다. 그러니 정치하는 사람들은 중(中)에 해당하는 국민을 위주로 정치를 해야 됩니다.

자연의 원리의 근본은 음양중 삼태극 입니다. 보통 삼세번이라고 하죠. 이처럼 우리말에는 삼(三, 3)자가 많이 들어가 있어요. 교재 22페이지 상단에 보면 삼태극이라고 나옵니다. 빨노파는 색의 삼원색. 여기에 검정과 하얀색을 넣어서 오색(五色)이라고 합니다. 오행에서 오색이 나오잖아요. 하얀색은 금기. 천지에 가을이 오면 가을은 자기 할 일을 합니다. 제대로 된 알곡은 추리고 못 된 쭉정이는 태워 버리고. 그러고 나면 수기(겨울)가 오죠. 삼태극은 역동적으로 살아서 움직이는 것처럼 보이는데 반해, 음양 태극을 보면 어딘지 꽉 막힌 것 같아 보입니다. 우리나라를 본다면 북한은 음이고 남한은 양인데, 가운데에 중이 있어야 되겠죠. 남북을 왔다 갔다 할 수 있는 해외 동포가 중입니다.

그런데 사람들은 맨날 흑백논리로만 세상을 보고 맞느냐, 틀리느냐? 내편이 아니면 적이다. 선악, 천당 지옥만 따지니 해답이 없는 겁니다. 세상을 OX로, 온통 흑백논리로 갈라놓아서 문제가 생기는 겁니다. 우리는 지난 세기 동안 세상을 흑백논리로만 봐 왔어요. 그렇지만 세상은 그렇게 안 되어 있어요. 흑백보다 더 다양해요. 암세포는 적이라고 하지만 그런 시각은 이젠 안 됩니다. 암세포는 누가 만들었어요? 자신이 만들었잖아요. 보는 관점이 달라져야 됩니다. 내가 설사를 한다 그러면 약한 대장(大腸)을 누가 만들었어요? 자신이 만든 겁니다. 약한 것도 내 것이니까 그걸 나쁘다고 말하면 안 된다는 거죠. 단지 힘이 약해져서 그렇다고 생각해야 돼요. 그러니 힘을 만들어줘야 되겠죠.

약하면 버리고, 죽이고, 잘라내는 것이 아니라 약해진 그 놈을 살리는 방법이 뭐냐 하는 쪽으로 관점이 바뀌어야 됩니다. 약해진 것을 튼튼하게 만드는 방법은 뭐냐? 우리가 기운이 없을 때도 하루 쉬고 나면 기운이 나잖아요. 병 고치는 것도 같다는 거죠. 왜? 세포 입장에서 보면 단지 약해졌을 뿐이거든요. 그러면 약해진 그 놈을 더 이상 약해지지 않게 하고 튼튼하게 해 주면 된다는 겁니다.

허약해진 세포가 있다면, 맥을 볼 줄 알면 약해진 원인을 알 수 있어요. 일단 맥을 보면 음양의 기운을 볼 수 있거든요. 촌구맥이 크냐, 인영맥이 크냐? 먼저 음양의 대소가 나오고 다음에 허실을 봅니다. 예를 들어 현맥이냐, 구맥이냐? 맥상도 오행의 상극작용에 의해서 나타나거든요. 그 다음에 완급. 천천히 완만하게 뛰냐, 빨리 급하게 뛰냐 하는 문제들.

요건 맥의 모양을 문자로 적어놓은 겁니다. 고대의 의서(醫書)에 보면 맥의 이름이 '현(弦)' 요 한 글자만 덜렁 써져 있어요. 현(弦)맥은 활줄처럼 가늘고 긴 모양과 긴장감을 촉발시키는 기운이 문자 속에 들어 있습니다. 그런데 홍(洪)맥은 가늘지 않고, 굵고 넓은 모양과 완만한 기운이 문자 속에 들어 있어요. 모맥, 구맥, 석맥도 한 글자씩만 써져 있습니다. '석(石)'과 '모(毛)'는 그 의미가 다르죠. 석(石)은 무거워 보이고 단단해 보이고, 모(毛)는 가벼워 보이고 속이 비어있는 것 같죠. 그러니까 석(石)은 뭉쳐 있다는 것이고, 모(毛)는 솜과 같이 퍼져 있는 겁니다. 고대 의서에는 이렇듯 한 글자씩만 덜렁 나오는데, 현성 선생님께서 신과 같은 의식으로 실제 나타나는 맥의 모양을 전부 살펴보신 바탕 위에, 고대의 의서를 참조해서 세상 사람들이 맥 공부하기 쉽도록 완전무결하게 정리를 해 놓으셨어요. 그래서 한자를 몰라도 맥 공부를 할 수 있게 된 겁니다.

제가 이 공부를 수많은 사람들에게 가르쳐 왔는데 중학생 정도만 되어도 금방 알아 먹더라구요. 사실 맥 공부는 생명이 맑고 부드러운 아이들이 어른들보다 더 빨리 됩니다. 어른들은 고정관념이 있는 데다가 아이들에 비해 감각이나 유연성이 상당히 결여되어 있거든요. 그래서 아이들에 비하면 늦는 경우가 많았습니다.

신라시대 때 보면 13~15살 이런 어린 아이들을 데려다가 화랑으로 선발해서 국가 차원에서 나라의 큰 동량으로 육성했어요. 지금의 육군사관학교, 해군사관학교처럼 국가교육기관에서 기운이 좋은 동남동녀들을 뽑아다가 인재로 양성했던 겁니다. 고구려의 태학이나 조의선도, 백제의 문무도 같은 국가의 간성들을 길러내는 교육기관에서는 지금처럼 고등학교나 대학을 졸업한 20세 넘은 청년들을 뽑아다가 가르치지 않았어요. 신라는 본래 여자아이를 가르쳤는데, 고구려 백제 같은 나라들도 여자 아이들은 초경을 하기 전 그리고 남자 아이들은 몽정을 하기 전, 지금 시점에서 보면 사춘기 시작되기 전의 동남동녀들을 뽑아다가 가르쳐서, 김유신, 계백, 을지문덕, 연개소문 같은 영웅들을 길러냈던 것 같아요. 여러분의 자제들 중에서 중고등학교에 다니는 아이들을 데려다가 맥을 가르치면 금방 압니다. 가늘다, 굵다, 길다, 짧다를 바로 알아차립니다.

서양 공부와 동양 공부의 차이

사람들은 '맥은 배우기 어려워' 하는 고정관념을 갖고 있어요. 그런데 실제는 하나도 어렵지 않습니다. 볼펜깍지와 볼펜심 중에서 어떤 것을 가늘고, 길다고 말할 수 있을까요? 눈을 감고 이 두 개를 만져보면 가느다란 볼펜심을 길다고 말합니다. 이 정도는 다 알 수 있어요. 동양학은 서양학에 비해서 전일적이고 직관적인데 비해, 서양은 분석적이고 논리적이어서 모든 걸 수치화, 계량화 하려는 성향이 강합니다. 그런 서양적 사고방식에 우리가 다 찌들어 있어서 그것을 벗겨내는데 수십 시간이 필요합니다. 자연의 모습을 직시해서 실제 존재하는 기운을 살펴보고 설명해야 되는데, 실험실에서 나오는 수치화되고 계량화된 것만 실상이라고 생각하는 것이 서양과학의 한계입니다.

우리 공부는 원래 그렇게 하지 않았어요. 있는 그대로 자연을 보는 게 우리 공부였어요. 맥도 그렇게 실상을 들여다보는 과정에서 저절로 알게 되는 겁니다. 예를 들어서 금기가 강하면 금생수도 하지만 목기를 극하죠. 금극목 해요. 그러면 이때 생명체 안에서 어떤 일이 벌어지느냐? 그때 나타나는 현상들을 이치적으로 따져본다 그 얘기죠. 여기서 제가 설명하는 말은 단 한마디도 덮어놓고 믿지 말고, 그 말이 경우에 합당한지만 보세요. 그리고 이치에 맞는지 또 사리에 합당한지를 봐야 됩니다. 그래서 그 말하는 내용이 경우와 이치와 사리에 맞으면 그것은 진리라고 봐도 됩니다. 낮은 환하다고 말하고 밤은 캄캄하다고 하잖아요. 그러면 왜 낮은 환하고 밤은 캄캄하냐? 그것은 지구가 돌아서 그렇다는 거죠. 지구가 자전하여 돌다가 태양을 바라보면 환해서 낮이 되고, 돌다가 태양을 등지면 캄캄해지는데 그것을 밤이라고 한 거죠. 이렇게 낮과 밤이 환하고 캄캄한 것처럼, 맥도 그렇게 나올 수밖에 없는 분명한 이치가 있습니다. 그것을 확인하기 위해서 여러분들과 함께 세상만사를 다 내려놓고 공부를 하는 겁니다.

이번 시간에는 간담에 대해서 즉 현맥에 대해서 본격적으로 공부하도록 하겠습니다. 강의 시작하기 전에 질문을 받고 대답하는 시간을 충분히 가질 거니까 어떠한 질문을 하셔도 됩니다. 제가 대답할 수 있는 것은 충분히 설명을 해드리고, 모르는 거면 딱 잘라서 '저도 잘 모르겠습니다' 하고 대답할 겁니다.

맥과 통증이 반드시 일치하지 않는 이유, 상대적 허실과 절대적 허실

질문 : 어떤 사람의 맥이 현맥이다, 구맥이다 또는 홍맥이다 할 때 이게 허실관계가 분명하게 드러난 맥이라고 했는데, 어디가 아픈 경우 맥을 봤을 때 그 아픈 맥이 나타나지 않는 것은 왜 그런 건지, 허실관계가 분명하다면 거기에 관련되어서 통증이 나타나야 되는 게 아닌지 궁금합니다.

대답 : 현맥이다, 구맥이다 하는 것은 간이나 심장의 힘이 육장육부 중에서 제일 허약할 때 나오는 맥입니다. 통증은 또 다른 거죠. 통증은 간담이 허약하면 편두통이나 근육통, 옆구리통증, 고관절통이 올 수 있고, 심소장이 허약하면 상완통이나 견갑골통, 주관절통이 올 수 있습니다. 또한 신장 방광이 허약하면 요통, 종아리통, 발목에 통증이 올 수 있습니다. 이러한 통증은 허약해진 각 장부가 지배하는 부위가 식어서 생기는 것인데, 맥은 통증과 반드시 일치하는 것은 아닙니다. 맥은 여러 장부들 중에서 지금 현재 어떤 장부가 제일 허약한가 하는 걸 따지는 겁니다. 지금 현재 가장 허약한 장부로부터 표출되는 기운이 바로 맥(脈)으로 나타나게 됩니다. 그래서 가령 인영 촌구 네 곳 중 제일 큰 맥이 현맥이 나온다는 것은, 지금 현재 느끼는 통증과는 관계없이 육장육부 중에서 간담이 제일 허약해진 것으로 본다는 거죠. 통증은 한열관계에 의해서 오기 때문에, 맥과 직접적인 관련이 있는 허실관계와는 구분할 줄 알아야 합니다.

현맥이 나왔을 때 허와 실 두 개로만 따진다면 '이쪽 폐대장은 실하고 이쪽 간담은 허하다'라고 말할 수 있거든요. 그런데 생명이라는 것은 다른 사람과 상대적으로 재는 것이 아니라, 자신의 정기신 안에서 절대적으로 재는 겁니다. 자기 안에서 내가 누구보다 허하다 하는 건 말이 안 되는 거예요. 상대적으로 평가하는 것은 의미가 없어요. 그럼

키 작은 놈은 허약해서 맨날 골골하고, 키 큰 놈은 힘이 넘쳐서 맨날 날아 다니느냐 하면 그렇게는 안 되어 있다는 겁니다. 그러니까 키가 크면 큰 데로 그 사람 안에서의 허실이 있고, 작은 놈은 작은 대로 허실이 있고, 아이는 아이 안에서의 허실이 있고, 청년은 청년 안에서의 허실이 있어요. 이건 절대적 허실을 기준으로 하는 것이고 또 상대적 허실이 있어요.

예를 들어서 어른과 아이가 팔씨름하면 대개 어른이 이기죠. 이건 상대적으로 어른이 실한 거겠죠. 그렇게 상대적으로 측정하는 방법이 있는데 기존의 학문은 거의 내가 누구보다 허약하다, 누구보다 실하다 하는 상대적 허실로 평가해요. 신약 개발은 예외 없이 모두 상대적 통계에 의해서 이루어집니다. 실험을 100명에게 했더니 80명은 좋아지고, 20명은 나빠진다. 더 정밀하게 실험을 했더니 95명은 좋아지고, 5명은 나빠진다. 그러면 신약 허가를 내줍니다. 모든 사람이 다 좋아지는 약은 100% 없어요. 약은 계속 쓰면 부작용이 나오게 되어 있잖아요.

그래서 우리가 허실론(虛實論) 할 때도 상대적 허실이 있고, 자기 오장 안에서의 절대적 허실이 있습니다. 그리고 목화토금수 각각의 오행 안에서도 음양의 허실이 있습니다. 예를 들어 어떤 사람이 그날 술을 많이 먹었다 하면 화기가 확산되죠. 처음에는 기분이 좋아요. 그런데 한두 잔 더 먹으면 화기가 그만큼 더 실해지겠죠. 그러면 화극금을 하게 됩니다. 금기가 폐대장이니 화극금을 계속 당하면 대장이 약해져서 마침내 설사를 하게 되죠. 이게 그 사람 안에서의 허실입니다. 그리고 대장이 안 좋은 상황 안에서의 허실도 있어요. 더 세분하는 거죠. 그걸 51:49로 허실을 나눌 수도 있고, 52:48도 있고 90:10도 있을 수 있겠죠. 그러니까 허실 그 자체에도 천층만층이 있다는 겁니다. 그 때도 그걸 측정하는 방법이 있어요. 맥을 보면 그게 정경의 병이냐, 기경팔맥의 병이냐, 사해의 병이냐를 따져서 맥의 편차가 1:5(가령 촌구맥이 1, 인영맥이 5)라면 그 사람 내부에서 음양의 차이가 5배가 확대된 거라고 봅니다.

그 사람의 맥은 그 사람 안에서만 보는 거지 다른 사람과 비교할 필요가 없습니다. 그래서 맥진법은 공부하기가 쉬워요. 제가 앞으로 여러분들이 맥 연습할 때 맥 보는 자세와 순서에 대해서 상세하게 설명을 해드릴 겁니다. 그러면 그대로 연습을 하고 실습을 해보면 맥의 실상을 이해하게 되어 있어요. 그걸 꾸준히 하면 자신의 맥도 알 수 있고 다른 사람 맥도 알 수 있게 됩니다.

지금 현재의 생명 상태는 여러 모습으로 나타난다

방금 상대적 허실이 있다고 했죠? 다른 사람의 맥과 비교를 해 보니까 다르네, 비슷하네, 전혀 다르네 할 수 있잖아요. 그러면 현재 뛰는 맥은 누가 만들었느냐 하면 자신이 만든 겁니다. 오늘 이 시간에 뛰는 맥은 여태껏 살아오면서 내가 만들어 놓은 거죠. 같은 논리로 오늘 내가 하는 모든 행동과 먹는 음식 등이 미래의 나의 맥을 만들어요. 미래의 나는 오늘의 나 자신이 만듭니다. 오늘 먹고, 생각하고, 숨 쉬는 것이 나에게 있어 미래의 자산이 됩니다. 그러니까 오늘이 제일 중요합니다. 맥은 어제 것을 볼 수 없고, 내일 것도 볼 수가 없어요.

과학자들이 세포를 떼 내어서 조직검사를 하는데, 그렇다면 그건 살아있는 놈을 보는 겁니까, 죽은 놈을 보는 겁니까? 떼는 순간 그 세포는 숨이 끊어지죠. 그러니 그건 죽은 놈을 보는 겁니다. 그렇다면 조직검사라는 게 100% 맞겠어요? 100% 맞을 수가 없는 겁니다. 그러니까 조직검사에 목을 매지 말자는 겁니다. 그 떨어져 나간 조직보다 지금 현재의 내 몸과 한 덩어리가 된 채 붙어 있는 놈이 더 중요해요.

현재 내 몸의 생명상태는 맥으로도 나타나고, 안색이나 증상으로도 나타나고, 목소리나 분비물로도 나타납니다. 몸 안에서 끊임없이 신호를 보내주고 있어요. 맥을 통해서는 지금 현재의 육장육부의 음양과 허실 그리고 한열을 파악할 수 있지만, 그 밖에도 내 몸은 각종 증상들을 통해서 여러 정보들을 알려주고 있거든요. 어떤 사람은 괜히 눈물이 나기도 하고 콧물이 날 수도 있고, 또 어떤 사람은 괜히 침이 끈적끈적해지거나, 귀 울림증이 생기거나 하는 식으로 여러 정보가 내 몸을 통해서 나타나고 있어요. 우리가 뭘 모르니까 귀가 가려우면 누가 내 욕한다고 그러는데 그게 아니죠. 그게 다 정보입니다. 그래서 공부가 잘 되면 얼굴 혈색이나, 표정이나, 눈빛이나, 목소리를 보고도 장부의 허실을 구분할 수 있어요. 그 정도 경지까지 이르면 '신과 같은 의사다' 해서 '신의(神醫)'라고 하죠. 그런데 그 정도는 우리 입장에서는 누구나 도달할 수 있습니다. 기초반만 잘 공부해도 그 언저리까지 갈 수 있어요. 그러니까 여러분들이 배우는 요법사 공부의 수준이 어느 정도인가는 능히 짐작할 수 있을 거라 봅니다.

장부의 허실에 영향을 미치는 맛들

질문 : 자연의 원리 표에 보면 상생 상극표가 있잖아요. 거기에 목생화, 목극토 이런 게 나오는데 만약에 위장이 안 좋다면 그건 토가 안 좋다는 거잖아요. 그러면 토를 많이 먹고 목을 적게 먹어야 맞는 겁니까?

대답 : 그렇지요. 목기인 신맛을 적게 먹고 토기인 단맛을 많이 먹어야죠. 토(위장)가 병이 났다면 그 원인의 80% 이상은 목극토 당해서 온 겁니다. 위장은 가만히 있는데 왜 속이 쓰리냐 하면 필요 이상으로 위산이 분비되어서 그런 거죠. 소화가 됐으면 산이 그만 나와야 되거든요. 그런데 간담의 힘이 남아돌면 남아도는 만큼 일을 계속 하게 되겠죠. 그

러면 쓸개즙이 어디로 가겠어요? 소화액이 위장으로 가니 폐나 심장으로 분비되지는 않을 것 아닙니까. 소화액은 닭갈비나 생선가시 등도 다 녹일 정도로 강력해요. 그 강력한 액으로 생선뼈까지 다 녹여서 위 속에서 곤죽을 만들어 내는 겁니다. 그 정도로 독한 놈인데 음식이 없을 때 소화액이 분비되면 어떻게 되겠어요? 위벽이 깎이고 헐겠죠. 그래서 병원이나 약국에 가면 도포제를 주는 겁니다. 겔포스 같은 제산제가 그런 건데 그건 임시방편에 불과한 거죠. 그러면 우리는 어떻게 하느냐? 토기(土氣) 즉 위장이 다쳤으니까 일체 이유 없이 단맛으로 위장을 먼저 챙깁니다. 그렇게 숨을 돌린 다음에 뭘 하느냐? 목기(木氣)가 토를 극을 해서 위장이 고생하니까, 목기를 견제하는 게 뭡니까? 매운맛인 금기죠. 그러면 금극목 해서 목기를 제어해 주는 겁니다. 이때는 생강차를 한 잔만 먹어도 그 즉시 속이 편안해지는 걸 느낄 수 있어요. 그러니까 신 것을 덜 먹고 단맛과 매운 걸 더 먹어야 된다는 겁니다. 목극토 당한 사람들은 실제로 얼큰한 것을 좋아해요. 생강차가 무슨 맛이에요? 매운맛이죠.

질문 : 화생토(火生土)라고 하는데 그러면 화기를 먹으면 토가 좋아지는 것 아닌가요?

대답 : 우리가 이전에 배운 학문들이 거의 겉 넘은 거라서 그렇게 가르쳤는데, 그러면 화생토 하면 실제로 토가 좋아지느냐? 생으로는 병이 잘 안 낫고, 좋아지게 하지도 못합니다. 화가 강해지면 화생토도 하지만 화극금도 하죠. 그러면 금기가 약해지는데 금극목을 해요, 못 해요?

(못 해요)

못하죠. 못하면 목기가 어떻게 되겠어요? 더 왕성해지겠죠? 왕성해진 만큼 목극토를 해요, 못 해요?

(합니다)

목극토를 더 하니까 속이 더 쓰린 거죠. 술(쓴맛=화기)을 많이 먹고 나면 그 이튿날 속이 더 쓰리죠? 그건 이런 원리 때문에 그런 겁니다. 그래서 술안주는 대개 무슨 맛이에요? 얼큰한 맛이죠. 화극금 당하니까 얼큰하고 매운 안주를 먹어줘야 궁합이 맞게 됩니다. 그건 누가 가르쳐서 안 것이 아니라, 오랜 경험을 통해서 저절로 터득한 거죠.

해장국은 얼큰하고 짭짜름하잖아요. 왜 술국은 얼큰하고 짭짜름해야 하느냐? 어제 술을 마셔서 불이 많이 들어왔잖아요. 그러면 몸속에 남아 있는 잔불을 꺼야 되겠지요. 그러자면 수극화를 시켜야죠. 여기서 공부하는 것은 생활 속에서 즉시 아는 것들입니다. 그것을 동양과학으로 설명한다고 했죠. 이것은 동양과학입니다. 서양과학처럼 수치로 몇 대 몇으로 하라 이런 것은 없어요. 식생활은 수치로 해서는 안 되고, 사람마다 체질이 다 다르므로 생활 속에서 사람에 맞춰서 해야 돼요. 그러니까 간(자신의 입맛)을 적당히 봐서 국을 끓여주면 됩니다. 처음에는 간을 맞출 줄 모르지만, 자꾸 끓이다보면 그 사람한테 맞게 국을 끓여줄 수 있게 되겠죠. 그것처럼 자연의 원리를 공부해서 많은 경험이 쌓이게 되면, 주변에 아픈 사람이 있을 경우 그 사람에게 경우와 사리와 이치에 맞게 설명을 해 줄 수 있게 됩니다. 여러분들도 공부가 어느 정도 되면 가족과 이웃들 아픈 걸 다 처방하고 이끌어 줄 수 있어요.

간담이 병나는 일반적인 원인, 서양의학은 소 잃고 외양간 고치는 수준의 의학

자, 교재 46페이지. 목기는 육장육부 중에서 간담입니다. 이번 첫 주와 둘째 주엔 간담이 병나면 나오는 맥의 이름, 그 맥이 나오게 되는 원인을 알아보고 간담이 건강한 목형의 본성은 어떠한가? 그리고 간담이 허약할 때의 정신적 증상과 육체적 증상을 알아보는 시간을 갖도록 하겠습니다. 또한 간담이 허약해져서 병이 생겼을 때 간담을 건강하게 하기 위해서 식사하는 방법, 운동하는 방법, 호흡하는 방법은 물론 체온을 유지하고 천기에 적응하는 방법과 침법 그리고 생식을 처방하는 내용까지 하겠는데, 그걸 위해 약 20시간 정도 강의를 진행할 겁니다.

간담에서 나오는 기운은 봄과 같은 목기입니다. 간은 부드럽게 하고, 담에서는 담대한 힘이 나와요. 간담이 큰 목형들은 한번 결정하기가 어렵지 일단 결정을 내리면 담대한 면이 있어요. 쓸개가 큰 사람들 있죠? 간땡이가 큰 사람. 그 사람들은 담대한 힘이 있습니다. 그러면 간담이 건강할 때가 있고, 병들었을 때가 있어요. 두 경우는 전혀 달라지겠죠. 정신도 건강한 정신과, 그렇지 않은 정신이 있습니다. 그래서 간담이 병이 나면 현맥이 나오는데, 현맥은 가늘고, 길고, 미끄럽고, 긴장감이 있어요.

그러면 현맥이 나오는 원인은 뭐냐? 금극목 해서 그 사람의 육장육부 중에서 간담이 제일 허약하면 현맥이 나와요. 그런데 간도 허약하고 위장도 허약할 수 있죠, 어떤 사람이 간경화를 오래 앓았는데, 살다보니까 위장까지 병나서 복수(腹水)가 찼어요. 그러면 지금 이 사람에겐 복수가 더 큰 문제거든요. 복수가 차면 맥도 홍맥으로 변합니다. 간도 허약하지만 지금 현재는 위장이 제일 허약해졌어요. 이때 신맛을 주면 목극토 해서 위장이 더 악화됩니다.

병이 처음에 생겨나게 되면 이놈도 생명이라서 자라나게 돼요. 병이 더 커져서 내 몸이 감당을 못할 정도가 되면 맥도 변하고 암이니, 당뇨니 하는 증상으로도 드러납니다. 그러니까 발병이 되었다는 것은 이미 아주 오래 전에 병기(病氣)가 생겨났다는 걸 의미해요. 내 몸 안에서 생기고 자랐는데 내 생명이 이것을 해결하지 못해서 증상으로 드러난 거죠. 그러면 이제는 드러난 놈을 고치러 다녀야 됩니다. 지금 세상의 의학이란 건 이렇게 드러난 놈을 고치는 수준에 불과해요.

그렇다면 우린 뭐냐? 병이 처음 생겼을 때 나타나는 맥이 있어요. 그러니 그건 허실의 편차가 아주 작겠죠. 우리 몸 안의 생명은 똑똑하기 때문에 더 커지기 전에 어떻게든 몸 안에서 해결하려고 합니다. 살다보면 별다르게 치료하지도 않았는데 병이 낫는 경우가 있습니다. 무슨 병이 잠깐 나타났는데 사우나 가서 몸을 푼 다음에 이불 덮고 푹 자고 일어나면 아침에 풀어지기도 하죠. 그건 생명체 내부에 있는 심포 삼초 생명력이 육장육부 전체의 균형을 잡았기 때문에 그리 된 겁니다. 반대로 생명력이 허약해지면 병이 낫지 않고 오히려 커지게 됩니다. 맥이 4~5배, 6~7배로 커진 것은 병이 이미 오래 되었다는 걸 의미해요. 그러니 병세가 커지기 전에 미리 해결하는 것이 중요하겠죠.

간담이 건강할 때 나오는 성격, 목형의 본성

그러면 간담이 건강할 때의 정신적 본성을 살펴보도록 하겠습니다. 간담이 건강할 때는 '목형(木形)의 본성(本性)'이 나옵니다. 목형의 본성은 인자하고 부드럽습니다. 목은 봄과 같은 기운입니다. 그래서 우리가 봄을 부드럽고 희망적인 계절이라고 하잖아요. 이에 반해서 금기운은 '가을 숙살지기'로 표현합니다. 금(金)은 도끼, 톱, 낫, 칼 이런 것이거든요. 추수할 때가 되면 농부가 낫을 가지고 다 베어 버리잖아요. 그게 가을 숙살지기입니다.

그런데 봄이 되면 농부가 생명을 싹틔우기 위해 낫이 아니라 쟁기로 밭을 갑니다. 밭을 갈면 딱딱하게 굳은 것이 부드럽게 되잖아요. 목기운은 싹을 틔우고 생명을 낳고 살리는 기운입니다. 봄에 만물이 싹을 틔우려면 가을처럼 엄숙하고 냉정한 것이 아니라 온화하고 부드럽고 포근해야 됩니다. 봄기운은 순하고 어질어서 목기는 '완하다'고 그랬어요. '부드러울 완(緩)'이죠. 옛날 책에 보면 '완(緩)' 이 한 글자만 써놨어요. 목기는 포근하고, 온순하고, 따뜻해서 싹을 발아시키고 그리고 뜨겁지 않아요. 뜨거운 것은 여름의 화기죠. 목기는 음전기와 양전기가 서로 평형을 유지하려고 하고 모든 생명을 살려내려고 하는 그런 기운입니다. 유치원 선생님들은 목기(木氣)를 쓰기 때문에 고등학교 교련선생님처럼 금기로 아이들을 잡으려고 하지 않죠. 규율로, 학칙으로 딱딱 잡으려고 하는 기운은 금기죠.

간담이 제일 허약하다는 것은 그 사람 몸 안에서 금기가 작용했다는 걸 뜻합니다. 금형들은 24시간 금극목 하니까 몸에 땡기는 데가 많아요. 반대로 목형들은 엄마 뱃속에서 목기를 강하게 타고 났기 때문에 금극목이 잘 안 되어서 아픈 데가 별로 없어요. 교재에 보시면 먼저 간담이 건강할 때의 정신이 나옵니다. 목형은 목기가 강해서 금극목을 잘 안 당해요. 그래서 꾀가 많고 사고방식이 유연하고 두뇌회전도 빨라요. 또 봄에 1년 전체의 계획을 짜는 것처럼 그렇게 설계하고 무슨 일을 모색(도모)하는 것을 잘 합니다. 봄에 싹을 틔우면 싹으로 끝나면 안 되잖아요. 여름에 꽃을 피우고, 장하에 열매를 맺어서, 가을에 결실을 볼 목적으로 봄에 싹을 틔우게 됩니다.

우리 준혁이(당시 한 돌 정도 된 아기)가 출생을 했어요. 세상으로 나온 거죠. 세상에 나온 걸 두 자로 줄이면 출세(出世)잖아요. 그런데 출세한 놈을 또 출세시키려 드니까 정신이 없어지는 겁니다. 준혁이는 수형이라서 토극수를 못해요. 위장이 작아서 잘 토할 수가 있고, 무릎이 다른 관절에 비해서 약하기 때문에 일어서서 걷지 않으려 할 수가 있어요. 대개 수형은 부지런한 화토형에 비해서 어른이 되어도 활발하게 움직이기를 싫어합니다. 그 대신에 지구력이 있어서 가만히 앉아서 하는 일을 오랫동안 싫증내지 않고 잘 할 수 있습니다. 그래서 학문하고, 연구하고, 개발하는데 소질이 있어요. 그러니 애를 타고난 체질에 맞게 잘 키워야 되는 겁니다. 목형은 목형대로, 수형은 수형대로 그렇게.

목형은 시적(詩的)이고, 문학적(文學的)이죠. 그래서 소설이나 시 같은 건 목기가 있는 사람들이 잘 써요. 글 쓴 걸 보면 그 사람이 건강한 목형인지, 병난 목형인지 알 수 있습니다. 읽어보면 폐대장이 안 좋은 사람은 슬픈 내용의 글을 씁니다. 셰익스피어처럼 비극 같은 것. 그런데 간담이 좋은 사람들은 희망적으로 글을 써요. 또 목기운이 건강한 사람은 교육적입니다. 교육은 무엇을 길러내는 거죠? 그래서 교육은 목형들이 잘해요. 하지만 목기가 너무 많으면 사람이 물러 터지게 되기도 합니다. 목형 할아버지들은 손자들이 와서 수염을 막 잡아당겨도 같이 놀아요. 하지만 엄한 금형 할아버지는 큰기침 두 번만 하면 온 집안이 조용해지죠.

목형은 부드럽고, 금형은 엄숙하고. 또 목기는 행정적이고, 계획적이고, 설계, 정리정돈, 작전을 잘 짭니다. 문필가가 많고 희망적이에요. 같은 상황에서도 금형들은 더 비관적으로 보는데 비해 목형들은 희망적인 말을 잘 해요. '앞으로 잘 될 거야' 하면서 미래를 낙관적으로 봅니다. 목형은 솔직 담백하고, 천진난만해요. 또 선비정신이 강해요. 조선조 선비들은 임금님이 잘못하면 상소문을 쓸 때 목숨을 내놓고 썼어요. 그건 목형들은 담대한 기운이 있기 때문에 그렇게 할 수 있는 겁니다. 공자님이 목형이었지 않나 하는 생각이 들어요. 인의예지신 오덕(五德)을 다 얘기하긴 했지만 주로 인(仁)을 강조하셨잖아요. 공자님의 사상은 다른 데서 베껴온 건데, 그러면 공자님이 이야기한 인의예지신 오덕의 원전(原典)이 뭐냐? 제가 볼 때는 공자님 이전에 우리 민족에게 내려오는 『참전계경』이라는 경전이 있는데 그걸 읽고 이야기한 것 같아요. 공자님도 자신의 가르침은 새로 지어낸 게 아니라고 했잖아요(술이부작

述而不作).

마음과 감정은 어디에서 나오는가

결국 우리 마음이나 감정은 어디에서 나오는 거냐? 바로 장부(臟腑)에서 나옵니다. 남녀가 혼인을 하거나 사람이 죽으면 장례를 지내는데 그게 다 예법이죠. 그렇게 예를 갖추는 정신, 장유유서 같은 삼강오륜을 중시하는 기운은 심소장에서 나옵니다. 또 비위장에서 나오는 기운은 '고(固)'하고 '신(信)'하다고 그래요. '믿을 신'이죠. 비위장이 건강하면 약속을 잘 지키고, 신용이 있고, 배운 대로 하고, 곧이곧대로 하고, 실천합니다. 반대로 허약하면 공상망상을 하고, 게으르고 실천력이 떨어지게 돼요. 그러니까 생각으로만 뭘 하려고 들어요. 내가 왕자가 아닌데 왕자로 알고, 공주가 아닌데 공주로 착각하기도 해요. 그건 공상망상 하는 거죠. 그런 사람한테는 단 것을 주면 해결이 됩니다.

조선왕조가 500년 넘게 지속됐잖아요. 말이 5백년이지 오백 년 사직을 이어가기 위해서는 고도의 통치철학과 도덕이 확립되어 있어야 가능합니다. 그게 확립되어 있지 않으면 500년 동안 왕조가 지탱될 수가 없어요. 조선왕조는 고려의 선비도(고구려의 조의선도, 신라의 화랑도와 풍류도를 계승한 것이 선비도다)에 유가사상을 접목시켜서 질서와 조화를 이룬 왕조로 볼 수 있습니다. 중국은 역사상 500년 동안 지속된 왕조가 없어요. 300년 지속한 왕조도 거의 없습니다. 왕이 제대로 못하면 백성이 가만히 놔두지를 않았어요. 조선왕조를 세운 태조 이성계가 한양에 도읍할 때, 만백성을 교육하고 다스리는 차원에서 정도전 선생이 철학적으로 도시를 설계하게 됩니다. 이것은 하통지리와 관련된 건데, 그래서 가운데에 '믿을 신(信)', 보신각(普信覺)을 짓고, 좌청룡, 우백호, 남주작, 북현무를 따라서 홍인지문(興仁之門), 돈의문(敦義門), 홍지문

(弘智門), 숭례문(崇禮門)을 만들었어요. 그게 다 공자의 오덕을 가르치기 위해서 그렇게 한 겁니다.

그러면 폐대장에서 나오는 기운은 어떤 기운이냐? 이것은 긴장시키는 기운이죠. 옛날 기록에 보면 '긴(緊)'이라고 하는 한 글자로만 표기되어 있어요. 그것을 인간의 본성으로 나타내면 '의(義)'라고 해요. 인간의 본성에는 '인(仁)'만 있는 것이 아니라 '의(義)'도 있습니다. 그리고 인의 즉 목과 금 관계만 있는 것이 아니라 화와 수 관계인 '예(禮)'와 '지(智)'도 있어요. 그래서 유가에서는 믿음(信)을 중심으로 인의예지(仁義禮智)가 고루 조화를 이룬 사람을 올바른 사람이라고 봤던 겁니다. 또 수기, 신장 방광에서 나오는 기운은 '연(軟)'하다 딱 한 글자만 써놨어요. 그것도 돌에. 지금처럼 타이프 쳐서 기록한 게 아니었어요. 저 때만 해도 글자를 새긴다는 게 보통 일이 아니었을 겁니다. 제대로 된 돌을 찾아서 새기는데 장구한 세월이 걸리고 했을 겁니다.

부드럽게(緩) 하는 목기, 확산하고 흩어지고 퍼져나가게(散) 하는 화기, 똘똘 뭉쳐서 눈사람처럼 커지고 단단하게(固) 하는 토기, 더 압축시켜서 표면을 매끄럽게 긴장시키는(緊) 금기, 그것을 다시 연하고 맑게(軟)하는 수기가 수수억겁 돌고 돌아서 저절로 조화(相生, 相剋, 相和)를 이뤄낸 최종 결과물이 생명이고 그 대표가 사람이죠. 사람의 몸 안에서 수기를 관장하는 신장 방광에서는 지혜가 나옵니다. 콩팥이 튼튼한 수형(水形)들은 지혜가 있고, 참고 견디는 힘이 강해요. 수형 여자들은 신랑이 뭐라 해도 참고 견딥니다. 화형은 소리 지르고 싸우는데 반해 수형은 그냥 흡수해요. 물이라는 속성은 무엇이든 다 받아들이잖아요. 그리고 물은 평형만 유지할 수 있다면 가만히 있거든요. 그렇게 가만히 있으면 무거운 놈은 가라앉고 맑고 가벼운 놈은 위로 뜨겠죠. 그래서 물의 속성은 맑게 하는 겁니다. 그런 식으로 수기는 탁하고 묵은 기운을 걸러내는 역할을 합니다. 실제로 수기에 속하는 신장은 우리 몸에서 피를 맑고 깨끗하게 하는 일을 하고 있습니다.

그리고 심장은 펌프질하면서 피를 전신에 확산시켜요. 그것처럼 어떤 일이 있을 경우, 그것을 국가만방에 널리 확산시키게 하는 것이 예법입니다. 사람이 죽으면 땅에 대충 묻은 게 아니라 장례와 제례 그리고 차례를 다 행하잖아요. 또 결혼을 하게 되면 그냥 하는 게 아니라 아기도 많이 낳아서 다복하게 살기를 축원하는 혼례를 치름으로써 만방의 사람에게 알리죠. 그런데 지금은 혼례를 하지 않고 웨딩마치를 하지요. '딴딴딴따' 하고 씩씩하게 행진을 하니까 백년해로는 고사하고 절반 이상이 같이 살다가 깨지고 각자 갈 길을 가는 겁니다. 심소장에서 나오는 화기는 예절(禮節), 질서, 사랑, 용기 이런 것들입니다. 그리고 비위장에서 나오는 토기는 믿음, 화합, 단결, 화목, 우애, 실천, 정직이고. 폐대장에서 나오는 금기는 의리, 효성, 충성, 준법입니다. 또 신방광에서 나오는 수기는 지혜, 인내, 끈기, 발전, 지구력 등과 같은 것들이지요. 이렇게 해서 오늘 공부하는 간담에서 나오는 기운은 어질다(仁) 하는 걸 이야기하느라고 인의예지신까지 다 같이 말씀드렸습니다.

생각과 행동은 먹거리의 영향을 받는다, 간담이 병이 났을 경우 나타나는 여러 정신적 증상들

목기인 간담이 병이 나서 현맥이 나타날 때의 정신적 증상에는 어떤 게 있느냐? 먼저 결벽증이 생깁니다. 결벽증은 물질적 결벽증과 정신적 결벽증 이렇게 음양으로 두 가지가 있습니다. 다른 사람이 자기 집에 오는 걸 싫어하는 사람이 있어요. 대인관계 결벽증 같은 것. 이게 있으면 다른 사람과 잘 어울리지를 못합니다. 또 물질적 결벽증은 아주 깔끔 떠는 사람 있죠? 벤치에 앉기 전에 먼지 털고, 닦고 하면서 요란을 떠는 사람 있어요. 그게 다 병나서 그런 거예요. 그럴 때는 뭘 먹으면 된다고 했죠? 신 걸 먹으면 된다고 했습니다. 그래서 현맥 나오는 사람 집에 갈 때는 오렌지주스나 귤을 사들고 가는 편이 유리해요. 똑같은 5천원을 쓰더라도 생강차를 사 들고 가는 사람에 비하면 오렌지주스를 사들고 가는 게 인심을 더 얻을 수 있어요. 생강차 사들고 가면 오히려 미운털만 박히게 되죠. 인심 쓰고도 욕먹게 됩니다.

이렇게 사람은 어떤 기운을 먹었느냐에 따라서 정신이나 감정이 달라지게 됩니다. 우리가 술을 먹으면 생각이나 행동이 술 먹은 사람처럼 되고, 마약을 먹으면 마약 먹은 사람처럼 되잖아요. 먹은 대로 행동하고 기운이 나오는 겁니다. 이상한 짓 하는 사람보고 우리가 뭐라고 그래요? '너, 약 먹었냐?' 그러잖아요. (웃음 하하하) 그게 먹은 대로 기운이 표출되기 때문에 그런 겁니다. 모든 존재는 외부로부터 에너지를 공급받아야만 생명을 영위하고 유지할 수 있어요. 그런데 단전호흡 수련을 오래한 어떤 사람은 자기는 음식을 안 먹고 공기만 마셔도 살 수 있다는데, 그건 보편적이지도 않고 현실적인 방법도 못 됩니다.

또 현맥이 나오는 사람은 고함을 잘 지르고 잘 부르짖습니다. 산에 가면 '야~~호!' 하고 소리 지르는 사람은 거의 현맥이 나옵니다. 홍모맥이 나오는 사람들은 어떻게 하느냐? 그 사람들은 무릎이 약하니까 털썩 주저앉아 버려요. 뱃심이 없어서 말하기도 힘든 상황이죠. 현맥 나오는 사람은 긴장된 것을 풀어야 합니다. 매사에 긴장된 채 사니까 풀기 위해서 소리를 지르고 하는 거죠. 저는 그 전에 체질과 맥을 공부하러 일부러 관악산도 가보고, 북한산도 가보고 했거든요. 올라가서 한참 있다 보면 사람들마다 하는 짓이 다 달라요. 정상에 올라서 고함을 지르면 현맥, 땀이 비 오듯 하면 구맥, 털썩 주저앉으면 홍맥, 호흡이 거칠고 숨이 막혀서 창백하면 모맥. 그렇게 등산 가서도 맥 공부를 했어요.

간담이 허약하면 노하기도 잘 해요. 평상시는 부드럽고 순한데, 화가 나면 물건 집어던지는 사람들 있죠? 말하다가 재떨이가 날아가고, 컵이 날아가고 하는 것 있잖아요. 그건 그 사람이 싸가지가 없어서 그런 게 아니라, 현맥이 나와서 그런 겁니다. 화가 나면 어떤 사람은 막 부수고 싶고, 어떤 사람은 설거지 할 거리를 잔뜩 쌓아놓는 사람이 있어요. 나오는 맥마다 그 표출되는 기운이 달라서 그래요. 부부 싸움할 때도 '죽여 죽여' 하면서 고래고래 소리 지르면서 싸우는 사람이 있어요. 그건 다 현맥입니다. 만약에 내 가족이 그러면서 싸운다면 잠깐 멈춰 놓고, 오렌지주스 먹고 싸우라고 해 보세요. 식초 조금 탄 오렌지주스를 주면 소리를 안 지릅니다. 부드러운 기운이 들어가면 그렇게 됩니다.

그 다음, 현맥이 나오면 폭력적이 된다. 집단폭행, 왕따, 일진회 뭐다 하는 것 있죠? 그게 다 현맥이 나와서 그러는 거예요. 누구를 패야 스트레스가 풀리고, 누구를 괴롭혀야 스트레스가 풀리는 사람들 있죠. 누구를 골탕을 먹이면 쾌감을 얻는 사람들 있잖아요. 그게 다 간이 병들어서 그런 겁니다. 간이 더 크게 병나면 폭력의 강도가 세집니다. 그러면 살인도 하게 되고 그래요. 이유도 없이 지나가는 처녀 수십 명을 죽이는 연쇄살인범 있죠? 그게 왜 그러겠어요? 위장이 병나면 절대 안 그럽니다. 위장이 병나면 무르팍에 힘이 없어서 나가 돌아다니기가 싫어져요. 사람이 비위장이 병나면 방문을 닫아걸고는 나오지도 않고 며칠씩 방안에만 있어요. 그런 사람이 어떻게 다른 사람을 죽입니까? 그런데 연쇄살인범들은 안 그렇잖아요. 간이 병나서 이를 막 뿌득뿌득 갈면서 돌아다녀요. 살다보면 가끔 가다 술 먹고 소리 지르는 사람들 있잖아요. 그게 다 간이 병나서 현맥이 나오니까 그런 행동을 하는 겁니다.

각각의 장부가 허약할 때 나타나는 여러 증상들, 추위를 많이 타는 사람과 햇빛을 싫어하는 사람

간담이 허약해서 현맥이 나오면 욕하고, 한숨 잘 쉰다. 학교 갔다 오면 한숨 쉬는 애들이 있어요. 그건 괴로워서 그러는 게 아니라 간이 피곤해서 그러는 겁니다. 어린 준혁이도 한숨 쉴 수 있어요. 그 때는 신맛을 먹이면 한숨을 쉬지 않게 됩니다. 그리고 애기가 자라면서 심소장이 힘들면 딸꾹질을 해요. 그 때는 쓴맛을 주면 됩니다. 그래서 커피를 주면 그 자리에서 딱 멈춥니다. 비위장이 안 좋으면 트림을 하는데 그 때는 단맛을 주고, 폐대장이 허약하면 재채기를 해요. 그 때는 매운맛을 주면 됩니다. 애들이 신방광이 허약하면 하품을 잘하고 잘 졸고 그래요. 그건 짠맛이 부족한 것이고, 심포 삼초가 약하면 진저리를 쳐요. 뭐 먹고 나서 진저리 치는 것 있죠? 그건 상화가 안 좋아서 그래요. 그 때는 떫은걸 먹이면 됩니다. 아이나 어른이나 마찬가지입니다.

현맥 증상은 봄과 새벽에 더 심해집니다. 쉽게 결단하고, 이랬다저랬다 잘해서 쓸개 빠진 놈 소리를 듣는 사람들 있죠? 과감한 결단력은 담에서 나오잖아요. 그런데 담에 병이 나니까 누가 무슨 말하는 걸 듣고는 잘 흔들려서 쉽게 이랬다저랬다 하게 됩니다. 무슨 일이든 공력을 좀 쌓고, 사람들에게 알려지게 하려면 최소한 3년은 해봐야 돼요. 3년은 한 가지를 꾸준히 해야 뭘 좀 알게 됩니다. 하나를 10년 동안 하면 물리(物理)가 트이겠죠.

바람을 싫어한다. 간이 약한 사람은 바람을 싫어하는데 상대적으로 심장이 허약한 사람은 열을 싫어해요. 열 식히려고 부채 막 부치는 사람들 있죠. 그건 심장이 허약해서 그런 겁니다. 또 비위장이 허약하면 습기를 싫어하고, 폐대장이 허약한 사람은 건조한 것을 싫어합니다. 폐대장이 허약하면 콧구멍이 잘 마르잖아요. 그런 사람은 가습기를 틀어줘야 돼요. 그런데 병원에 가면 방마다 다 가습기 틀어 놓잖아요. 폐대장이 안 좋은 사람에게만 틀어야 하는데, 간이 안 좋은 사람한테도 틀고, 위장이 안 좋은 사람한테도 틀어요. 그러면 습사가 그 사람에게 침범해서 더 안 좋아지게 됩니다. 가습기는 폐대장이 허약한 사람만 빼고는 다 안 좋아요. 그런데 간호사도 뭐라고 않고, 의사도 그냥 놔두잖아요. 뭘 모르니까 그렇게 하는 겁니다.

신장 방광이 허약해서 석맥이 나오는 사람은 냉기, 추위에 약합니다. 그런 사람은 겨울이 되면 가장 먼저 내복을 꺼내 입어야 돼요. 석맥이 나오는데다가 인영이 크면 추위를 더 탑니다. 또 심포 삼초 생명력이 약하면 빛에 대한 저항력이 떨어지게 됩니다. 실내에 있다가 밖에 나가면 햇빛이 눈부셔서 눈을 못 뜨는 사람들이 많아요. 상화가 건강한 사람이 햇빛을 보면 '야! 화창하다'고 하는데, 안 좋으면 눈을 못 떠요. 애기들은 거의 다 그렇습니다. 그건 자연에 적응하는 힘이 어른만큼 강하지가 않으니까 그래요. 애기들은 생후 100일이 지나기 전에는 바깥에 안 나가도록 하는 게 좋아요. 그런데 지금은 엄마들이 100일이 채 지나기도 전에 바깥으로 막 데리고 돌아다니니 애기들이 정신 없어지게 되는 겁니다.

욕쟁이 할매, 간담이 허약하면 심술쟁이가 된다, 사이코패스

현맥이 나오는 사람은 욕을 잘합니다. 욕쟁이 할머니, 아줌마 있죠? 일상 대화가 욕인 사람들. 자기도 모르게 욕이 그렇게 막 나옵니다. 현맥이 나오는 사람들은 욕을 해야 스트레스가 풀리거든요. 하느님도 욕하고, 대통령도 욕하고 그리고 진짜 병이 크게 들면 무지막지하게 욕을 해대죠. 자식이 크게 병나면 부모에게도 욕합니다. 그게 다 간이 병나서 그런 겁니다. 그러면 우리는 어떻게 한다고요? 그 때는 신맛을 먹으면 간담이 건강해져서 욕을 안 합니다. 간이 건강해지면 사람이 인자하고, 부드럽고, 순해지고, 봄과 같아져서 욕을 안 해요. 욕은 언제 하느냐? 금기가 너무 강할 때 하게 되어 있어요. '저 놈 손모가지를 비틀어 버려야 돼. 뼈를 갈아 마셔야 돼' 하면서 폭력적인 말을 막 하게 되거든요. 금기가 단호하게 쳐내는 기운이잖아요. 저도 금기가 많고 목기가 약해서 욕을 잘하거든요. 강의를 할 때 커피를 마시는 것도, 커피가 쓴맛이니까 화극금을 해서 금기를 누르기 때문이죠.

그리고 폭언하고, 심술부린다. 그런 걸 보면 놀부는 확실하게 현맥이었던 것 같아요. 남의 밭 호박에 말뚝 박고, 옆집 장독대에 돌멩이 던져서 항아리 깨고. 그게 다 심술부리는 것이거든요. 어려서부터 현맥이 나와서 동생들 괴롭히는 게 재미있고 고소하거든요. 그럴 때는 신맛, 고소한맛을 먹어라 그랬죠. 그게 목기거든요. 초등학교 때 보면 여자아이들 노는데 와서 고무줄 자르고 도망가고, 다리 걸어서 넘어뜨리고 하는데 그렇게 하면 고소하거든요. 그러면 그게 고소한 걸 먹으라는 겁니다. 목기가 약한 나머지 고소한 게 필요해서 그 짓을 하는 겁니다.

죽이고 싶다. 현맥 6~7성이 나오면 병이 '사해(四海)'로 가는데 이건 아주 중병이죠. 그 정도로 가면 간이 팍 오그라들게 돼요. 그러면 자식이 부모도 죽이고 하는 겁니다. 그런데 모맥 6~7성이면 어떻게 되느냐? 반대로 자신이 자신을 죽입니다. 스스로 자신의 삶을 포기하는 것은 모맥이고, 거꾸로 남을 공격해서 죽이는 것은 현맥입니다. 지존파, 막가파 이런 놈들 있잖아요. 그들은 까닭 없이 누구를 죽이고 싶어 하고, 분노를 표출할 대상을 찾아 다녀요. 자신보다 잘난 놈을 타겟으로 삼거나 자기보다 돈 많은 놈을 표적으로 삼고, 또 자기보다 공부 잘하는 놈을 표적으로 삼거나 옷 예쁘게 입고 다니는 사람을 표적으로 삼아서 테러를 가하죠. 현맥 6~7성이라서 그렇게 행동하는 겁니다. 그런 사람들은 뉘우치지도 않아요. 오히려 더 못 죽여서 한이라고 합니다. 연쇄살인범들 보고 사이코패스라고 하는데, 그 사람들도 간이 건강해지면 다 순해집니다. 오늘은 첫날이라 이런 이야기들이 이해가 안 되겠지만 조금 더 듣다보면 다 알게 되어 있어요.

몸에서 나는 냄새와 장부의 허실간의 상관관계

간담이 허약하면 몸에서 신내, 노린내가 납니다. 어떤 사람의 몸에서 신내나 노린내가 나면 간이 안 좋은 것이고, 쓴내, 단내가 나면 심장이 안 좋은 겁니다. 또 비위장이 안 좋으면 고린내가 납니다. 암내나 겨드랑이에서 나는 냄새는 땀샘에서 장부의 허실을 알려주기 위해서 화학물질을 분비하는 겁니다. 그때 주위에 원인을 아는 사람이 있으면 적절히 처방받아서 섭생을 잘하면 다 해결되는 건데, 이런 이치를 아는 사람이 옛날에 다 죽어 버렸어요. 그런데 그 이치를 5천 년 만에 우리 현성 선생님이 재정리해 놓으셨습니다.

암내가 심하면 사회생활하기가 곤란하잖아요. 그러면 의사가 그걸 고쳐준답시고 어떻게 해요? 인두로 겨드랑이 땀샘을 막 지지잖아요. 땀구멍을 막자는 것 아닙니까. 막히게 되면 그 탁한 기운이 어디로 흘러갑니까? 몸 안을 돌다가 눈으로 가면 눈이 멀고, 귀로 가면 귀가 먹고 그러는 거죠. 그 탁한 기운이 간으로 가면 간에 뭐가 생기고, 췌장으로 가면 췌장에 뭐가 생기고 그러는 겁니다. 몸에 쩜쩜쩜 뭐가 생기는 것 있잖아요. 간에도 쩜쩜, 비장에도 쩜쩜. 콩팥에도 뭐가 생기고 그러는데 그게 땀샘을 막아 버려서 생기는 것도 있습니다. 지금 겨드랑이에서 냄새가 나든 땀이 나오든 그냥 놔둬서 그 탁기가 몸 밖으로 빠져나오게 해야 하는데, 미봉책으로 그 나오는 길을 막아 버리는 게 지금의 의학 수준입니다.

또 자궁에 조금만 이상이 있어도 자궁 들어내라고 하죠. 옛날에 한 때는 제왕절개 수술할 때 맹장은 서비스 차원에서 잘라내고 했었어요. 왜 잘라냈느냐? 앞으로 맹장염 있을지 모르니 예방차원에서 미리 잘라낸 겁니다. 그런 논리라면 무좀 걸릴지 모르니 미리 발가락 잘라내면 되겠네요. 두통 있을지 모르니 모가지 자르면 다 해결 되겠네요. 충치 예방하는 차원에서 이빨을 다 뽑아버리면 되겠네요. 그런데 그렇게 무지막지하게 하면 안 된다는 겁니다.

폐대장이 허약하면 비린내가 납니다. 폐가 약한 여자 아이들이 생리할 때는 매운 걸 먹이세요. 떡볶이, 겉절이, 깍두기 이런 게 다 매운맛이죠. 밥을 고추장에 비벼먹고 하면 비린내가 없어져요. 또 폐대장이 약하면 매운내가 나기도 합니다. 예를 들어 어떤 할머니 집에 갔더니 할머니 방에서 매운내가 나요. 그러면 '방에서 파 다듬었어요? 방에서 마늘 깠어요? 고추 다듬었어요?' 하고 묻잖아요. 그게 아니라 폐대장의 기운이 약할 때 그런 냄새를 뿜어내는 겁니다. 그리고 몸에서 짠내가 나거나 찝찌름한 냄새, 오징어 냄새, 무슨 썩은내, 꼬랑내가 나는 건 다 신장 방광이 안 좋아서 그런 거예요. 상화가 안 좋으면 수시로 이 다섯 가지 냄새가 교차를 합니다.

또 간담이 허약하면 비꼽니다. 누가 무슨 말하면 비아냥거린다거나 딴지를 걸거나 그래요. 그것도 상대를 약 올리기 위해서 하는 소리죠. 그러면 모르는 사람은 '그 사람 인간성 참 더럽네' 그러는데, 우리는 '아, 저 사람이 간이 병나서 저런 소리를 하는구나' 이렇게 알아차려서 거기에 맞게 신맛이나 고소한맛을 먹을 수 있도록 해주면 됩니다. 그리고 현맥이 크면 남을 무시하고, 직선적으로 말합니다. 아버지가 현맥이 나올 경우 자식이 무슨 건의를 하면 덮어놓고 무시를 해요. 그러면 애들한테 공포분위기가 조성이 돼서 그 다음부턴 아예 입을 달아 버리게 됩니다.

그래서 건강할 때와 그렇지 않을 때의 정신세계가 다르다는 겁니다. 이러한 것도 그 사람의 내면에서 만들어지는 것이니까, 해당하는 장부의 허실을 잘 조절하면 되겠습니다.

간담이 허약할 경우에 나타나는 여러 통증들, 일체의 통증은 식에서 온다

지금부터는 현맥이 나올 때의 육체적 증상을 살펴보겠습니다. 현맥이 나와서 간담이 허약할 때의 육체적 증상으로는 먼저 경맥주행상의 통증이 있습니다. 간경맥과 담경맥에 신경통이 온다는 애깁니다. 또 고관절이 시큰거린다거나, 뚝뚝 거린다든지, 옆구리가 결린다든지 하면 담경맥에 문제가 생긴 겁니다. 담경맥이 인체의 측면으로 지나가기 때문에 그래요. 또 편두통이 올 경우도 마찬가지입니다. 머리에서도 편두 부분으로 지나가는 것은 담경맥 밖에 없어요. 편두통이 금방 왔다 그러면 신맛을 강력하게 먹으면 그 자리에서 해결이 됩니다. 편두통이 심한 사람 중에는 진통제 먹는 것보다 아주 신맛 나는 자두를 먹으면 편두통이 더 빨리 없어진다는 사람도 있어요.

현맥 인영 4~5성이면 기경팔맥 중 '대맥'에 통증이 생길 수 있습니다. 대맥에 통증이 오면 허리와 옆구리가 끊어지는 것 같이 아픕니다.

다음은 모(募), 유(兪), 합(合)혈 통(痛). 12모혈과 12유혈이라는 게 있어요. '12모혈'은 가슴과 배에 있고, '12유혈'은 척추뼈 양 옆의 방광경 상에 있습니다. 육장육부 각 장기마다 모혈과 유혈이 하나씩 있어요. 합은 뭐냐? '육합혈'입니다. 여섯 개의 합혈이 있어서 맥을 모르면 그걸 눌러서 진단하는 방법이 있어요. 카이로프랙틱(척추교정)에는 '척추의 몇 번째 마디를 눌러서 아프면 무슨 장부가 병났다'라는 식의 진단법이 있습니다. 그것을 '압진'이라고 하는데, 그것 말고 두드려서 반사되는 것을 보는 '타진'이라는 것도 있어요.

또 간 부위에 통증이 있습니다. 오른쪽 옆구리 부위가 뻐근하게 아파요. 어떤 사람은 옆구리가 너무 아파서 구부린 몸을 펼 수가 없다 그래요. 새벽에 갑자기 옆구리 쪽에 통증이 온다든지 하면 응급실에 실려 갈 게 아니라 통증이 있는 부위를 뜨겁게 찜질을 해주고, 집에 신맛 나는 식초나 매실 엑기스, 효소액이 있으면 그걸 따뜻하게 데워서 먹으세요. 그래야 바로 흡수가 되고 통증이 다스려 집니다. 냉장고에서 찬 걸 꺼내서 먹으면 흡수보다는 위장에서 데우는 일부터 해야 됩니다.

심장에서 뿜어져 나가는 피의 온도가 체내의 생명온도입니다. 36.5도가 체내의 온도가 아니란 거죠. 그건 체표의 온도, 내 몸에서도 가장 외부에 있는 껍데기 온도, 낮은 온도죠. 그게 37도입니다. 그러니까 내장의 온도는 37도가 아니라는 겁니다. 뱃속의 온도가 37도면 피가 응고되어서 제대로 흐르지를 못해요. 위장 속 온도가 37도면 깍두기 같은 건 소화를 못 시켜요. 찬 것 먹으면 체하고, 얹히는 게 다 그 때문입니다. 데우는 동안 열을 빼앗기니 탈이 나는 겁니다. 통증환자가 발생하면 일단 통증 부위를 따뜻하게 만드는 일부터 해야 돼요.

옛날 의원들은 입원한 환자에게 따뜻한 물만 주고 찬물은 못 먹게 했어요. 그리고 입원실을 따뜻하게 하니까 며칠만 누워 있어도 병이 나았어요. 그런데 지금 병원에 가면 전부 침대잖아요. 환자가 침대 위에 올라가서 지내는 동안 몸이 식게 됩니다. 그러니까 잘 안 낫죠. 사람이 온열동물이니까 그렇습니다. 모든 통증은 차서 생깁니다. 경우에 따라서는 미세한 한열관계에 의해서도 통증이 유발되기도 해요. 그러면 찬 부위를 따뜻하게 하면 된다는 겁니다. 무릎, 허리에 통증이 있다면 그 곳에 문제가 있어서 피의 순환이 잘 안 된다는 거잖아요. 피가 잘 돌면 몸이 따뜻하게 되는데, 잘 안 도니까 식는 겁니다. 그때는 그곳을 따뜻하게 하면 수축된 모세혈관이 다시 펴지게 돼요. 그러면 산소와 영양 공급이 잘 되기 때문에 통증이 사그라들게 됩니다. 실제 목욕탕에 가서 열탕에 몸을 담그고 한참 있으면 통증이 있는 곳이 풀리는 걸 느끼잖아요.

뜨거우면 어떤 일이 벌어지느냐? 뜨거우면 통증이 생기는 것이 아니라 늘어지게 돼요. 뜨거우면 혈관이 늘어져서 확장되는데 그러면 피의 유속이 어떻게 되겠어요? 느려지죠. 느려지니까 힘을 못 쓰는 겁니다. 반대로 수축되면 피 공급이 적어지니까 통증이 생기게 되죠. 물질의 속성은 뜨거우면 늘어나고, 차가우면 수축됩니다. 사람 몸도 예외는 아니어서 안압이 생기면서 눈이 아플 때는 곡식주머니를 따뜻하게 데워서 눈 위에 올려놓으면, 그곳이 따뜻해지면서 피가 순환이 되니까 안압도 내려가고 통증도 없어지게 됩니다.

다음은 비주(鼻柱)에 청색. 비주는 콧대를 뜻합니다. 사람을 봤는데 비주에 청색이 나타나면 간이 안 좋다는 의미입니다. 그럴 때는 신맛을 주면 되고, 코끝이 빨개져서 딸기코처럼 되면 비위가 안 좋다는 거죠.

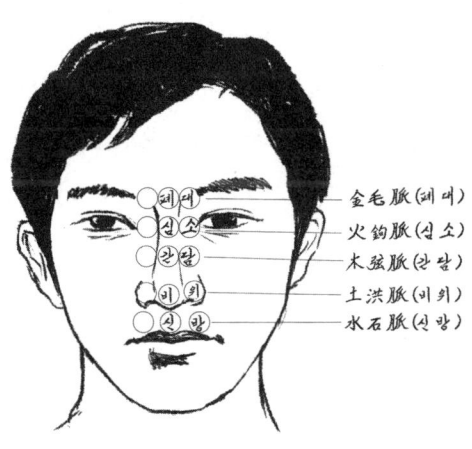

※ 相火鉤曰脈 (심포·삼초) - 냄새 맡는 능력
그림 코 주위 진단법

이때는 단맛을 먹습니다. 그리고 미간 즉 눈썹 사이에 각질이 생긴다든지 하면 폐와 대장이 안 좋다는 것이니까, 이때는 매운맛을 먹습니다. 그리고 눈과 눈 사이 쏙 들어간 데 있죠? 거기를 목간(目間)이라고 해요. 거기가 빨갛다든지, 파랗다든지 하는 사람은 심장이 안 좋은 겁니다. 이때는 쓴맛을 먹습니다. 그리고 피곤하면 코밑이 잘 허는 사람이 있어요. 그런 사람은 평소에 허리가 아프다고 할 수 있어요. 거기는 신방광이 지배하는 부위기 때문에, 이때는 짠맛을 먹습니다.

상생과 상극, 그리고 보(補)와 사(瀉)를 하는 이치와 방법

질문 : 어느 때 보를 하고 사를 하는지 궁금합니다.

대답 : 예를 들어 목기(木氣)가 실한 경우, 실하다는 얘기는 힘이 넘친다는 얘기죠. 실(實)할 때는 사법(瀉法)을 쓰고 반대로 허(虛)하면 보(補)를 해야 되겠죠. 그래서 먼저 목기가 실한지, 허한지를 알아야 됩니다. 상생(相生)과 상극(相克)이 있죠. 상생은 저절로 일어납니다. 가을에서 겨울은 저절로 가잖아요. 엄마가 자식을 사랑하는 것, 낮에서 밤으로 가는 것은 저절로 일어납니다. 목은 화를 생하고 화는 그 기운이 조금만 있어도 토를 생하고, 토는 금을 생하고 금은 조금만 있어도 수를 생하게 되죠. '어떻게 쇠가 물을 생하냐?' 하는데 이건 나중에 설명할게요. 수는 한 방울의 물기만 있어도 목을 생해요. 목기인 나무나 풀은 한 방울의 물기도 취합니다.

그러면 상극은 어떻게 일어나느냐? 그 힘이 넘치거나, 부족할 때 일어나는 것이 상극작용입니다. 그 힘이 넘치거나 부족하다는 건 균형이 깨졌다는 의미인데, 힘이 넘칠 때는 극을 하게 됩니다. 미국이 힘이 넘치니까 이라크를 극하는 거죠. 그리고 힘이 부족할 때는 극을 당합니다. 이라크가 힘이 없으니 극을 당하는 거잖아요. 사(瀉)하고 보(補)는 침으로도 할 수 있고, 음식으로도, 호흡으로도, 운동으로도, 지압으로도 가능합니다. 그런데 약으로는 거의 보를 하지, 사는 잘 안 해요. 약으로 사를 너무 강력하게 하면 죽기도 합니다. 그러면 목기가 실하면 극을 하는데 어떤 놈을 극해요? 토를 극하죠. 목극토 하게 되면 무슨 맥이 나와요? 홍맥이 나오겠죠. 이때는 목기를 매운맛으로 사하고(금극목), 단맛으로 토기를 보해야 됩니다. 그런데 반대로 목기가 허약하면 금극목해서 극을 당하게 돼요. 목이 수한테 극을 당할 수는 없어요. 수극목이 아니라 수생목을 하죠. 이건 이치가 너무나 자명하기 때문에 공부하기가 쉽습니다. 금극목 당하면 현맥이 나오는데 이때는 신맛으로 목기를 보(補)하는 현맥 처방을 하면 됩니다. 현맥의 자세한 처방은 다음 시간에 말씀드릴게요. 다른 질문 있으면 하세요.

치매, 서양의학이 잘하는 분야, 제왕절개의 폐해

질문 : 치매는 왜 생깁니까?

대답 : 치매는 대개 촌구맥이 큰 나머지 뇌세포로 피가 제대로 못가서 생기는데, 그 종류는 목화토금수 상화(육기) 여섯 가지가 있고, 육기를 음양으로 확대하면 열두 가지로 늘어납니다. 만병의 근원은 어디 있다고 했어요? 육장육부의 음양 허실 한열의 균형이 깨진데 있다고 했죠. 그러니까 뇌세포에 힘이 있을 때는 괜찮은데, 치매는 힘이 허약해져서 오는 거예요. 사람이 집을 나가면 다시 돌아와야 하는데, 집을 기억하는 힘이 떨어져서 돌아오지 못하고 계속 앞으로만 가는 사람이 있어요. 그런 사람 맥을 보면 무슨 맥이 나오느냐? 또 어떤 사람은 욕을 하고 벽에 똥칠을 해요. 그러면 그 사람은 왜 그런 짓을 하는가? 행동은 그 사람의 내면에 있는 기운의 표출인데, 몸속에 들어 있는 기운들 간에 균형이 맞으면 건강한 행동을 할 것이고, 맞지 않다면 병든 행동을 하겠죠.

생명 속에는 그 사람의 생각, 마음, 감정, 느낌 등이 다 들어 있어요. 우리가 마음을 쓰고, 듣고, 보고, 맛보고, 냄새 맡고 하는 모든 것도 우리 내면에 있는 생명력을 쓰는 거죠. 나중에 치매는 따로 자세하게 하겠습니다. 한 분만 더 질문하세요.

질문 : 화상을 입을 경우 피부가 썩기도 하는데, 그런 때는 어떻게 해야 합니까?

대답 : 사람이 살다보면 교통사고가 나서 다치거나 화상을 입는 경우 등이 있는데 그건 병이 아니죠. 그런 건 서양의학이 잘 다룹니다. 외과적 치료는 동양의학으로는 잘 안 돼요. 너무 느리기도 하고. 하지만 서양의학은 그런 쪽으로 발달되어 있어서 굉장히 빨라요. 서양의학은 원래 다친 걸 치료하는 학문이지 허실을 조절하고, 한열을 조절하는 게 아니라는 거죠. 그래서 서양의학은 병이 뭔지 모른다고 하는 겁니다. 병이 뭔지 모르는 상태에서 의학을 하고 있어요. 그러나 다쳤다면 병원에 가야 돼요. 교통사고 났다 그러면 빨리 병원 가야 됩니다. 그건 침으로는 안 됩니다. 이렇게 병(病)과 다친(傷) 걸 구분할 줄 알아야 돼요.

질문 : 그러면 큰 상처 같은 것은 어떤가요? 상처를 크게 입으면 경혈이 끊어질 수도 있는데, 완치가 되나요?

대답 : 장부를 다친 것은 아니지만 화상을 입었다든지, 큰 부상을 입었다든지 할 때, 상처부위를 지나가는 경맥이 손상당할 수 있어요. 조금 다친 건 생명의 복원력에 의해서 다시 붙어요. 100%는 아니지만 95% 이상은 붙습니다. 그런데 상처가 아주 크게 났다면 평생 그것 때문에 시달린다고 봐야 되겠죠.

애기 낳을 때 하는 제왕절개는 배통을 가르는 거예요. 그건 임맥, 위장경, 신장경 뿐 아니라 그 안에 있는 탯집까지 갈라서 꺼내는 것이거든요. 지금 대한민국 젊은 새댁들이 애기 낳는다고 다 배를 가르는 바람에 임맥이 끊어져서 실천력이 떨어지게 되었어요. 그렇게 끊어지게 되면 위에 있는 에너지의 80%만 아래로 가게 되어서 하체가 냉해지게 됩니다. 그러면 몸 안에 있는 생명력은 식지 않게 하려고 보온덮개로 자꾸 덮으려고 그럽니다. 덮는 게 뭡니까? 지방질이죠. 그래서 아랫배가 나오는 겁니다. 그러면 비만을 극복하는 방법이 뭐냐? 바로 운동입니다. 그리고 사혈(瀉穴) 요법이 있어요. 피를 빼는 사혈(瀉血)이 아니라 혈자리를 자극하는 겁니다. 자극을 받으면 피를 다른 데서 끌어와서 복원이 되게 만들어요. 그런 운동이나 사혈을 계속하는 건 누구 몫이냐? 자기 몫이죠. 만 원짜리 사혈침을 하나만 사면 반영구적으로 쓸 수 있어요.

세균이나 바이러스에 감염되지 않게 하려면

질문 : 발목 관절이 망가져서 인공 관절을 끼워 넣었는데 그런 경우에는 어떻게 됩니까?

대답 : 발목이 망가진 경우 쇠붙이를 이식하고 하는데, 그 인공 관절은 세포가 아니기 때문에 피가 통하지 않겠지요. 그렇다면 그런 이물질은 무조건 생명력 전달이 안 된다고 봐야 돼요. 그래서 완치되는 것은 어렵지만, 노력하면 일정부분 효과는 볼 수 있겠지요.

질문 : 다치거나 병나서 생기는 것이 아니고, 바이러스나 세균 같은 것에 감염이 되어서 생기는 병은 한약으로 치료 되는지요?

대답 : 그 때는 소금을 먹어야 되겠죠. 사실 이 시대에 한약으로 고칠 수 있는 병이 얼마나 되는지 의문입니다.

질문 : 바이러스나 세균으로 감염되는 병은 어떻게 합니까?

대답 : 그건 병(病)이 아니고 질(疾)이죠. 그건 세균질환인데 바이러스나 세균이 내 몸 안에 들어온 상태라는 거죠. 세균이나 바이러스가

내 몸 안에 들어와서 활동한다는 건 내 몸의 면역력이 약해졌다는 걸 의미합니다. 사스 바이러스, 감기 바이러스 같은 건 질환이지 병이 아니죠. 사람 몸에서 생겨나는 만사를 명확히 구분할 수 있어야 합니다.

그렇다면 바이러스나 균이 가장 싫어하는 것이 무엇인가? 균은 따뜻한 체온과 소금을 제일 싫어합니다. 신장 방광이 건강해서 피를 깨끗하게 잘 걸러서 맑은 피가 흐르면 면역력과 저항력이 저절로 생깁니다. 바다에는 세균에 의해서 부패되는 것이 거의 없잖아요. 왜냐하면 짜서 그래요. 물고기를 잡아서 그냥 놔두면 세균이 들어가서 썩게 됩니다. 그러면 그 썩는 걸 막기 위해서 사람들은 어떻게 해요? 소금에 절구잖아요. 소금에 잘 절구어 놓으면 10년도 끄떡없어요. 그렇듯이 우리 몸도 소금에 절구면 되겠지요. 석맥이 나오면 신장 방광이 허약해져 피가 탁해지니까 각종 염증이 생기고, 세균성 질환에 노출이 잘 됩니다. 신장 방광이 허약해지면 면역력과 저항력이 약해지고, 신장 방광을 튼튼하게 하면 세균이고 바이러스고 간에 이겨낼 수 있는 힘이 강해지게 됩니다.

그래서 결국은 석맥을 고치면 되는 겁니다. 병을 고치는 게 아니라 맥을 고쳐서 저항력을 기르라는 거죠. 우리는 병을 고치는 게 아닙니다. 약으로는 거의 안 된다고 보면 돼요. 우리는 약을 먹고 사는 게 아니라 음식을 먹고 살잖아요. 우리 선조들을 보면 짠맛을 만들어서 먹었어요. 간장, 된장, 각종 젓갈류. 바다가 먼 내륙 지방에서는 콩자반, 오이장아찌, 무장아찌 등의 각종 장아찌, 각종 장조림 등등. 그런데 요즘은 저염식을 해라, 무염식을 해라 하면서 온통 싱겁게 먹으라고 떠드니 그걸 따르는 사람들이 각종 질환에 노출되게 생겼어요. 싱거우면 썩게 됩니다. 생선에 소금 안치면 3일이면 다 썩어요.

맥이 명확하지 않은 경우

교재의 10페이지. 맥이 명확하지 않은 경우를 살펴보겠습니다.

첫 번째, 피임약, 영양제, 마약 등 어떤 약을 계속 복용중일 때. 괄호 열고 각종 영양제, 진통제, 해열제라고 쓰세요. 이런 것들을 복용했을 때는 맥이 명확하지 않습니다. 이때는 약을 먹은 상태의 맥이 나타납니다. 신장 방광이 안 좋으면 석맥이 나와야 하는데 구맥이 나오는 경우가 종종 있어요. 이때는 약을 복용중인지 아닌지 확인해야 됩니다. 약을 계속 복용중인 사람은 맥이 제대로 안 나와요. 그러면 약 먹는 그걸 적절히 감안해야 됩니다.

두 번째, 장부 등에 절단수술이 있는 경우에도 맥이 명확하지 않습니다. 가령 불임 수술, 정관 수술 등을 받게 되면 일단은 신장 방광인 수(水)가 무지 약해지죠. 허리가 무조건 약해져요. 장딴지가 땡기고, 뒷골 땡기는 건 당연하고. 이때도 엉뚱한 맥이 나올 수 있습니다. 적으세요. 쓸개나 자궁 등 장부를 절단했을 때는 수술한 장부를 먼저 영양한다. 만약 위장을 수술했으면 위가 약해서 수술한 거죠. 수술을 했으면 더 튼튼해졌느냐? 아닙니다. 더 약해져 있어요. 그래서 수술한 부위를 먼저 영양하는 것을 고려한 다음에 다음 단계를 봐야 됩니다.

세 번째, 심한 운동이나 노동 직후. 심한 운동을 하면 맥이 굉장히 빨라집니다. 달리기, 등산, 헬스 후에는 맥이 커지고 빨라져 있기 때문에 30분 정도 안정을 취한 다음에 보는 것이 맞습니다.

네 번째, 심한 감정의 동요가 있을 때. 화가 나서 흥분하고 막 소리 지르는 사람들은 맥이 다 커져 있어요. 이것도 30분 정도 안정을 시켜 놓은 후에 보세요.

다섯 번째, 과식이나 기아중일 때. 이때는 위가 힘들어서 대개 홍맥이 나와요. 3일을 굶어서 산이 과다하게 분비되어 있어요. 그러면 속이 쓰리겠어요, 편하겠어요? 쓰려요. 이럴 때는 목극토를 당하고 있으니까 홍맥일 경우가 많습니다. 과식한 사람이나 굶은 사람 맥 봐주는 건 하나도 급하지 않아요. 굶은 사람은 밥을 주는 게 더 급합니다. 앞으로 여러분들이 맥을 볼 때는 이런 사정들을 먼저 감안해야 한다는 겁니다.

여섯 번째, 병이 없거나 약할 때. 오계맥은 허실이 확연히 갈라진 상태에서 나오는 맥을 살피는 겁니다. 그때 병이 없으면 체질맥이 나와요. 병이 약할 때는 1성에서 3성 정도 나오는데 이를 정경(正經)의 병이라고 합니다. 정경의 병일 때는 맥이 수시로 변해요. 아침맥과 저녁밥 먹은 후의 맥이 다르게 나올 수 있습니다. 맥이 수시로 변하니까 볼 수가 없겠죠. 건강한 사람의 맥은 왜 봐요? 거기서 병을 찾으려고 하면 되겠어요, 안 되겠어요? 안 되죠. 정경의 병은 미세한데 그 미세한 놈에서 병을 찾으려고 하니 병을 알아낼 수 없는 겁니다. 병이 확연할 때만 알아내는 거지, 없는 병을 어떻게 알아냅니까? 그런 사람은 우리 도움 없이도 잘 살아요. 그리고 사실 이걸(자연의 원리) 배워도 어디 가서 모르는 척하고 있으면 본전이죠. 하지만 처음 배울 때는 일단은 용감무쌍하게 닥치는 대로 맥을 봐야 됩니다. 데이터를 확보하기 위해서라도 그렇게 해야 돼요. 지금부터 만나는 모든 사람이 우리 데이터입니다. 첫 번째가 지금 같이 공부하는 도반들이고, 두 번째는 가족입니다.

일곱 번째, 투석, 피임 등의 장치. 투석 같은 걸 할 때도 맥이 명확하지 않습니다. 왜냐하면 투석은 멀쩡한 혈관을 끊는 것이거든요. 그러면 제대로 된 맥이 나타날 수가 없어요. 엄청나게 크고 사나운 맥이 뜁니다. 루프 같은 거는 인위적으로 나팔관을 묶는 거잖아요. 생명력이 소통이 안 되게 막아놓은 겁니다. 그게 하루 이틀이 아니고 오랫동안 그런 상태로 있으면 문제가 야기된다고 봐야 됩니다. 생식기는 수기가 주관하거든요. 그래서 수(水)가 망가지면 임신이 어려워져요. 그러면 수극화가 제대로 안 되는데도 불구하고 지금 거의 모든 학자들은 싱겁게 먹으라고 하잖아요. 수화(水火)는 원래 서로 싸우면서 조화를 이루는 겁니다. 수화는 항상 다투는데, 다투어도 균형이 맞으면 천지만물이 조화롭게 돌아가지만 균형이 깨지면 사단이 나게 됩니다. 화기운이 커지면 수로 극해야 되는데 지금 싱겁게 먹으라고 해서 수기가 다 고갈되어 있고, 사람들이 질병에 속수무책으로 노출되어 있어요. 피가 탁해져 있으니까 차후에 병겁이나 그 비슷한 게 왔을 때는 큰 사단이 나지 않겠는가 그렇게 보는 거죠.

해인(海印), 바다

어느 책에서는 '해인(海印)'에 대해서 말하는데, '해(海)' 이것이 무슨 맛입니까? 짠맛이잖아요. 해인은 소금, 염분에다가 생명의 표식인 도장(印)을 찍은 것을 말해요. 그 도장을 찍은 것이 제가 볼 때 RNA, DNA인데요, 이것이 유전자 정보지요(印). 소금 성분이 강할수록 고등동물이 되는 것이고, 식물처럼 염분기가 별로 없는 것은 저 소금 도장 성분이 약해서 고등동물이 안 되는 겁니다. 고등동물일수록 몸이 짜다고 합니다. 나중에 여기에 대해서도 말씀드릴게요. 해인이라는 이름을 딴 절도 있는데, 해인은 우리 몸 세포 하나하나 안에 소금 도장(유전정보)이 찍혀있다는 걸 의미합니다.

바다(海)는 '물 수(水)' 변인데 그게 '거듭날 수(氵)'죠. 끊임없이 거듭나게 하는 게 물입니다. 바다 속을 들여다보면 물 입자가 끊임없이 움직입니다. 현미경으로 들여다보지 말고 살아(生) 오면서 얻은 깨달음(覺)인 생각(生覺)으로 들여다봐야 돼요. 생각해 본다 그러죠? 또 우리가 어떤 이치를 살필 때는 우리의 지각능력이나 분별력으로 살피는 겁니다.

'거듭날 수(氵)'는 '거듭 첩(ㄑ)'에 '치켜 올릴 위(丿)'해서 거듭 치켜 올린다, 거듭나게 한다는 뜻이에요. 그리고 '사람 인(人)'에 '어미 모(母)'. 어미는 나를 있게 한 존재니까 여기에서는 '근본 모(母)'로 봐야죠. 내 입장에서는 어미는 근본이 되는 존재입니다. 그래서 해(海)는 '물(氵)은 사람(人)의 어머니(母), 근본이다' 이렇게 풀 수도 있고 '사람(人)의 근본(母)이 되는 물(氵)이 바다(海)다' 이렇게 봐도 됩니다.

우리가 모회사(母會社), 모국(母國) 그러죠? 자회사(子會社)의 근본이 모회사입니다. 모국은 내가 태어난 나라를 모국이라고 하죠. 나를 낳아준 나라가 모국입니다. 보통 '모국, 모회사(母會社)'라고 하지 부국(父國), 부회사라고 하지는 않잖아요. 사람을 있게 한 근본이 되는 물, 사람의 어미가 되는 물이 바다입니다. 과학자들도 생명은 바다에서 탄생했다고 말하고 있어요. 그런데 바닷물은 어때요? 짜잖아요. 우리 몸의 80%가 물인데 그것도 바로 짠맛입니다. 오줌, 땀 등이 다 찝찌름해요. 내 몸통 전체가 짠맛이에요. 내 몸이 짠통 그 자체, 염통이다 그겁니다. 내 몸이 염통이 되어야만 아까 이야기한대로 유전자 정보(印)의 농도가 명확해진다는 겁니다. 제대로 섭생을 해서 신장 방광을 튼튼하게 해 놓으면 내 몸이 염통이 되어서 각종 병균, 세균으로부터 면역력을 확보할 수 있게 되겠죠. 지구에서는 어쨌건 바다가 면역력이 제일 강하지 않습니까? 그 맛이 짜서 세균이 창궐할 수가 없으니까 바다가 가장 깨끗한 곳이지요.

맥진 순서, 진맥과 진맥할 때의 자세

그 다음에 맥진 순서에 대해서 하겠습니다.

첫 번째, 50박 이상을 재어서 부정맥, 대맥을 확인해야 됩니다. 맥이 일정한 간격으로 뛰는지 봐야 돼요. 보면 맥이 거르는 사람이 있고, 빨리 뛰다가 천천히 가는 사람도 있고 그래요. 부정맥은 맥을 거르는 걸 말하고, 대맥은 맥이 뛰는 속도라든가 크기가 일정치 않고 불규칙적으로 변하는 걸 말합니다.

두 번째, 상하 좌우의 대소(大小)를 확인한다. 상(上)은 인영맥, 하(下)는 촌구맥. 촌구와 인영도 좌우로 있어요. 그래서 상하 좌우 네 군데를 살펴보면 인영이 더 큰 사람이 있고, 촌구가 더 큰 사람이 있어요. 촌구맥이 크고 인영맥이 작은 사람은 머리로 피가 적게 가기 때문에 운전하다가 신호대기 시간에 자고, 누구와 대화하다가 중간에 자고 그래요. 어떤 사람은 우측이 크고 좌측이 작기도 하고, 그 반대인 사람도 있습니다. 어떤 사람은 네 개의 맥 중에서 세 개는 큰데 한 개가 작기도 합니다. 그밖에 여러 경우가 있을 수 있겠죠. 결국은 대소의 문제인데 이걸 2주 동안 공부합니다. 대소를 구분할 줄 알면 그 다음부터는 허실을 공부할 겁니다. 지금은 대소만 구분하면 됩니다. 학자들은 맥이 뭔지를 몰라서 제대로 공부도 하지 않고 맥이 어렵다고 하거든요.

그러면 맥의 정의를 내려야 되겠죠? 맥이 뭐냐? 맥에는 수맥, 광맥, 산맥, 지맥, 학맥, 인맥 등 여러 가지 맥이 있죠. 또 사람 몸 안에도 맥이 있는데 이때의 맥은 뭐냐 이겁니다. 간단히 말하면 '지금 현재 그 사람의 생명상태를 나타내는 게 맥'입니다. 맥을 보면 현재 그 사람이 조급한지 느긋한지, 신경질을 내는지 온화한 사람인지를 알 수 있어요. 맥은 지금 그 사람의 혈관에 흐르는 피의 상태 즉 혈관의 모양(形)과 상(像)을 말합니다. 잠잘 때의 맥과 깨어 있을 때의 맥이 같습니까? 이 경우는 생명상태가 다르죠. 똥 싸기 전의 맥과 밑 닦고 나왔을 때의 맥도 다릅니다. 위장이 제일 약한 생명 상태냐, 간이 제일 약한 생명 상태냐? 맥은 그걸 다 말해줍니다. 심장에서 뿜어져 나가는 피의 상태가 우리 몸에 대한 총체적인 정보를 갖고 있다는 거죠.

그걸 살피는 것을 '진맥(診脈)'이라고 합니다. 진맥은 고혈압, 당뇨, 협심증 같은 병명을 맞추는 것과는 무관해요. 그래서 누가 맥을 보고선 '당신 고혈압 있습니다' 한다면 그 사람을 사기꾼으로 생각해도 됩니다. 옛날에는 맥이 뛰는 것만 살폈지 고혈압이라는 단어는 없었어요. 허와 실만 나타난다는 겁니다. 맥을 보면 힘이 있나 없나만 나와요. 심장이 튼튼하면 고혈압이 없을 것이고, 심장이 허약하면 별 것도 아닌 일에도 심장이 벌렁벌렁 뛰니까 혈관에 흐르는 피의 속도가 빨라지고, 혈관에 걸리는 압력이 높아지겠죠.

혈관에 흐르는 피의 압력이 높은 것을 고혈압이라고 하는데, 그런 병명(病名)은 최근에 붙인 이름입니다. 서양의학은 다 병명치료예요. 맥진은 그 사람의 병명을 아는 것과는 무관하고, 단지 그 사람의 육장 육부의 음양 허실 한열의 균형을 보는 겁니다. 왜냐? 만병의 근원은 그 사람의 음양 허실 한열의 균형이 깨진 것이라고 했잖아요. 맥은 그걸 살피는 겁니다. 그 사람의 오장 중에서 간의 힘이 있나, 없나? 간이 허약한 맥이 나타났다 그러면 간경화, 간암이 생길 수도 있고, 간염이나 지방간도 생길 수 있다고 추측하는 겁니다. 위장의 힘이 약해진지 오래됐으면 위염이나 위궤양이 생길 수도 있고, 더 나아가서는 위암이 올 수도 있겠지요.

일단 이번 시간에는 이 두 가지만 알면 되겠습니다. 첫째, 50박을 헤아려서 부정맥, 대맥의 유무. 둘째, 인영맥과 촌구맥 좌우 네 곳 중에서 제일 큰 곳이 어딘가 하는 것.

맥을 보는 자세는, 일단은 바르게 서서 봅니다. 인간은 직립동물이라서 처음에 공부할 때는 서서 봐야 돼요. 여러분들도 집에 가시면 서서 한번 보시고 5분 후에는 누워서 한번 보세요. 누우면 피가 중력의 영향을 받기 때문에 맥이 저절로 커지게 됩니다. 그래서 누워서 맥을 보면 명확하지 않아요. 서 있는 상태가 좋고 적어도 앉아서 봐야 됩니다. 바른 자세를 취한 후, 힘을 빼고 편안하게 보시면 됩니다.

눈으로 보는 것만이 전부는 아니다

그러면 모든 사물을 눈으로 보는 것만 보는 것이냐? 현미경, 망원경으로만 보고, 눈으로만 봐야 확인이 가능하냐 그겁니다. 도대체 '본다'라는 게 뭐냐? 보는 게 뭡니까? '보다'가 뭐죠? 시(視), 견(見), 씨(see)가 보다는 겁니까? 지금은 다들 눈으로 보는 것만 보는 것으로 알고 있잖아요. X-ray 찍고, CT 찍고, MRI 찍고, 초음파 찍어서 보고, 세포 조직을 현미경으로 들이대서 눈으로 봐야만 확인이 된다고 믿고 있어요. 그렇지만 우리는 눈으로만 보는 것이 아니라 귀로도 보고, 코로도 보고, 혀로도 보고, 몸으로도 보고, 손으로도 보고 다 봐요. 눈은 색과 모양을 보는 거죠. 그 색깔이 노란색이냐, 파란색이냐, 빨간색이냐? 그 모양이 길쭉하냐, 둥그냐? 이건 눈으로 볼 수밖에 없어요.

그런데 지금 눈을 감아 보세요. 눈을 감아도 제 이야기를 듣는데 아무 지장이 없잖아요. 심지어는 제 이야기가 경우와 사리와 이치에 합당한지 살필 수도 있어요. 그건 무엇으로 보고 있느냐 하면, 귀로 보고 있다는 겁니다. 그래서 '들어본다' 그러잖아요. '들어보자'고 하잖아요. '너 말 좀 해 봐. 맞는지 틀리는지 들어볼게' 그러지요? 눈으로 보는 건 '바라본다' 그러죠. 우리는 코로도 봅니다. 누가 방귀를 꼈어요. 그럼 냄새가 나잖아요. 향기나 냄새는 눈이나 귀로 보는 것이 아니고, 코로 맡아 보잖아요. 혀로는 귤이 신맛인지 단맛인지, 감이 단지 짠지 맛보죠? 이 맛보는 건 눈이나 코나 귀로는 할 수가 없어요. 음식의 맛은 혀를 통해서만 볼 수 있습니다. 그래서 '맛본다'고 하는 겁니다.

우리의 관점은 다 보는 겁니다. 대한민국 사람이 사용하는 언어의 세계는 가히 하늘과 같은 언어구조다 그거죠. 서양인들은 평생해도 못 따라옵니다. 맛은 혀로 봐야 정확하고, 향기는 코로 맡아봐야 정확하죠. 몸으로는 어떻게 봐요? 느껴 보잖아요. 엄마가 아기를 안아보면 내 새끼지, 남의 새끼지 다 알아요. 여자 손인지, 남자 손인지 다 알죠. 심봉사는 사실 눈을 뺀 나머지 온몸으로 다 본 겁니다. 우리가 혈관에서 뛰는 맥을 살펴보려면, 무엇으로 봐야 제일 정확하겠어요? 손으로 만져봐야 되겠죠. 그건 엑스레이나 망원경이나 현미경 등으로는 안 됩니다. 눈으로는 백날 쳐다봐도 몰라요. 그런데 그걸로 보려고 한단 말입니다. 생명은 그렇게 안 되어 있어요. 그래서 우리는 만져보는 겁니다.

표상수가 자연의 원리 공부를 하자고 하는데 저게 틀린지 맞는지 알아보려면 어떻게 해야 돼요? '야, 가 보자' 그러잖아요. 안 가면 몰라요. 그래서 나는 '와 봐라' 그러잖아요. 안 오면 몰라요. 그게 다 보는 거죠. 그러면 속이 꽉 찬지, 아닌지는 어떻게 알 수 있어요? 두드려 본다고 하잖아요. 이렇게 땅땅 두들겨보면 속이 비었는지, 찼는지 알 수 있잖아요. 그게 다 보는 겁니다. 인간 만사가 다 보는 거죠. 사람은 겪어봐야 알고, 일은 해봐야 알고, 음식은 먹어봐야 알고, 맥은 손으로 만져봐야 알아요. 그런데 본다는 걸 꼭 눈으로 보는 것만 보는 걸로 우기면 어쩔 수 없죠.

이게 표상수 제 이야기가 아니잖아요. 지난 세월 무량한 역사를 살아온 우리 조상님들 말씀이잖아요. 보는 게 뭔지도 모르는 놈들이 꼭 눈깔로만 본다고 깝죽거리니까 할 말이 없어서 말문을 닫는 겁니다. 지금부터 맥을 보는 건 엄지손으로 촉지 즉 만져서 보는 겁니다. 맥을 보는 방법은 확실하게 이 엄지손 끝으로 볼 수밖에 없어요. 이게 동양과학입니다. 적어도 사람의 생명에 대해서는 한 줌도 안 되는 알량한 서양과학

갖고 덤비지 말라는 거죠. 고층 건물 올리고, 핸드폰이나 무기 같은 것, 우주선 만드는 것은 인정해요. 그렇지만 생명의 상태를 살펴보는 것은 서양인들이 우리 것을 배워가야 됩니다. 그래서 장차는 이 법방으로 사람을 널리 건져 살리도록 하는 일꾼이 필요합니다. 일꾼이 아니더라도 자기가 살려면 배워야 됩니다. 어느 성인은 때가 이르면 말뚝에도 기운만 붙이면 다 써먹는다고 했으니까 결국엔 일이 될 겁니다. 저는 그렇게 봐요. 그래서 와서 배우기만 하면 된다고 하는 겁니다.

맥을 보는 위치

촌구맥, 이것은 음기를 측정합니다. 장부(臟腑)에서 장은 음(陰)이고, 부는 양(陽)이라고 했죠. 촌구로는 6장(간장, 심장, 비장, 폐장, 신장, 심포장)을 측정하고 그 허실, 한열도 측정합니다. 촌구맥을 보는 것은 폐경맥상의 태연혈에서 봅니다. 그런데 태연혈에서 측정이 안 되는 경우가 있어요. 과거에 힘을 너무 썼다든지 해서 혈관이 밀려나거나 뒤틀려 있는 경우, 손목을 접지르고 한 경우도 그렇게 될 수 있습니다. 그리고 맥을 촉지해서 네 군데 중 하나라도 없으면 '사맥(死脈)'으로 봅니다. 사맥이 있는 사람은 언제 죽을지 모릅니다. 여기는 그런 사람이 없으니까 마음 놓으세요.

태연에서 보고 경거와 열결에서도 본다. 거기를 만져(촉지) 본다는 겁니다. 어디냐? 자신의 손목을 보세요. 손목을 구부려 보면 줄이 다 나 있어요. 줄과 줄 사이가 태연입니다. 폐경맥은 엄지손가락 안쪽 소상혈에서 어제혈을 지나 손목의 태연, 경거, 열결로 연결됩니다. 그러니까 촌구맥은 태연과 열결 사이에서 촉지 합니다.

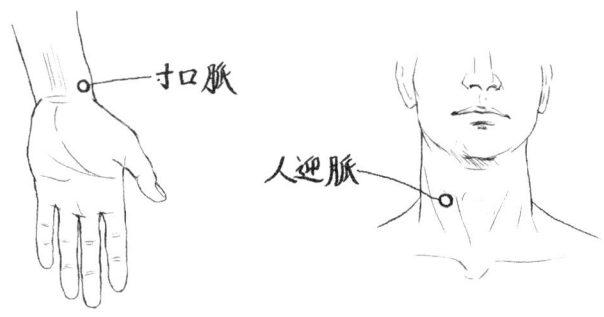

그림 인영맥, 촌구맥 보는 위치

양기는 인영맥에서 측정합니다. 양기를 측정한다는 건 6부(담, 소장, 위장, 대장, 방광, 삼초부)의 허실, 한열을 측정한다는 거죠. 그러니 인영 촌구를 같이 봤다면 음양을 다 봤다는 얘기가 되겠죠. 만약 인영이 촌구보다 크고 현맥이라면 담이 제일 허약한 것이고, 구맥이면 소장이 육부 중에서 제일 허약한 거죠. 맥은 제일 허약한 맥이 드러나게 되어 있어요. 그 맥이 뛴다는 건 해당하는 장부가 지배하는 부위에 이상이 생겼다는 걸 의미합니다. 그러면 그 맥과 관련된 음식이 먹고 싶어지고, 또 그걸 먹어야 실제 그 사람이 건강해져요. 목마르면 뭐가 제일 먹고 싶겠어요? (물) 물이죠. 피곤하면 뭘 하고 싶겠어요? 쉬고 싶고, 앉고, 눕고, 자고 싶어집니다. 생명은 그 상황에 맞게 질서와 조화와 균형을 유지하기 위해 일사분란하게 어떤 행위를 하게 되어 있어요. 숨 쉬고 먹는 것도 다 그걸 위해서 하는 몸짓 중 하나입니다. 우리 몸이 병들어서 멍청해지지 않는 한은 내가 된장찌개가 먹고 싶다든지 하면, 그 날은 신장 방광이 제일 피곤하다는 걸 뜻해요. 오늘은 새콤한 것이 먹고 싶다 그러면 간담이 피곤한 것이고. 그런데 병이 깊으면 경우에 따라 그런 느낌조차도 잃어버리게 됩니다.

병기(病氣)가 정경(正經)에서 기경팔맥(奇經八脈)으로 넘어가고, 그 병이 더 커져서 사해(四海)로 넘어가면 감각기능이 상실되어 버립니다. 그러면 병이 나도 병이 난 줄을 모르고 방치한 채 살다가 고혈압이 되고, 동맥경화가 되고, 암이 되고 그러는 겁니다. 물론 이런 병들도 맥을 고치면 개선될 수 있습니다.

인영맥은 어디에 있느냐? 턱을 이렇게 약간 당기면 목에 줄이 가 있어요. 목에 인후부가 있고 가운데로는 임맥이 지나갑니다. 자기 것을 만져 보세요. 목줄 양 옆에 위경맥이 지나가는데 말랑말랑한 거기에 큰 혈관이 지나가면서 맥이 벌떡벌떡 뛰는 자리가 있어요. 누구나 다 있습니다. 그 줄과 줄 사이에 인영맥이 있어요. 「창세기」에 보면 하느님이 인간을 만들 때 당신처럼 만들었다고 기록되어 있습니다. 그렇다면 인간은 거의 신과 같은 존재입니다. 하느님이 당신 형상대로 만들었으니까, 인간은 어설프게 만들어진 게 아니고 하느님과 같은 급으로 만들어진 거죠. 그렇게 잘 만들어졌기 때문에 치료하기 쉽도록 혈자리도 만들어 놓고, 경락이나 맥의 위치도 찾기 쉽게 해 놓았어요.

위경맥은 젖꼭지 정중앙의 유중혈을 지나갑니다. 고방, 기호, 기사혈을 지나 수돌혈 바로 위가 인영혈이죠. 인영맥은 위경맥상의 인영혈에서 촉지 합니다. 그런데 어떤 사람은 맥이 부하거나 틀어져서 대장경의 부돌혈까지 올라가거나 혹은 아래로 내려오기도 해요. 인영혈을 촉지 했는데도 맥이 안 나타나면 무맥(無脈)으로 보지 말고 대장경의 부돌혈도 살핍니다. 그런 경우에 부돌혈을 보면 맥이 거의 다 커요. 고려수지학회에서는 거기를 본다고 합니다. 이렇게 해서 맥 보는 위치까지 했습니다.

힘 빼는 연습과 정신을 집중하는 수련, 맥을 촉지 하는 요령

그러면 교재를 덮고, 이제 힘 빼는 연습을 해 보겠습니다. 맥을 보려면 힘을 빼야 되거든요. 너무 생각에 골몰하거나 하면 기운이 머리로 몰리게 됩니다. 그래서 머리에 있는 힘을 빼고, 정신을 한군데로 모으는 연습을 할 겁니다. 엉덩이를 뒤로 약간 빼고, 척추를 반듯하게 세우고, 턱은 약간 당기고, 눈은 감은 듯 마는 듯하게 하면서 코끝을 보고. 그러면 반만 개안(開眼)이 된 거죠. 그리고 편안하고 바른 자세를 취합니다.

세상만사를 다 내려 놓고 전신에서 힘을 다 빼세요. 팔다리에서 힘을 다 놓으세요. 팔다리가 없는 것 같다고 느끼십니다. 어깨에서 힘을 다 놓으세요. 어깨가 없어진 것 같다고 느껴 보세요. 가슴통과 배속에서도 힘을 다 빼고, 가슴통과 배통이 텅 비워진 것 같다고 느끼세요. 머리통에서도 힘을 다 빼고. 머리통 저 깊은 곳의 힘을 다 내려놓고, 머리통이 텅 빈 것 같다고 느껴 보세요. 오관에서도 힘을 다 빼고 오관도 다 없어진 것 같다고 느낍니다. 다시 한번, 전신에서 힘을 다 빼고, 육체가 편안하다고 느끼세요.

그러면서 이 소리만 듣습니다. 똑 똑 똑. ... ... 생각으로 이 소리를 꽉 잡습니다. 잡은 소리를 머리통 한복판으로 가져가세요. 소리가 머리통 한복판에서 울린다고 생각하세요. 머릿속의 묵은 기운이 밖으로 사라진다고 생각하세요. 다시 소리를 잡고, 엄지손 끝으로 가져갑니다. 엄지손 끝으로 뜨거운 것과 찬 것을 만져본다고 생각하세요. 껄끄러운 것과 매끄러운 것, 모래알과 콩알을 비교하는 겁니다. 부드러운 솜과 뻣뻣한 가죽을 엄지손 끝으로 만져 본다고 생각합니다. 소리를 잡아서 앞의 탁자 위로 보내고 이 소리를 편안히 듣습니다. 자, 눈을 뜨시고, 어깨를 움직이고. 정신이 집중되어서 삼매에 들어가도 거기서 나올 때는 순식간에 나와야 됩니다. 오늘부터 맥 연습을 해서 인영 촌구의 대소를 구분하고, 촉지하는 방법도 연습할 겁니다.

엄지손 끝마디로 맥을 보기 때문에 맥을 보고자 하는 사람은 엄지손가락을 잘 관리해야 됩니다. 다쳐도 안 되고 감각이 무뎌져서도 안 됩니다. 우리 인체에서 감각이 가장 예민한 곳이 엄지손 끝입니다. 우리가 종이의 두께를 비교하고 옷의 재질을 살필 때도 엄지손 끝으로 하잖아요. 그건 그곳의 감각이 인체에서 가장 예민하기 때문에 그래요. 엄지손가락 지문에는 어마어마할 정도로 감각을 세밀하게 분별할 수 있는 능력이 숨어 있습니다.

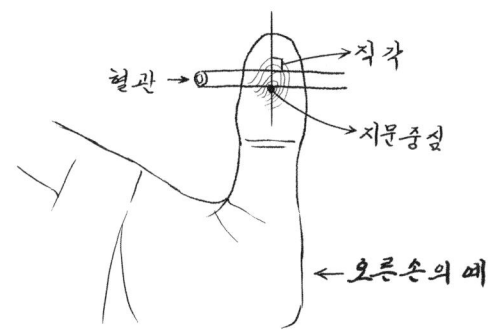

그림 맥을 촉지하는 요령 (엄지손과 혈관이 직각되게)

엄지손가락 끝부분인데 아주 끝이 아니라 지문 있는 데가 그래요. 사람에겐 지문이 다 있어요. 이 지문 중간지점과 혈관이 직각이 되게 합니다. 그리고 가볍게 촉지 합니다. 꾹 누르는 것이 아니고 가볍게 갖다 대야 됩니다. 지문 중간을 가르게 되면 끝부분이 제일 예민해요. 이곳으로 매끈매끈한지, 꺼끌한지 다 아는 겁니다. 머리카락 굵기의 차이까지 알 수 있어요. 굵은지, 가는지도 만져보면 알 수 있어요. 인영맥을 볼 때는 혈관과 엄지손이 직각으로 되게 해서 촉지해 보고, 촌구맥을 볼 때는 손을 돌려서 엄지손 끝만 혈관과 직각으로 닿게 해서 봅니다. 다른 부분이 닿으면 감각이 분산돼서 안 됩니다. 그런 식으로 해서 우리는 좌우 인영 촌구의 대소를 알 수가 있게 됩니다.

　자세를 바르게 하고 전신에서 힘을 다 빼고 생각을 엄지손 끝으로 모아서 좌측 인영 촌구의 대소를 비교하고, 다음에 우측 인영 촌구의 대소를 비교해 보는 겁니다. 그 다음에 촌구의 좌우 대소 차이를 보고 인영의 좌우 대소 차이를 비교해서 인영맥이 더 큰지, 아니면 촌구맥이 더 큰지를 확인하는 겁니다. 마지막으로 인영 촌구 좌우 네 군데 중에서 어떤 곳이 제일 큰지를 확인합니다.

　김 선생, 앞으로 나와 보세요. 먼저 인사를 하시고, 50박을 헤아려야 된다고 했죠. 지그시 누르고, 현맥이다 홍맥이다 하는 건 몰라도 되고 오늘은 맥이 뛴다 안 뛴다, 크다 작다만 보는 거예요. 모두 자리에서 일어나서 두 분씩 짝을 맞춰서 맥 보는 연습을 하겠습니다.

　오늘은 여기까지 하겠습니다.

간담 弦脈편 제2강

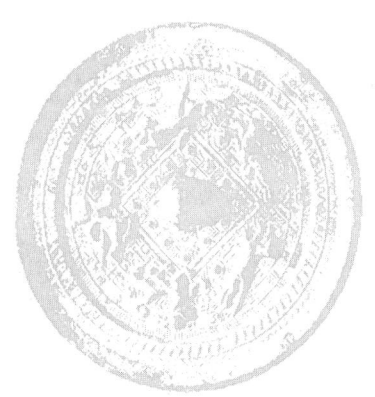

간담 弦脈편 제2강

간이 병나면 복수가 차는 이유

강의하기 전에 먼저 질문을 받겠습니다.

질문 : 간이 안 좋으면 왜 복수가 차나요?

대답 : 간이 안 좋다고 해서 무조건 복수가 차는 것은 아니죠. 간이 병난 것이 오래 되어서 간이 더 약해지면 간암이나 간경화를 앓게 되면서 복수가 찰 수 있습니다. 병(病)이라는 놈이 멍청해서 가만히 있는 게 아니라 여기저기 이동해요. 그러면 병이 어디에서 사느냐? 병이 살고 있는 집이 있는데 그게 바로 내 몸입니다. 그 병을 데리고 사는 거니까 내 몸이 병보다 더 대단하겠죠. 그렇게 본다면 내 몸과 병(病) 중에서 뭐가 더 강하겠어요? 병을 데리고 사는 몸이 더 강하겠죠. 그러니 병이 내 몸을 숙주로 삼는 겁니다. 내 몸이 병에 의지해서 사는 것이 아니고 병이 내 몸에 의지해서 삽니다. 그걸 알아야 돼요. 그래야 내가 내 병을 고칠 수 있어요. 우리는 복수가 찬 것도 고칠 수 있습니다. 그래서 이 자연의 원리는 어마무지한 겁니다.

질문 : 복수가 찼다는 것은 말기라는 거잖아요?

대답 : 복수가 찰 정도면 병이 굉장히 오래된 거죠. 그런데 기존의 의사나 학자가 말한 건 일고(一考)의 가치도 없는 걸로 봐야 돼요. 그 사람들은 병을 못 고치니까 이미 판도가 바뀌어서, 판 안에서 이루어지

는 건 끝났고 판 밖에서 법방을 구해야 됩니다. 어느 성인은 '판 밖에서 일을 꾸민다'고 했습니다. 여기는 판 밖입니다.

복수가 왜 차냐? 이 여사님이 질문을 하셨는데 을선(乙善)이란 이름이 참 좋더라구요. 세상에서 두 번째로 선한 사람이라는 뜻이잖아요. 더 선한 사람이 갑선(甲善)이죠. (하하하) 우리는 갑을병정으로 나가잖아요. 이을선 여사 아버님이 지으셨는지, 할아버지가 지으셨는지 이름 참 잘 지으셨어요. 원래 갑부(甲富)보다 을부가 더 좋은 거예요. 갑부들, 예를 들어 이건희, 정몽구 같은 재벌들 있지요? 그 사람들은 이목(耳目)의 표적이 되어서 맨날 사람들한테 욕먹고 그러는데 그 바로 밑에 숨어 있는 을부들은 욕도 안 먹고 편케 살고 있어요. 그런데 우리는 병부정부도 아니고 저 밑에 있는 무부(戊富)쯤 되나요?

예컨대 40대가 복수가 찼다고 한다면 고쳐 써야 하고, 70대가 복수가 찼다 그러면 굳이 살릴 필요가 있습니까? 죽어서 다시 태어나야죠. 70대가 돌아가실 때는 편하게 가시게 해야 되지 산소마스크 씌우고, 배 가르고 하면 안 됩니다. 사람이 살 때 부귀영화 누리는 것도 중요하지만 죽을 때 편안하게 돌아가시도록 하는 것도 그에 못지않게 중요합니다.

맥상의 변화, 밤에 잠을 제대로 못 자는 이유

질문 : 다른 사람 맥을 볼 때 20박까지는 일정하게 뛰다가 약간 더 누르면 이후의 맥은 작아지는데, 그것은 강하게 눌러서 그런 겁니까?

대답 : 그렇습니다. 맥을 촉지할 때는 정신을 집중해야 되고, 촉지하는 그 힘도 일정한 압력을 유지해야 됩니다. 여러분들이 아직은 연습이 덜 되어 있어서 누르는 압력이 일정하지 않는데, 앞으로 강의를 진행하면서 맥 보는 연습을 충분히 할 겁니다.

질문 : 맥도 변할 수 있습니까?

대답 : 그럼요. 맥이 변할 수 있고, 실제로도 생명상태에 따라 맥은 수시로 변합니다.

질문 : 아침에 일어나서 맥을 재보니까 낮보다는 아주 약하게 뛰던데 그건 왜 그렇습니까?

대답 : 그렇게 뛰어야 정상이죠. 예를 들어서 100미터를 전력질주한 사람의 맥을 보면 강하게 펄떡펄떡 뛰고 있죠. 그건 생명력을 그만큼 강력하게 사용해서 그런 겁니다. 현재의 생명상태를 맥이라고 하는데 밤새 편히 자다가 막 깨어난 사람은 맥이 편안히 뛰어야 정상이지, 그렇지 않고 벌떡벌떡 뛰면 안 되겠죠. 아침에 일어나자마자 맥이 벌떡벌떡 뛰는 사람이 간밤에 제대로 잠을 잤겠어요, 못 잤겠어요? 뇌세포에 산소가 엄청나게 공급되기 때문에 잠을 제대로 잘 수가 없어요. 한밤중에도 자다 말고 벌떡벌떡 일어납니다.

질문 : 제가 자다가 말고 벌떡벌떡 일어나요. 가슴이 답답하고 숨이 차고.

대답 : 이 여사님은 인영맥이 엄청 크게 뛰어서 그래요. 숨이 차는 것도 두 가지가 있습니다. 들숨 할 때 숨이 차는 것과 낼숨 할 때 차는 것. 그것도 내 몸에서 내가 하는 거니까, 어떤 장부가 허약하면 들숨 또는 낼숨이 안 되고 하는 것도 알 수 있어요. 아침에 일어나 보니 맥이 천천히 뛰더라. 이것은 대사량이 적고 대사속도가 느려져서 그런 거죠. 육체와 뇌세포 즉 정기신의 입장에서 보면 밤새도록 푹 쉬었기 때문에 에너지를 거의 안 쓴 거나 다를 바가 없는 상태입니다.

잠이 들면 전원이 완전히 꺼지는 것이 아니고 우리 몸 전체 세포가 절전 모드로 들어가게 됩니다. 그게 지우기 모드로 들어가는 거예요. 그렇게 해서 낮에 일어났던 일 중에서 중요하지 않은 것은 지우기 모드에서 지워버리게 됩니다. 그런데 심장 박동이 빠른 사람들은 많은 양의 에너지를 계속 공급하니까 지우기가 안 돼요. 그래서 인영맥이 크면 밤새도록 망상이 계속 일어나는 겁니다. 생각이 꼬리에 꼬리를 물어서 끝도 없이 일어나요. 이런 것도 다 자기 생명이 하고 있어요. 그러면 어떻게 해야 되느냐? 머리로 피가 덜 가게 하면 됩니다. 그게 바로 어제 공부한 인영 촌구를 같게 하는 문제거든요. 보통 건강한 애들은 인영 촌구가 거의 같아요. 그런데 건강하지 못한 애들은 차이가 많이 나니까 잠을 못자서 울고 그러는 겁니다.

5천 년 전, 신시 배달국 시절에는 지금의 자연의 원리 같은 법방이 일반화되어 있었어요. 이렇게 말하면 어떤 사람들은 그러한 내용이 어떤 책에 나와 있느냐고 따져요. 하지만 기록이 있거나 없거나 간에 자기 병은 자기가 고치는 방법이 있어서 그때는 사람의 수명이 수백 년쯤 되었다고 하는 겁니다. 기독교 경전인 「창세기」를 읽어보면, 어떤 사람은 890살, 어떤 사람은 920살 살았다고 나오잖아요. 우리 『한단고기』를 보면 한국시대의 한인천제 할아버지들 재임기간이 평균 500년 이상이었어요. 신시 배달국 14대 천황이신 치우천황만 봐도 재임기간만 얼추 150년이고, 단군 할아버지들의 평균 수명도 200살이 넘었습니다.

그렇게 긴 수명이 한국전쟁이 끝났을 때쯤엔 평균 40살 정도로 줄어들었어요. 그래서 단기 4310년경 즉 서기 1970년대 중반만 해도 60세를 살면 천수를 다했다고 했던 겁니다. 그런데 그로부터 30년이 지난 단기 4340년, 서기 2000년대에는 환갑잔치는 고사하고 칠순 잔치도 안 하죠? 우주도 기운이 도는 사이클(주기)이 있어요. 그것처럼 사람의 수명도 주기를 타기 때문에 장수했다가 단명했다가 하는 겁니다. 지금의 추세대로라면 앞으로는 신시 배달국 당시처럼 장수하는 시대가 열릴 겁니다. 어떤 문헌에 보면 후천이 되면 인간의 수명이 엄청 길어진다는 기록도 있습니다.

장부들 간의 역학관계, 간담이 병난 사람한테는 신맛과 쓴맛이 나는 음식을

자, 그러면 간이 크게 병나서 복수 차는 질문에 대해 답하겠습니다. 역학(力學)관계에서 보면 힘은 무조건 강한 놈이 드러나게 되어 있어요. 병도 힘이거든요. 병세(病勢)라고 하잖아요. 60갑자를 따져 봐도 365일 중에서 그날에 기운이 가장 센 게 있고 그래요. 그것처럼 인생에서도 그 나이를 지배하는 기운이 있습니다. 나이가 70줄이 됐으면 수기가 지배하고, 20대면 화기가 지배하고. 일생에서도 기운이 그렇게 달라요. 그래서 20대 때는 화기가 왕성해서 용감무쌍하고, 진취적이고, 적극적이고, 모험심이 강하고 그러잖아요. 수기가 지배하는 70 먹은 사람보고 20대처럼 하라고 하면 못 해요. 정신세계에도 오행이 있다는 겁니다.

여기서도 금극목을 왜 했냐? 금기가 세서 목기를 극했다고 할 수 있지만 이건 사실은 화극금을 못해서 일어난 일입니다. 만약 화기가 강했더라면 자기 살기 바쁜 금기는 금극목을 못 합니다. 누가 나를 괴롭히면 나 살기 급급해지는 것과 같아요. 예를 들어서 이라크가 미국 때문에 자국민들이 떼죽음을 당하고 있는데 어디를 쳐들어갑니까? 힘은 가장 강한 놈이 드러나게 되어 있어요. 그러면 현맥이 나왔다면 지금 현재는 무조건 금기가 가장 강력한 힘을 가지고 있다는 것이 되겠죠. 수기가 가장 강하다면 수생목도 하겠지만 수극화도 하죠. 수극화를 강하게 하면 심소장이 허약해지겠지요. 이때 나오는 맥은 뭐겠어요? 구맥이 나오죠. 그렇다면 왜 화극금을 못했느냐? 수극화를 당해서 못한 겁니다. 왜 수극화를 당했느냐? 토극수를 못하니 당한 겁니다. 명리학에서의 이론과 여기서의 이론이 얼추 같아요.

현맥이 나오면 무조건 신맛으로 간을 영양해서 튼튼하게 해야 됩니다. 신맛이나 고소한맛은 목기가 많아서 소화도 잘되고, 먹으면 침이 생겨요. 목형들은 신맛을 싫어하죠. 그러나 목형이라고 해도 현맥 4~5성 이상 나오는 사람은 신맛을 먹어야 됩니다. 그래야 허약해진 간담이 튼튼해져요. 그리고 금기를 견제하기 위해서는 화기인 쓴맛이 필요합니다. 그래서 현맥 4~5성이 나오는 사람들은 일상생활에서도 술을 좋아하죠. 술은 쓴맛이니까. 간경화, 간암 있는 사람들을 보면 모두가 그런 건 아니지만 계속 술을 찾아요. 계속 금극목을 당하니까 그걸 견제하기 위해서 쓴맛인 술을 찾는 겁니다. 이것이 동양과학에서 말하는 화극금의 원리죠. 이러한 생명원리가 오행의 상생과 상극의 원리에 의해서 다 설명이 됩니다.

그렇지만 그런 사람들은 술을 먹지 말고, 대신에 쓴맛 나는 다른 음식을 먹게 해야 됩니다. 씀바귀, 도라지, 더덕, 상추, 쑥갓, 수수 같은 음식은 매일같이 먹을 수 있습니다. 그렇지만 술은 매일 먹으면 알코올이 들어와서 다른 세포를 망가지게 만들어요. 알코올을 중화시키려면 내 몸의 산소를 가져다 써야 됩니다. 그것이 아니면 중화가 안 됩니다. 그렇게 산소를 가져다 쓰게 되면 산소를 빼앗긴 다른 세포는 어떻게 되겠어요? 그냥 아작 나는 겁니다. 그래서 술에 장사 없다고 하는 것 아닙니까. 술은 즐겨야지, 술의 노예가 될 정도로 중독되면 안 됩니다. 물론 한두 잔 정도는 약이 될 수 있죠. 그래서 약주(藥酒)라고 하는 겁니다.

병의 진행 방향과 치료되는 순서

육체에 생긴 모든 병은 예외 없이 병자의 몸속에서 살고 있어요. 그러면 병이 특정한 장부 안에 머무를 수도 있겠죠. 예를 들어 간이 안 좋아졌어요. 그 상태가 오래 지속되면 간경화나, 간염, 간암이 되고 해서 결국엔 간을 못 쓰게 되어 죽게 되잖아요. 그런데 다른 장기는 아직 살아갈 만해요. 그러면 내 안에 있는 생명력인 심포 삼초는 죽지 않고 살려고 노력을 하게 됩니다. 그래서 어떻게 하느냐? 병이 간 속에 계속 있으면 결국 간이 다 망가져서 더 큰 자신이 죽게 되니까, 그걸 방지하기 위해서 병을 현재 가장 튼튼한 장부로 옮겨 놓습니다. 그래서 상극의 방향으로 병이 옮겨 가는 겁니다.

적으세요. 병의 진행 방향은 상극의 순이고, 병이 치료되는 순서는 상극의 역순이다. 간이 오랫동안 병난 사람은 다른 곳도 다 병이 나 있는데, 오장 중에서 특히 간이 더 병나 있는 겁니다. 다른 장부도 튼튼한 게 아니라 허약한데, 간보다는 상대적으로 튼튼하다는 얘기죠. 그래서 생명체는 살기 위해서 목기에 있던 병을 토기로 옮겨 놓게 됩니다. 그러면 일시적으로 홍맥이 나타나게 되고, 생명이 더 살기 위해서 배에 복수가 차게 되는 겁니다.

만약에 간에 있는 병이 목극토 방향인 토기 즉 비위장으로 옮겨가지 않고 간에 계속 머물면서 간에 물이 차오르면 어떻게 되겠어요? 그냥 죽는 겁니다. 그걸 방지하고 생명을 연장하기 위해서 병기를 다른 장부로 옮겨 놓는 거예요. 그래서 간이 허약해서 배에 복수가 차면 얼굴이 노래지고 황달이 생기게 되죠. 위장이 병나도 얼굴이 노래지고, 폐가 병나면 창백해지고, 신장 방광이 병나면 검어지고, 간이 병나면 파래지고, 심장이 병나면 얼굴이 붉어지고 그렇게 됩니다. 이처럼 병세가 확연히 드러났을 때에는 얼굴색만 봐도 어디가 약해졌는가를 알 수 있는 겁니다. 황인종한테 푸른색이 감돌면 안색이 푸르칙칙해집니다. 안색이 푸르칙칙하면 모르는 사람이 봐도 '저 사람은 간이 안 좋은가 보다' 하고 감을 잡잖아요.

복수가 차면 무조건 금식해야 된다

홍맥이 나오고 복수가 차면 황달이 끼기 시작합니다. 그러면 얼굴이

나 손바닥이 누렇게 떠요. 이 때는 물이나 음식을 먹지 말아야 됩니다. 먹으면 더 심해져요. 결국 왜 복수가 찼느냐? 먹은 걸 내 몸 밖으로 배설을 못해서 복수가 차는 겁니다. 간에 물이 차면 죽으니까 살기 위해서 배에 복수를 만드는 거죠. 물을 담기가 가장 용이한 장기(臟器)가 어딥니까? 위장이죠. 위장은 어느 정도로 물을 담을 수 있느냐 하면 한말도 담아요. 옛 말에 술을 지고는 못가도 마시고는 간다고 했잖아요. 그런데 사실 복수는 위장에 찬다기보다는 배통에 차는 거죠. 복부는 비위장인 토기가 지배하고, 가슴통은 금기인 폐대장이 지배합니다. 그래서 폐가 병나면 배보다는 가슴이 답답하고 울리고 아프게 되죠. 복수가 차서 얼굴이 누렇게 된 걸 계속 방치하면 이번에는 병기가 수(水, 신장 방광)로 가서 얼굴이 검게 변하게 됩니다. 황달이 아니라 흑달이 되죠. 그 상태까지 갔다면 거의 힘듭니다. 이때는 죽는다면 들숨이 안 돼서 죽게 돼요.

적으세요. 복수가 찬 환자는 첫 번째로 절대 금식이다. 그 환자는 절대 배가 안 고파요. 하루 이틀 정도는 안 먹어도 괜찮습니다. 그런데 가족들은 어떻게 합니까?

"아이고 우리 아버지 하루 종일 아무 것도 못 잡숫고 얼마나 배고프실까? 아픈 사람은 잘 먹어야 된다는데, 우리 아버지는 이틀 동안 굶어서 배고파 돌아가시는 것 아닌가? 잘 먹고 죽은 귀신 때깔도 좋다는데 우리 아버지는 못 드셔서 안색이 칙칙하신 게 아닌가?"

그렇게들 걱정하는데 절대 걱정할 필요 없습니다. 복수가 찬 사람은 배고프지 않아요. 실제로 지금 배가 불러 있잖아요. 배가 꺼져야 배가 고파지거든요. 물이 빠지기 전에는 힘이 없는 것이지 절대 배고프지 않습니다. 그런데 일반인들의 시각으로 보니까 배가 고픈 것 같아서 주스 갖다 주고, 죽 같은 것 갖다 주고, 미음해서 갖다 주고 그러는데 그건 배통에 계속 물을 채우는 행위입니다. 그러면 결국 배 터져 죽게 돼요.

복수 환자가 금식을 해서 하루 이틀 지나면 엄청 목이 마르게 됩니다. 입안이 바삭바삭 마르고 입술이 탄다고 그래요. 체온을 유지하기 위해서는 배에 가득 차 있는 물을 데워야 하거든요. 심장에서 뿜어져 나오는 피의 온도만큼 이 물을 데우려고 열을 만들다 보니까 입이 타 들어가요. 그 때는 입에 물을 머금고 우물우물 하다가 뱉어 내는 식으로 입만 적시게 해야 됩니다. 물을 마실 필요가 없어요. 지금 몸 안에 물이 꽉 차 있으니 더 이상 물이 필요없는 겁니다. 목구멍 안으로 물이 들어가면 들어갈수록 복수가 커지니까 절대로 물을 주면 안 됩니다. 몸 안에서 복수를 데울 때는 물이 더 들어오지 않도록 하는 게 가장 중요합니다.

심장이 멈추지 않고 계속 불을 때고 있으니까 물이 데워지는 거죠. 데워지면 몸이 뜨거워지죠. 뜨거워지면 식어서 수축되어 있던 요로가 열립니다. 이제껏 요로가 수축되어서 오줌으로 배설이 안됐잖아요. 그런데 심장에서 데우는 그 열로 요로 즉 오줌길이 열리면 한없이 물이 나오기 시작합니다. 한 3일만 먹지 않으면 요로가 열려서 복수를 오줌으로 배출해서 살 수 있어요. 병원에 가면 복수를 빼잖아요. 그런데 빼도 금방 차요. 왜? 주사기로 복수를 빼면 배가 고프잖아요. 그러면 뭘 또 막 먹어요. 그럼 그 안은 또 차게 됩니다. 그러면 결국 그 안이 썩게 되거든요. 밑에는 다 썩어가고 있는데 배설기관을 열어야 썩지 않거든요. 배설기관이 닫힌 상태에서는 인위적으로 주사기로 복수만 뺀다고 되는 게 아닙니다. 그러니까 3일만 먹이지 마세요. 배가 따뜻해져서 꺼져 내려 갈 때까지 먹이지 말아야 됩니다. 환자를 굶기는 것이 아니고, 지금 복수가 차서 배가 잔뜩 부르니까 꺼져서 내려갈 때까지 뭘 먹이지 말고 기다리자는 겁니다.

복수가 빠지고 나면 절대 소식(小食)을 해야 된다

질문 : 그런 상황에서 병원에 안 데려가면 주위에서 사람 죽인다고 난리칠 텐데요?

대답 : 일반인들은 그렇게 얘기하는 게 당연하지요. 세상 사람들은 복수가 차면 다 죽는다고 하는데, 그렇게 본다면 제가 지금 말하는 것은 세상 입장에서는 말도 안 되는 어거지를 부리는 것 아닙니까? 그러니 사람 하나 살리기가 쉬운 게 아니지요. 그런데 저는 환자를 살리는 방법을 말하는 겁니다. 복수 환자는 절대 배 안 고파요. 2~3일 정도 굶겨서 입이 마르고 입술이 타면 물을 적신 거즈로 입술을 적셔주면 됩니다. 3일 정도 금식을 하면 뱃속의 물이 데워져서 소변으로 빠져 나가고 나면 배가 쑥 꺼져요. 그 때는 배가 너무 고파서 미쳐버릴 것 같다고 합니다. 그때 배고프다고 해서 다시 옛날처럼 많이 먹으면 바로 죽게 됩니다. 그 때는 평상시 먹는 양의 4분의 1만 먹도록 해야 됩니다. 죽을 끓여서 먹일 때도 4분의 1 정도로 조금씩 조금씩 먹여야 되는 겁니다.

간이 극단적으로 안 좋으면 해독능력이나 정화능력이 현격히 떨어지게 되거든요. 그래서 소식이 절대적으로 중요합니다. 배고프면 평상시 먹는 양의 4분의 1씩 해서 7일 정도만 먹으면 기력을 회복해서 슬슬 걸어 다닐 수도 있어요. 그 다음 주는 평상시 양의 3분의 1 정도까지 늘리도록 하세요. 그리고 그 다음 주는 2분의 1까지 늘리고 나중에는 평상시 먹는 양을 먹이면 됩니다. 그렇게 해주면 그냥 살아요. 그런데 과식하면 바로 복수가 차게 됩니다. 배설하는 양보다 흡수하는 양이 많아서 복수가 찬 거잖아요. 처리할 능력만큼 먹어야 하는데 과도하게 먹으니 처리를 못해서 그런 겁니다.

과음 과식은 만병의 원인입니다. 자기 입장에서 과음 과식을 따져야 하는데, '나 누구보다 덜 먹었어' 그럽니다. 그런데 먹는 건 상대적으로

젤 수 있는 게 아니에요. 20, 30대는 몸이 워낙 좋으니까 어느 정도 과식을 해도 다 감당을 합니다. 그런데 40대로 넘어가면 처리능력이 떨어지게 됩니다. 복수를 빠지게 하는 것은 쉬운데 빼고 난 후에 배고파서 미칠 때 참지 못하고, 가족들이 지켜주고 통제 못해서 과식하면 바로 죽게 됩니다. 사실 보면, 소식해서 죽는 경우는 거의 없고 십중팔구는 과식해서 죽어요. 그렇게 고치고 나서 현맥이 나오면, 현맥이 없어질 때까지 간을 영양하는 신맛과 심포 삼초를 영양하는 떫은맛을 먹으면 됩니다. 그러면 간이 건강을 되찾아서 오장오부들 간에 상생 상극의 조화와 균형이 이뤄지게 됩니다. 그러니까 장부들이 가족의 구성원이라면 이들이 서로 화목해야 만사가 잘 될 것 아닙니까? 다시 말해서 가화만사성(家和萬事成)이 되는 겁니다. 장부들 간에 조화가 이루어지면 다 고친 거나 마찬가지입니다.

질문 : 복수를 고치고 나서 소식하고 운동하면 오래 살 수 있습니까?

대답 : 그럼요. 간경화도 결국은 간이 허약해서 생긴 것이니까, 간을 영양하면 힘이 생겨서 지금보다는 오래 살 수 있습니다. 얼마나 더 오래 사는가 하는 것은 또 다른 문제지만, 복수를 고쳐서 건강을 회복하면 오래 살 확률이 높아지는 것은 사실이죠.

방사선 치료와 수술의 부작용

진도 나가겠습니다. 어제 비주(鼻柱)의 청색까지 했죠? 콧등 주변이나 눈 밑에 기미가 생기는 사람이 있어요. 그건 간이 안 좋아서 그런 겁니다. 닭살은 근육이 내부에서 오그라들어서 삐져나오는 것이어서, 따뜻하고 부드럽게 하면 하루아침에 없어져요. 면청은 얼굴이 푸르스름한 것을 말하는데, 애기가 '앙~~'하고 울 때, 얼굴이 시퍼런 놈이 있고 빨개지는 놈이 있죠. 우리 애가 시퍼렇다 그러면 간이 다른 장기에 비해서 힘이 떨어지는구나 하는 걸 알아야 됩니다. 간담에 병이 있다가 아니라 힘의 허실을 얘기하는 거죠.

　만약 간담이 허약해서 병이 생겼다 그러면 치료하기 전에 먼저 영양을 해야 됩니다. 그렇게 하고 나서는 간경과 담경에 침을 놓아도 됩니다. 기운이 흐르다가 막힌 것, 소통이 잘 안 되는 신경통 같은 것은 침으로 소통시키는 게 가능해요. 손으로 두드려 주기만 해도 소통이 됩니다. 어떤 때는 뜸으로 자극해서 소통시키는데 그것도 다 치료법이죠. 누구는 침놓고 뜸떠서 고치겠다고 하고, 누구는 칼로 잘라 내거나, 약 또는 방사선으로 고치겠다는 거잖아요.

　만약에 간에 조그만 암이 하나 생겼다고 합시다. 간은 얇은 빈대떡처럼 평평하지가 않고 어느 정도 두께가 있잖아요. 그러면 치료한답시고 거기다 대고 방사선을 쏩니다. 그걸 쏴서 태워버리겠다는 건데, 그 작은 종양을 향해 사방팔방에서 그 강력한 방사선을 쏘아대면 간에 생긴 종양(암)세포가 타 죽게 되겠지요. 나쁜 세포는 죽는데, 이 지독한 세포를 태워서 없앨 정도면 방사선이 지나간 자리는 다 손상을 입게 됩니다. 암세포가 있는 곳으로 많은 방사선이 집중적으로 지나갔으니까 그 일대는 더 많은 충격을 받았다고 봐야겠지요. 그러면 이 사람은 간에 있는 작은 종양 때문에 죽는 것이 아니고, 암세포를 태워 죽일만한 강력한 방사선을 맞은 광범위한 부분의 반쯤 죽은 비정상세포들 때문에 죽을 수도 있다는 겁니다. 근본적으로 종양이 왜 생겼는지 알아서 더 커지지 않게 하면 되는데, 그 놈을 태워 죽이려고 하니까 더 큰 일이 벌어지는 겁니다. 빈대 잡으려고 초가삼간 태우는 격이죠.

　어떤 사람은 칼로 배를 갈라서 간 속에 있는 그 작은 점을 떼내겠다고 그럽니다. 그래서 이만큼 떼내고 꼬맸어요. 그렇다면 누가 꼬맨 자리의 상처를 아물게 합니까? 칼로 배를 가르고 간을 잘라 낼 때 더 큰 상처가 나고 또 그 자리를 실로 꼬맨다면 나중에 아물 때 딱쟁이가 생길 수도 있어요. 그러면 그건 또 다른 상처를 만드는 거나 다를 바 없어요. 수술하면 없었던 것처럼 되는 게 아니라 새로운 상처가 생겨납니다. 그래서 이런 것들을 하지 마라가 아니라, 반드시 필요한 행위인지 고려해 볼 필요가 있다는 겁니다. 간경화, 간염, 간암 등이 생겼다 그러면 간담이 허약해서 생기는 현맥의 제 증상들도 나타날 수 있어요. 이때는 먼저 골고루에 신맛과 떫은맛을 먹어야 됩니다.

간담이 지배하는 부위, 루게릭병, 고관절병, 편도선, 익사 사고를 예방하는 방법

간담이 지배하는 부위	간장, 담낭, 간경, 담경, 대맥, 눈, 목, 고관절, 발, 편도선, 근육, 손발톱, 옆구리

그 다음 간담이 지배하는 부위를 살펴보겠습니다. 간은 음이고 담은 양입니다. 간에서는 부드럽게 하는 기운이 나오고, 담에서는 결단력이 나옵니다. 간경맥과 담경맥이 있는데, 간경맥에 흐르는 생명력은 간에서 만들고, 담경맥에 흐르는 생명력은 쓸개에서 만듭니다. 대맥은 기경팔맥이고, 현맥 인영 4~5성이면 정경인 간담 경맥에서 기경팔맥으로 병이 넘어간 거죠. 이건 중병입니다. 또 간은 눈을 지배하기 때문에 간이 안 좋으면 시력이 떨어지고, 눈곱이 끼고, 눈이 시리게 됩니다. 그리고 간은 목을 지배하고 고관절을 지배하기 때문에, 가령 고관절이 시큰거리고 뚝뚝 소리 날 때 골고루에다가 신 것을 강력하게 먹으면 바로 낫기도 합니다.

또한 간은 발을 지배하고, 편도선과 인체의 모든 근육을 지배합니다.

그래서 금극목을 당해서 현맥이 나오면 근육경련이 생기거나 쥐가 나기도 합니다. 근육이 경직되는 루게릭병 있죠? 그거 걸리면 조직 떼서 검사하고 그러는데, 루게릭병은 경직시키고 오그라들게 하는 금기가 목기를 너무 극을 해서 근육이 굳어져서 주저앉게 되는 병이에요. 그러면 굳은 부분을 따뜻하게 해주면서 신 것을 강력하게 먹어야 됩니다. 그런 환자들은 목극토해서 비위장 쪽으로 병이 진행되지 않았다면 신맛이 당겨서 식초가 맛있다고 합니다.

TV에 나와서 감식초, 현미식초를 맥주잔으로 한 잔씩 먹는 사람 본 적 있지요? 또 어떤 사람은 커피를 하루에 200봉씩 무진장 먹는 사람도 있고 그래요. '세상에 이런 일이'라는 프로에 보면 그런 사람들이 나와요. 그건 그 사람이 지금 현맥이면 식초를, 구맥이면 쓴 커피를 많이 먹어도 되고, 석맥인 사람은 소금을 주식처럼 먹어도 된다 그 얘깁니다. 이런 이치를 모르는 사람들은 '세상에 저런 일이 다 있나?' 그래요. 그러나 우리들은 고관절이나 편도에 이상이 있을 때, 칼로 떼내지 말고 신맛을 먹어서 좋아지게 할 수 있습니다.

질문 : 아이들도 그렇게 하면 됩니까?

대답 : 그럼요. 아이들은 더 빠르게 됩니다. 아이들은 병이 금방 생긴 거니까 금방 되는 겁니다. 어른들은 오래 됐으니까 아이들에 비해 오래 걸릴 뿐 되긴 됩니다.

근육경련, 쥐가 나고. 새벽에 쥐 잘나는 사람, 수영장에서 쥐나는 사람은 근육이 굳어서 그래요. 이런 사람은 수영하기 전에 오렌지주스를 한 컵 먹고 들어가세요. 그러면 절대 쥐나는 일은 안 생겨요. 예방차원에서도 그렇게 하면 좋습니다. 여름철 물놀이 하러 가면 꼭 애들 익사사고 나잖아요. 그러면 물에 들어가기 전 오렌지주스를 미지근하게 해서 한 컵씩 먹이도록 하세요. 근육을 부드럽게 해주는 신맛을 먹였으니까 익사사고의 99%는 예방되는 겁니다. 이런 사실을 전국의 모든 유치원과 학교에서 여름방학 전에 우리 아이들과 학부모들에게 알려야겠지요.

전후굴신불가 요통. 허리가 아파서 전후좌우로 굽혀지거나 젖혀지지가 않는 병인데, 그건 근육과 고관절이 굳어서 그럽니다. 허리 뒤의 근육이 딱 경직되어 버리면 아침에 일어나지를 못합니다. 아침에 눈을 떠서 일어나려고 하는데 일어나지지가 않아서 몸을 이리저리 틀고 두드려서 열을 만들면 일어나지는 경우 있죠? 낮에는 아무렇지도 않는데, 밤이 되면 그 부분이 식고 굳어서 그런 겁니다. 환도관절통. 이건 고관절통이라는 건데, 엄마들이 애기 가졌을 때 환도가 선다고 하죠? 그게 간담경으로 기운이 소통이 안 되어서 통증이 생겨서 그런 겁니다. 그 때는 신걸 먹으면 풀어지게 됩니다. 그런 사람들은 한겨울에도 '딸기 먹고 싶다' 그러고 '포도나 오렌지 먹고 싶다'고 그러는데, 그건 신맛을 먹고 싶다는 이야깁니다.

허약해진 곳을 튼튼하게 하는 첫 번째 방법

관절에 염증이 오고 통증이 생기면 침 맞고, 뜸뜨고, 지압하고, 마사지하고, 수술하고 하잖아요. 그런 것 하기 전에 우리는 뭐부터 해야 되느냐? 관절이 아프고, 쑤시고, 땡기고, 염증이 생기는 원인을 알아야 되겠죠. 그건 그 부분이 허약하고 식어서 그런 거죠. 건강하고 튼튼하면 그런 일이 안 생깁니다. 그러니 관절이 허약해져서 병이 생긴 사람을 데려다가 침놓고, 뜸뜨고, 지압하고, 진통제 먹이고, 수술하면 되겠냐 이겁니다. 그런 것들 하기 전에 기운을 얻기 위해서 먼저 영양부터 하라는 거죠. 세포 입장에서 보면 기운이 부족해서 피가 돌지를 않아서 그런 건데 거기를 먼저 칼로 째거나, 뜸뜨거나 해서는 안 된다는 겁니다.

병이라는 놈이 지금 어디에 있는지 잘 보세요. 일체의 병은 세포 속에서 생기는 겁니다. 그러면 세포가 힘이 세고 건강하면 병이 없을 것이고, 그 세포가 허약해져서 비실비실 거리면 병이 생기게 되겠죠. 그렇다면 이 힘없는 세포에다가 침을 찌르고, 뜸으로 태우는 것보다는 음식으로 영양을 해서 기운을 차리게 하는 것이 우선이라는 겁니다. 허약해진 간을 영양하는 유일한 방법은 음식을 먹는 거예요. 어떤 사람은 고고한 척하면서 영양제를 맞잖아요. 그게 아니고 입으로 먹어야 됩니다. 역사 이래 지금까지 음식을 입으로 먹어서 영양해 왔지, 주사기를 통해서 혈관으로 영양한 적이 없었습니다. 물론 인사불성이 되고 소화력이 극도로 쇠잔해진 경우는 예외로 해야겠지요. 지금까지 여러 법술과 이론과 학설로 해봤지만 안 되었으니 이제 영양하는 방법도 근본자리로 돌아가자, 본래(本來)의 자리로 돌아가자는 겁니다. 이게 '원시반본' 하는 법방입니다. 태고적 신시 문화 시절에는 다 이렇게 했어요.

그러면 무엇으로 영양하느냐? 신맛, 고소한맛으로 영양합니다. 그걸로 영양하면 기력이 확보될 수 있어요. 먹어서 힘이 생겼으니까 이제는 침으로 찌르고, 뜸을 뜨고, 약 먹이고, 레이저 쏘고, 칼로 수술해도 될까요? 에너지를 넣었으니까 해도 돼요. 그게 영양하지 않은 상태에서 하는 것보다 훨씬 낫습니다.

간담을 튼튼하게 하는 운동법과 호흡법

그렇게 신맛이나 고소한맛이 있는 음식으로 영양을 하고 나면 다음에는 간담을 튼튼하게 하는 운동을 해야 합니다. 목운동 같은 것. 간이 목을 지배하니까 간이 안 좋으면 목이 뻣뻣해집니다. 또 목의 측면으로 담경이 지나가거든요. 집에 가서도 자기가 자기 목을 계속 운동해야 됩니다.

자, 목운동을 함께 해 봅시다. 오른쪽으로 목을 떨어뜨려 보세요. 턱을 들고 당겨 보세요. 이완되는 쪽을 계속 늘어뜨리시고. 반대로 목에서 힘을 완전히 빼고, 목을 어깨 밖으로 늘어지게 하고, 앞으로 돌리고 뒤로 완전히 젖히고. 입을 크게 벌리고 아~ 하고 소리 지르세요. 그 상태에서 입을 닫고, 다시 입을 열고. 입을 닫고 열기를 열 번. 목을 뒤로 젖히고 입을 크게 벌리고 아~ 하고 소리 지르세요. 그리고 머리를 반듯하게 세우세요.

이러한 운동은 아주 천천히 해야 됩니다. 문제 있는 쪽을 강화시켜야 하는데, 빨리 하면 유연하고 강화될 사이가 없이 그냥 돌아가 버리거든요. 그 부분을 최대한 이완시키면 에너지 소통이 원활하게 됩니다. 천천히 늘리고 이완시키는 것을 보통 스트레칭이라고 하는데, 에너지를 이쪽으로 끌어당긴다고 우리말로는 '도인술(導引術)'이라고도 해요. 도인술은 '이끌 도(導)' 자에 '이끌 인(引)' 자 해서 '도인체조'라고도 합니다.

운동을 하면 방금 확보된 기력이 내 몸 안에서 소통이 됩니다. 고관절 운동을 하면 고관절에 기운이 소통이 되고 간도 좋아지게 됩니다. 간담이 지배하는 인체의 각 부분을 운동해 주세요. 목운동, 눈운동, 근육운동, 고관절운동, 옆구리운동 그리고 간경맥과 담경맥, 대맥이 지나가는 쪽을 운동해 주면 간이 편안해지고, 힘이 세지고, 병도 없어져서 간담이 건강해지게 됩니다. 침 맞으러 가는 시간에 운동하면 저리고 쑤시는 게 없어집니다. 그렇기 때문에 침 맞고 뜸뜨고 약 먹기 전에, 지압 받고 수술받기 전에 운동부터 하라는 겁니다.

세 번째 무엇을 하느냐? 침 맞고, 뜸뜨고, 수술 받기 전에 호흡을 합니다. 치료받기 전에 어차피 먹어야 되고, 움직여야 되고, 숨 쉬어야 되잖아요. 육장육부 중에서 간담이 제일 허약해서 현맥이 나오면서 인영맥이 촌구맥 보다 크면 들숨을 길게 하고, 촌구가 크면 날숨을 길게 합니다. 그러면 음양이 조절되고, 허실이 조절돼서 굳이 치료를 받지 않아도 됩니다. 영양하고 운동을 해서 간담을 튼튼하게 하고, 호흡을 해서 음양의 기운을 조절했는데도 안 나왔다 그러면 그때 침 맞고, 뜸뜨고, 약 먹고, 수술을 고려해도 늦지 않다는 거죠. 숨 쉬는데 돈이 들어갑니까, 운동하는데 돈이 들어갑니까? 그러나 먹는 데는 돈이 들어가지요. 라면 한 그릇, 짜장면 한 그릇 사먹는데도 4~5천원은 들어가고, 빵 한쪽 사먹는데도 돈이 들어갑니다.

장수(長壽)의 첫 번째 요체

간담이 허약해서 현맥이 나올 때 관절염도 생길 수 있는데, 이때 뭘 먹어서 힘을 만드느냐? 어떻게 운동을 해서 그 부분을 부드럽고 튼튼하게 하느냐? 또 어떻게 호흡을 해서 몸 내부의 음양기운을 조절하여 몸의 기능을 정상화 시키느냐 하는 것들은 신시 배달국 시절에는 일반화 되어 있었던 법방들이었어요. 그걸 어떻게 알 수 있느냐 하면, 신시 배달국 후반 치우천황 시절에 쓰여졌다는 문헌 중에 『황제내경』이라는 의서가 있습니다. 그 문헌에 기록된 내용을 보면 그 당시와 이전의 생활상을 알 수 있을 뿐만 아니라, 그 당시의 보편적인 치병의 방법과 건강 유지 방법이 기록되어 있어요.

신시 배달국 이전인 한국(桓國) 시대에는 사람이 6~7백년 이상 살았을 겁니다. 그때 한인 할아버지들께서 700년 이상 살았다는 역사 기록을 보면서 제가 생각해본 것인데, 그 분들도 살다보면 어디가 아프거나 병이 생겼을 것이 아니겠는가? 그러면 누가 그 병을 고쳐줬을까? 거의 모든 어른들이 병 고치는 방법, 건강해지는 방법을 알았을 것이고, 또 실제 자기 병을 자기가 고치지 못하면 500년 이상 산다는 것은 불가능하지 않았겠는가 하는 겁니다. 그리고 그 할아버지들이 그 긴 세월을 뭐 하면서 살았을까? 그 시대엔 아침 일찍 직장에 출근하고, 아이들도 학교갈 일도 없었을 텐데 뭐하고 살았을까? 저는 지금도 그게 궁금해요.

(수강생들 폭소 하하하)

저축하고 돈 벌 일도 없었겠지요. 하루 종일, 일 년 내내 할 일이 없었을 테니까 엄청 심심했을 것 같아요. 그래서 심심하니까 하늘도 쳐다보고 땅도 쳐다보고 하면서 자기 시야에 들어오는 것들을 물끄러미 주시했을 것 같아요. 그 사람들 중에서 좀 특별한 사람들은 한 500년 이상을 하늘과 땅과 만물을 쳐다보면서 어떤 이치를 알아내지 않았을까 유추해 볼 수 있습니다. 그리고 고요히 숨을 쉬면서 힘을 다 빼고 편안한 상태에서 자기 내면을 한 500년 이상을 집중해서 들여다보면, 생명의 원리에 대해서도 상당히 알 수 있지 않았겠는가 생각하는 거죠.

이러한 역사 기록은 우리 쪽에만 있는 것이 아니고 이스라엘 역사에도 나와 있어요. 이스라엘의 상고사격인 「창세기」를 펴 보면 그들 조상들의 수명이 얼마인지 상세히 기록된 것이 나와요. 거기에 보면 어떤 사람들은 8,9백년씩 살았다고 되어 있습니다. 8,9백 년이면 하품 나오는 세월 아닙니까?

어쨌든 그렇게 해서 간담을 영양하고 운동하고 호흡해서 고관절이 나았다 그러면 침 안 맞아도 되고, 뜸 안 떠도 되고, 약 안 먹어도 되고, 방사선 안 쪼여도 되고, 수술 안 해도 됩니다. 그러면 보너스로 전신에 있는 관절염 고치는 것을 하겠습니다.

사상의학(四象醫學)은 사람에 적용해서는 맞지 않는 학문이다

모든 사람이 다 같은 수의 관절을 가지고 있어요. 누구는 10개 가지고 있고, 잘난 누구는 13개 가지고 있고 그런 것이 아니고, 지구상에 있는 모든 사람이 아기부터 할머니까지 다 똑같은 숫자의 관절을 가지고 있습니다.

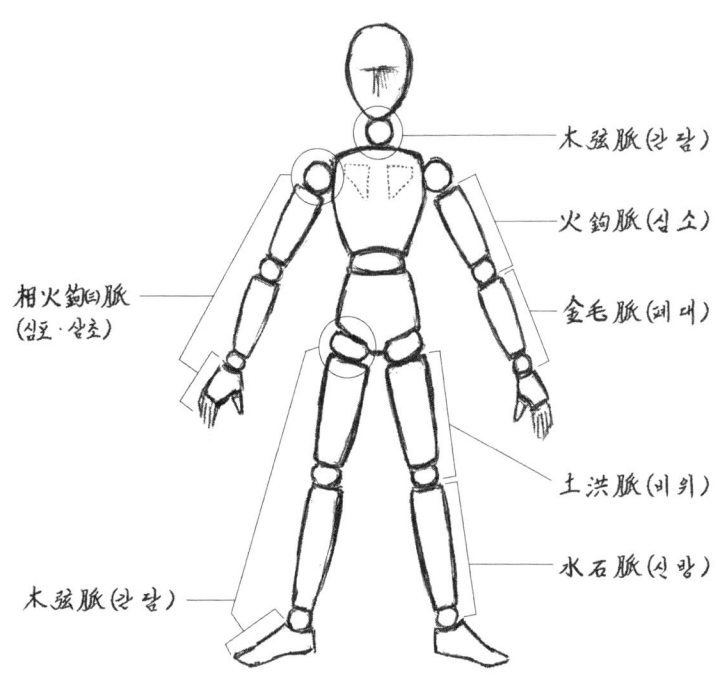

※ 전관절열 - 相火鉤三脈(심포·삼초)

그림 관절

표 관절 지배 부위

장 부	맥	지배 관절	영양하는 맛
木(간담)	弦脈	고관절, 발관절	신맛, 고소한맛
火(심소)	鉤脈	주관절(팔꿈치), 상완(위팔뚝)	쓴맛
土(비위)	洪脈	대퇴부(허벅지), 무릎	단맛
金(폐대)	毛脈	손목관절, 하완(아래팔뚝)	매운맛, 비린맛
水(신방)	石脈	발목, 종아리	짠맛
相火(심포.삼초)	鉤三脈	어깨관절, 손관절	떫은맛

어떤 사람은 그래요. 자기 관절은 특별하다고. 그래서 더 아프다고. 관절에 문제가 있는 모든 사람이 자기 관절이 제일 아프다고 합니다. 사실은 손끝에 가시가 하나만 박혀도 아파요.

큰 관절이 하지에 3개, 상체에 3개가 있어요. 삼음삼양이죠. 동양학에서 삼음삼양은 매번 나오는 말인데, 그게 다 사람 몸 안에 들어 있습니다. 3음은 궐음, 소음, 태음을 말하고 3양은 소양, 태양, 양명을 말하는데, 여기에도 각각 음양이 있어서 12장부와 12경락이 있어요. 그런데 흔히 사상체질이라고 말할 때의 사상(四象)은 2음2양을 말합니다. 2음은 소음과 태음, 2양은 소양과 태양을 말해요. 이렇게 되면 12장부가 아니고 8장부가 되고, 12경락이 아니고 8경락이 되는 거죠. 그러면 나머지 위장과 대장(양명), 간과 심포(궐음)는 설명이 안 됩니다.

이제마 선생의 '사상의학'은 잘 안 맞아요. 맞을 것 같습니까? '사상의학', '사상체질' 할 때의 사상은 '하찰지리' 할 때나 쓰는 원리죠. 땅의 이치는 방위(동서남북) 즉 평면을 이야기하는 겁니다. 땅의 이치를 논하는 학문에다가 사람, 생명, 하늘을 집어넣으면 안 맞습니다. 사람 문제를 사상에다가 대입하면 안 돼요. 사상은 교재에 뭐라고 되어 있어요? '지리(地理)'라고 되어 있잖아요. 사상으로는 땅의 이치를 살핍니다. 집은 어디에 지어야 되고, 농사는 어떻게 지어야 되고, 전쟁할 때 지형지물은 어떻게 이용하고, 도시 계획할 때는 어떻게 하는 것이 사람한테 유리하고 하는 것들. 바람이 저쪽에서 부는 경우에 어떤 방향으로 대문을 내야 되느냐? 낯선 곳에 갔을 때 동서남북 방위를 어떻게 잡아야 되느냐? 이런 걸 살피는 게 사상인데, 어떤 성인은 '아래로는 땅의 이치를 살피고(하찰지리, 下察地理)'라고 말씀하시기도 했잖아요. '하달지리(下達地理)'라고 해서 '땅의 이치에 달하고' 라는 말도 있어요. 그런데 어떤 분은 사상을 인간한테 적용시켜서 사상의학을 창시했어요. 그게 잘못됐다가 아니라 그건 잘 안 맞다는 겁니다.

그러면 위로는 뭐냐? 상통천문(上通天文). 우주의 생성 원리, 별이 생겨나고 별이 깨지는 원리. 또 물질이 창조되고 물질이 흩어지는 원리. 여기서는 허실관계가 나옵니다. 그리고 상생 상극의 관계가 나와요. 죄송하지만 하찰지리에서는 상생 상극의 원리가 안 나옵니다. 그런데 이놈(사상) 가지고 계속 붙들고 있으니까 여기(하늘)에 갈 수가 없는 겁니다. 그래서 어떤 사람은 오행이 안 맞는다 그래요. 그런데 사상만 붙들고서 오행을 말하려니 맞습니까? 사상은 사상으로 봐야 되고, 오행은 오행으로 봐야 되거든요.

그래서 요것도 귀에 딱지가 붙을 때까지 이야기를 하면 여러분들도 상통천문이 되지 않겠는가 하는 거죠. 천문을 통해서 예언가가 되거나 그런 건 아니고, 현실을 직시해서 문제를 해결할 수 있는 안목이 생긴다는 겁니다. 당면한 문제도 해결하지 못하면서 미래의 문제를 끌어다가 해결하려 들면 안 됩니다. 왜냐? 미래의 문제는 아직 안 생겼잖아요. 무슨 재주로 생기지도 않은 문제를 해결할 수 있습니까? 그러니까 우리는 당면한 문제만 해결하면 됩니다. 5년 후다 그러면 5년 후에 가서 당면한 문제를 해결하면 된다는 거예요. 그게 바로 상통천문의 원리를 응용하는 겁니다.

상통천문 이건 시간을 얘기하는 거죠. 일년 사시가 순환이 되고, 하루 열두 시간이 순환이 되고 하는 것들. 저 시간을 공부하는 학문이 소위 명리학이라든지 사주 추명학 같은 것들입니다. 그래서 명리학 같은 걸 공부하신 분들도 이 강의를 들으면 공부가 거의 완성되지 않겠는가 하는 거죠. 그것도 결국은 사람을 좋게 하자는 학문이잖아요. 사람을 위해서 하늘을 연구해야지, 하늘을 위해서 하늘을 연구하면 안 됩니다. 우주선을 화성으로도 보내고 하니까, 어떤 학자는 달이나 화성에 가서 살아야 된다고 그래요. 그런데 왜 화성 가서 살려고 하냐구요? 지구를 더 럽히지 말고 깨끗이 잘 써서 지구에서 살 생각을 해야지. 달에 가서 어떻게 살려고 그래요? 미친놈들 아닙니까? 여기서 잘 살 생각을 해야지. 그리고 여기가 더 살기 좋아요. 지구가 살기가 나쁘면 인간이라는 종자가 여기에 뿌리를 내렸겠습니까? 그러니까 우리는 그런 관점에서 현실을 직시해야 된다는 겁니다. 과거에도 매이지 말고, 미래에 쫓아가서 하늘을 날아다니지도 말고. 왜냐? 우리가 밟고 있는 땅이 현실이기 때문에 그렇습니다. 지금 현재 우리가 앉아 있는 이 자리가 현실이에요. 그래서 여기에서 병이 났다면 그 병을 잘 다스리면 됩니다. 여기에서 고통받는 정신이 있다고 하면 그 정신을 평화롭게 해주면 돼요.

사람에게는 육장육부의 12개 장부와 12개 경락이 있는데, 그걸 사상에다가 꾸겨 넣으려고 하면 맞아 들어가지가 않습니다. 그러니 어떤 사람은 '팔상 체질' 이럽니다. 그런데 팔상 갖고는 안 되니까 어떤 사람은 더 잘 났다고 16상을 갖고 논한다고 그래요. 그것 갖고 해도 뭐가 안 보여요. 그래서 누구는 '나는 썅노무 32상으로 하겠다' 그러잖아요. 그런데 그것 갖고도 안 됩니다. 그러면 더 무지막지한 놈은 '나는 64상으로 하겠다' 그러죠. 그런데 그것 갖고도 뭐가 잘 안 됩니다. 그렇다면 어떻게 해야 되겠어요? 128상, 이렇게 막 나가야 되잖아요. 하지만 그래봤자 사상체질의 범주를 못 벗어납니다. 사상에는 소음과 소양, 태음과 태양만 있고 양명과 궐음이 빠져 있잖아요. 양명에는 위장, 대장이 속하고, 궐음에는 간과 심포가 있습니다. 오장육부 가지고도 안 되는데 네 개의 장부를 빼먹고 의학을 한다고 그러니 답이 없는 겁니다.

모든 관절염을 고치는 원리와 방법 - 고관절

관절염에 걸리면 손목이 시리고, 무릎이 시리고, 어깨가 굳고, 뼈근하고 그러죠. 결리고, 쑤시고, 뜨끔거리고, 시큰거리고, 붓고, 물이 차고, 땡기고, 소리 나고 해서 사진을 찍어 봤더니 사진 상으로는 이상이 없어요. 그러면 의사들은 '기다렸다가 수술이나 해 봅시다' 그럽니다. 지금 고칠 생각을 해야지 뭘 기다렸다가 고칩니까? 관절이 약해지고 식어서 아픈 것을 어떻게 칼로 고친다고 하는지 원. 썩은 사과 발라내듯이 잘라낸다고 그게 낫습니까? 어떤 사람은 천근만근 어깨가 무거워서 팔이 안 올라간다고 그래요. 오십견이 있다고 해요. 무릎이 무겁다는 사람도 있어요. 또 어떤 할머니는 바람나고, 냉기가 들어온다고 그래요. 퇴행성 류머티스 이런 건 보통 관절염에서 더 악화된 거죠. 각 마디를 싸고 있는 연골, 심줄(힘줄), 근육, 인대, 신경 등이 더 약해진 겁니다.

　모든 통증은 차서(냉해져서) 온다고 했습니다. 그래서 식은 부분을 따뜻하게 하면 그 즉시 통증은 완화됩니다. 그런데 그것 갖고 허약해진 게 튼튼해지지는 않습니다. 튼튼하게 하려면 에너지를 공급해야 됩니다. 간담이 약해서 현맥이 나오면 고관절도 따라서 약해질 수 있어요. 그러면 고관절이 쑤시고, 뼈근하고, 시리고, 소리 나고 그래요. 더 약해지면 괴사증도 생깁니다. 고관절이 아픈 건 일체의 이유 없이 허약하기 때문이죠.

　총알이 박힌 건 병이 아니라 다친 거라고 했잖아요. 그건 부상당한 거니까 병원에 가서 총알을 빼고 치료를 해야 됩니다. 그런데 다친 게 아니고 살다보니까 약해질 수도 있잖아요. 고관절과 일체의 발관절병, 발톱 무좀, 발톱이 두꺼워지고 부서지는 것 있죠? 이건 간담을 허약하게 하고 혹사시켜서 그렇게 된 거죠. 간담에서 제일 먼 곳이 발톱이거든요. 그래서 간담이 힘들면 먼 곳에서부터 망가지는 겁니다. 간부터 망가지면 벌써 죽었겠죠. 하지만 생명은 살아남기 위해서, 생사와는 직접적인 관련이 없는 곳부터 약화시켜요. 고관절이 약해져서 아플 때는 일체의 이유 없이 신맛과 고소한맛을 먹습니다. 이렇게 영양하고 나서는 침 맞고, 뜸뜨고, 약 먹고, 수술 받으러 가기 전에 고관절 운동을 해야 됩니다. 침대에 누워서라도 천천히 고관절을 돌려 보세요. 돌린 만큼 기혈이 잘 순환됩니다. 호흡도 병행해서, 인영맥이 큰 경우엔 들숨을 길게 하고, 촌구맥이 더 크다면 냴숨을 길게 하면 더 빨리 좋아져서 침 안 맞고, 뜸 안 떠도 됩니다.

팔꿈치 관절과 무릎 관절의 병, 진통제를 쓰면 안 되는 이유

다음은 심소장이 허약해서 구맥이 나오면 주관절(팔꿈치), 상완(위 팔뚝)이 아파요. 이때는 쓴맛을 먹고 운동을 해야 됩니다. 주관절 운동은 심장을 튼튼하게 하는 좋은 운동입니다. 팔굽혀 펴기도 좋고. 심장의 허실을 검사하는 방법이 있어요. 자, 다 같이 손목을 흔들어 보세요. 깍지 끼고 굽혔다, 폈다 하세요. 양쪽 팔꿈치 소해혈을 붙여서 손을 아래로 최대한 내려 보세요. 이게 안 내려가면 심장이 허약한 겁니다. 이걸 하루에 10번씩 하세요. 아까와 반대로. 올리고, 틀고, 내리고. 그러면 손가락, 손목, 주관절, 상완까지 운동을 했습니다. 상완 부분이 압박을 받는 사람이 있어요. 근육이 부드러워야 되는데 굳고 경직되어 있어서 그렇습니다. 이 상완과 팔꿈치 관절 부분은 쓴맛을 먹어야 부드러워집니다. 거기가 약한 사람은 손을 벌벌 떨어요. 땀도 나고.

다음은 비위장이 허약해서 홍맥이 나오면 무릎 관절, 대퇴부가 안 좋아져요. 지금 무릎 아프다는 사람 엄청 많습니다. 위장에다 음식을 잔뜩 집어넣으면 위장에 부담이 가서 일어나기가 싫어져요. 이때는 적게 먹고 무조건 무릎을 따뜻하게 해야 됩니다. 그런데 만약 축구하다가 인대가 늘어났다 그러면 이때는 차게 해주면 수축되어서 정상으로 돌아가게 됩니다. 그 다음에도 통증이 계속 있다 그러면 다시 따뜻하게 해줘서 통증을 다스려놓은 연후에 단맛을 먹으면 됩니다. 단 것에는 뭐가 있느냐? 엿, 꿀, 고구마, 감, 대추, 연근이 있고 그밖에도 많습니다.

아프다고 진통제를 먹겠다면 할 수 없어요. 그냥 놔둬야죠. 진통제를 먹으면 모든 신경작용은 일시 중단한다고 봐야 됩니다. 신경 스위치를 끄면 그게 좋은 거냐? 생명이 멍청해져요. 습관적으로 진통제를 먹으면 통증을 감지하는 센서를 꺼 놓고 사는 것과 같아요. 무릎 관절통이 있어서 먹는 진통제 속에는 마취성분이 들어 있잖아요. 무릎 관절에 있는 신경이 작동을 해서 나에게 문제점을 알려줘야 하는데, 진통제는 통증을 인지하는 신경계를 무력화시켜, 먹으면 통증을 못 느끼게 만들어요. 통증이 있어야 조심도 하고 고치려고 노력할 텐데, 그게 아니라 진통제를 먹으면 일단은 안 아프니까 약해진 다리를 가지고 막 살아요. 그러다 보면 다 망가지는 겁니다. 진통제를 안 먹으면 또 아프잖아요. 그래서 계속 먹으면 언젠가는 그 정도 가지고는 약발이 듣지도 않게 돼요. 그러면 양을 늘리거나 더 독한 약을 먹어야 됩니다.

우리는 그렇게 하지 말고 먼저 아픈 부위를 따뜻하게 해서 통증을 완화시킨 다음에 단맛으로 영양을 하고, 힘이 생기면 생긴 힘 갖고 천천히 운동을 해야 됩니다. 무릎이 아파서 도저히 뛰지도, 걷지도 못하겠다 그러면 의자에 앉아서 움직이세요. 운동을 안 해서 굳은 것이거든요. 그래서 좋아졌다면 그 다음은 앉았다 일어났다를 하고 여러 가지 운동을 해서 그 강도를 강화시키면 병도 고칠 뿐 아니라 힘도 세지게 됩니다. 이건 일상생활을 하면서 병행하는 거죠. 안 먹어도 죽고, 숨 안 쉬어도 죽는 것처럼 운동도 살아가기 위해서 절대로 필요한 겁니다. 섭생과 운동과 호흡은 나를 위해서 하는 것인데 어디에 맞춰서 하느냐? 바로 내 몸에 맞춰서 해야 됩니다.

폐와 신장이 약할 경우에 나타나는 관절염, 오십견, 물리적으로 다쳤을 경우

다음은 모맥이 나오면 폐대장이 허약한 거니까 손목관절이 굳고 시큰거리게 돼요. 이때는 매운 음식을 먹으면 됩니다. 고추장, 계피차, 후추, 겨자, 와사비, 마늘, 생강, 파가 매운맛인데 이게 왜 나빠요? 나쁘다는 걸 의사들은 증명해야 됩니다. 단, 위장에 상처가 난 사람은 매운 걸 먹지 말아야죠. 상처 난 곳에다가 고춧가루를 뿌리면 따갑잖아요. 위장이 허약해져서 상처가 나게 되면 뭘 먹어야 돼요? 그 때는 단 걸 먹으면 따갑지 않습니다. 단맛을 먹어서 아물게 한 뒤에 매운 걸 먹으면 됩니다. 손목과 하완이 땡기거나, 굳거나, 쑤시거나, 힘이 없으면 매운 것 먹고, 운동하고, 호흡하면 낫습니다.

다음은 신방광이 허약하면 석맥이 나옵니다. 이때는 발목을 잘 삐고, 계단 내려갈 때나 산에서 내려올 때 더 힘들고 무서워요. 겨울철에 얼음이 얼어서 땅이 빙판이 되면 걷는데 무서움을 느끼는데, 그건 발목이 약해서 그런 겁니다. 산에 올라갈 때 힘들면 위장, 심장이 허약한 것이고, 내려갈 때 힘들면 신장 방광이 허약한 겁니다. 석맥이면 고소공포증이 생기고, 발목, 종아리, 장딴지가 약해집니다. 엄마들 장딴지 땡겨서 잠 못 자는 사람 많아요. 어떤 사람은 장딴지가 절절거리고, 욱신거리고, 실지렁이가 기어 다니는 것처럼 스물스물거린다 그리고 또 어떤 사람은 땡긴다, 쑤신다, 심란하다고 합니다. 그 때는 짠맛을 먹어야 됩니다. 소금, 된장, 간장, 다시마, 젓갈, 미역이 다 짠맛이죠. 각종 장아찌, 장조림. 이게 왜 사람에게 해로운지 그 잘난 서양의학으로 증명해 보라 이겁니다. 해롭다고 하는 그 사람들도 맛있게 잘 처먹어요. 하루 종일 환자들한테는 짠 것 먹지 말라고 하고서는, 집구석에 들어가서는 된장찌개 해 먹는다니까요. 김 먹을 때 소금 뿌려서 먹고, 간장 찍어 먹고 더 잘 먹어요.

　다음으로 구삼맥이 나왔다면 이는 심포 삼초 생명력이 허약해진 겁니다. 이건 굉장히 많아요. 이 시대 사람들 대부분이 촌구에서 구삼맥이 나옵니다. 심포장과 삼초부가 허약해서 병들면 어깨관절에 문제가 생깁니다. 어깨가 쑤신다, 짓눌린다, 무겁다, 결린다. 또 어깨가 뻐근하다, 땡긴다, 팔이 안 올라간다 등등 많죠. 요즘 아이들은 공부에 치여서 심포 삼초가 다 허약해져 있어요. 내 아이도 공부를 잘하는데 다른 집 아이가 더 잘해서 문제죠. 요즘 애들 다 천재예요. 그런데 그 똑똑한 애들을 데려다가 바보 만드는 게 지금의 교육입니다. 심포 삼초가 약해지면 손관절이 아프다거나 손바닥에서 땀나고 손이 붓습니다. 손바닥이 뻣뻣해지거나 허물이 벗어지기도 해요. 이때는 떫은맛, 아린맛, 생내나는맛, 담백한맛을 먹어야 됩니다. 무엇을 먹어봤더니 신맛도 아니고 쓴맛, 단맛도 아니고 맵지도 않고 짜지도 않는 게 있어요. 오미가 아닌 그걸 먹고 운동하면 어깨에서 생기는 오십견이다 뭐다 하는 어깨 관절염을 다스릴 수가 있습니다.

　비린맛과 화한맛은 금기에 속합니다. 폐대장을 영양하는 거죠. 박하사탕 같은 화한맛을 먹으면 막힌 코가 뻥 뚫리죠. 전라도에 가면 지역음식 있죠? 홍어 삭힌 것. 먹어 보면 화한맛이 강하죠. 코가 뻥 뚫리고, 눈물이 납니다. 금기가 강하니까 코가 뚫리고, 금극목이 되니까 눈물이 나는 거죠. 술안주에 제격입니다. 그걸 안주로 해서 술을 먹으면 잘 취하지도 않아요. 금기가 강한 음식과 화기가 강한 술은 서로 궁합이 잘 맞아서 그런 겁니다.

　물리적으로 삐었다는 말은 무슨 뜻이에요? 그건 뼈가 상한 건 아니고 연골, 인대, 힘줄, 근육 등이 놀랜 걸 말하죠. 충격이 더 심하면 파열도 됩니다. 그때는 병원에 가야 되겠죠. 허리 삔 것도 근육이 놀란 겁니다. 관절을 감싸고 있는 건 근육이거든요. 삐었을 때는 침이나 뜸이 제일 좋아요. 그리고 뼈를 맞춰 주는 사람을 찾아 간다든지, 크게 다쳤을 때는 빨리 병원에 가는 게 제일 좋습니다. 손가락 관절에 변형이 오는 요건 심포 삼초 상화가 약해져서 그런 거예요. 손톱은 간이 주관을 합니다. 간이 약하면 우둘투둘 줄이 많이 생깁니다. 손톱이 얇아지는 것도 있는데 그건 위와 폐대장이 약해져서 그런 겁니다.

이걸로 전 세계에 있는 관절염은 다 고쳤습니다. 관절염은 이대로 하면 다 낫습니다. 접지른 거나 크게 다친 건 침을 맞든가 빨리 병원에 가야 됩니다. 그리고 나서 발목 부위가 접질렀다 그러면 짠 걸 더 먹고, 무릎이 다쳤다 그러면 단맛을 먹고, 뼈가 부러졌다면 뼈는 신장 방광이 지배하니까 신방광을 영양하는 짠맛을 먹어야 되겠죠. 할아버지, 할머니들은 넘어지면 골절이 잘 되잖아요. 그때 짠맛을 먹어주면 회복 속도가 2,3배 더 빨라집니다. 의사가 놀랄 정도로 빨라져요. 어차피 회복하는 것도 내 몸이 하는 것이지 병원에서 해주는 건 깁스밖에 없어요. 다쳤을 때도 의사가 치료하는 게 아닙니다. 삐었든, 골절이 되었든 간에 회복시키는 회복력은 본인의 몸에서 만드는 겁니다. 그래서 고치는 건 결국 자신이 하는 거죠. 손목을 다쳤을 때는 매운맛이고.

편두통일 경우, 편도선염

46페이지 펴시고, 족 제4지에 이상이 있거나 편두통이 있다 그러면 신맛을 먹고, 네 번째 발가락 바깥쪽에 규음이라는 혈자리가 있어요. 담경이 끝나는 자린데 그때 거기를 꽉 누르면 되게 아픕니다. 그래도 계속 자극을 주면 씻은 듯이 낫는 경우가 있어요. 침도 없고, 아무것도 없으면, 편두통이 있는 쪽 네 번째 발가락 바깥쪽 담경의 규음이나 아니면 임읍을 강하게 자극하거나, 규음에서 사혈을 해서 피를 한 방울이라도 내면 그 자리에서 효과를 볼 수 있습니다. 침이나 사혈침이 없다면 바늘이나 옷핀 같은 것 또는 압정 같은 거라도 쓰면 됩니다. 깨끗이 씻은 뒤에 불로 소독하고 찌르면 돼요. 안 죽습니다. 주사기 그 큰 것 갖고도 찌르는데 침이나 옷핀은 거기에 비하면 신선급이죠. 주사기는 바늘 속에 구멍이 있잖아요. 그래서 피가 들어가고 나오고 하다가 무슨 균 같은 게 묻을 수도 있어요. 그런데 침은 묻을 게 없죠. 깨끗하게 닦기만 하면 아무나 찔러도 됩니다. 찝찝하면 라이터 불로 지져서 써도 돼요.

그리고 생각을 해 보세요. 몇 천 년 전에 침을 하나 만들려면 어떤 공력이 들어갔겠는가? 쇠를 구하기도 힘들었겠지만 쇠붙이를 돌판에다가 여러 해를 갈아서 침을 만들지 않았겠습니까? 그 침을 스승이 쓰다가 죽으면 수제자가 그 침통을 물려받는 겁니다. 당시엔 침을 대량으로 만들 수 없었으니까 침통을 물려받는 것이 법통(法統)을 이어 받은 증표였던 겁니다. 지금은 만원만 주면 침을 수십, 수백 개 사니까 걱정할 게 없어요. 좋은 세상이죠.

간담이 허약하면 목이 쉬고, 편도선이 붓습니다. 편도선이 부을 경우엔 시고, 떫고를 먹으면 됩니다. 편도선이 벌겋게 부어서 음식 넘기고 물 넘기기도 어렵게 되었다면 어떻게 해야 되느냐? 모든 염증은 짠맛으로 다스리는 거니까, 그 때는 짜고, 시고, 떫고를 먹으면 됩니다. 편도선이 자주 붓는 것은 간담이 허약해서 그런 겁니다. 이때는 목과 편도선을 지배하는 간담을 튼튼하게 하면 되는 건데, 잘 붓는다고 해서 편도선을 칼로 잘라내면 안되겠지요. 편도선이 없으면 힘을 조절하는 능력을 잃어버립니다. 우리가 물통을 든다든지 벽돌을 든다든지, 앉았다 일어섰다를 한다든지 할 때는 힘을 조절해서 필요한 만큼만 사용하면 되는데, 편도를 제거하면 그 힘을 조절하는 능력이 상실되어서 힘을 필요 이상으로 과다하게 쓰게 됩니다. 그러면 쉽게 피로해지게 되겠죠.

그리고 식도에서부터 뱃속의 장기까지 이상이 생겼을 때 상황에 맞게 외부에서 섭취한 물과 음식물의 유입을 통제하는 힘이 일정 부분 없어지게 됩니다. 감기에 걸렸거나 몸 상태가 안 좋을 때는 우리 몸의 소화력이나 제독력이 떨어지게 되겠죠. 이때 음식물을 과다하게 먹으면 몸은 엄청나게 혹사당하기 때문에, 생명력은 저절로 편도를 붓게 해서 음식물 유입을 막아 버립니다. 결국 장기를 보호하려고 그러는 것인데, 그러한 기능을 하는 편도가 없으면 엄청 불리한 상황이 초래됩니다. 그래서 편도가 붓거나 염증이 있거나 하면 신맛과 짠맛 그리고 떫은맛을 먹으면 됩니다.

갑상선도 목기에 해당합니다. 갑상선에 염증이 있다거나 하면 대개 모맥이나 석맥, 현맥이 나와요. 모맥일 때는 짜고, 맵고를 먹으면 됩니다. 그리고 석맥이나 현맥이면 짠맛과 신맛, 떫은맛을 먹으면 됩니다. 구체적으로는 맥대로, 체질대로 하면 되겠죠.

중생들을 좀비로 만들려고 하는 기득권층, 예방 접종은 지배세력들의 음모

의사들은 갑상선 환자들 보고 '그거 잘라내' 하는데 그게 말이 되는 소립니까? 갑상선병 예방한다고 미리 제거하는 사람도 있어요. 그러면 심장병 예방하려면 뭘 제거하면 되겠어요? 말이 되는 소리를 해야지, 어떻게 칼로 잘라 내서 병을 예방하고 고치려 듭니까? 지금 세상이 이렇게 무지막지해졌어요. 무식하기가 이루 말로 할 수 없을 정도입니다. 자연의 원리와 같은 법방과 이치를 모르니 돈을 싸들고 가서 칼로 제거해달라고 사정하는 지경에까지 이르렀어요. 약해지면 튼튼하게 해서 쓸 생각을 하면 되는데 약해졌다고 칼로 제거하면 되냐구요. 전부 기득권층한테 세뇌되어 갖고 사물을 보는 관점이 노예적 관점으로 전락해서 그렇게 된 겁니다. 지금 거대한 지배세력이 사람을 바보로 만드는 우민화 교육을 시키고 있어요. 그 매뉴얼에 따라 의사들도 교육시키고 사람들도 교육을 시키고 하는 겁니다.

매뉴얼은 누가 만들어요? 다국적 거대자본 안에서도 다국적 제약회사가 만들죠. 그 매뉴얼대로 따르는 무리들이 의사고 약사인 거죠. 사실 일반 병원이나 동네에 있는 의사, 약사들은 그런 것 못 만들어요. 그 사람들은 돈 번다고 바쁜 사람들이라서 연구하고 공부할 시간이 없습니다. 하루에 환자를 100명, 200명 씩 본다는 의사도 있다는데, 언제 공부하고 연구하겠어요? 그래서 대부분의 의학 이론은 거대 다국적 제약회사에서 만들고, 병원과 약국에서는 거기에 따라 만들어진 약을 사용하고 판매만 할 뿐이죠.

그래놓고 국가마다 로비를 해서 예방접종법이라는 걸 만들게 해서, 질병을 사전에 예방한다는 명목으로 신생아 때부터 끊임없이 우리 몸 안에 독한 약을 투여하도록 하고 있어요. 우리는 그 실상을 알아야 됩니다. 그로 인해 지금도 자폐증, 뇌성마비, 아토피, 각종 정신질환 등을 앓는 아이들이 끊임없이 생겨나고 있어요. 아기가 금방 태어나면 단단하지 않고 흐물흐물한 미숙아로 태어납니다. 대략 20년 정도 성장해야 완성되는데 반해 다른 동물들 가령 사슴 같은 놈들은 태어나자마자 걷고 뛰고 하잖아요. 천적으로부터 자신을 지키려면 얼추 완성된 몸으로 나와야겠지요. 거기에 비해 인간은 아주 미숙아로 나옵니다. 미숙아라서 부족한 것이 한두 가지가 아닙니다. 미숙아를 다 자란 성인에 기준해서 보면 안 돼요. 그 시기에 예방접종을 받는다든지 할 때 강력한 약물이 체질적으로 맞지 않게 되면 아기한테 큰 사단이 일어날 수 있습니다. 아기가 잘못 되더라도, 거대 지배세력들이 판을 그렇게 짜 놓고 법제화 시켜 놨기 때문에 항의도 못해요. 그리고 우매한 민중들은 그러한 제도를 당연한 걸로 받아들이고 있어요. 지금 세상이 이렇게 되어 있습니다.

각각의 기운이 지배하는 시간대와 그에 맞는 음식

 다음은 새벽에 복통이 있습니다. 하루 중 목기가 가장 왕성한 시간이 새벽이죠. 크게 봐서 일년 사시 중에는 봄에 목기가 가장 왕성하고, 여름에 화기가 가장 왕성하고, 장하 즉 한여름(삼복더위 때)에 토기가 가장 왕성하고, 가을에 금기가 가장 왕성하고, 겨울에 수기가 가장 왕성합니다. 앞서도 이야기했지만 우리나라 하늘에는 장하가 있어서 사계가 아닌 오계로 구분하는 것이 이치에 합당합니다. 그래서 1년을 오행으로 나눈 겁니다. 어떤 책에 쓰여져 있건 말았건 분명한 사실은 우리의 하늘은 그렇게 되어 있다는 거죠. 그리고 오계절 사이사이에 뭐가 있느냐 하면 계절의 판을 바꿔주는 시기인 환절기가 정확하게 있습니다. 이 판을 타고 넘어갈 때 생명력이 약한 사람은 감기도 잘 걸리고, 추운 겨울에서 봄으로 갈 때는 부드러운 목기의 작용으로 나른해지기도 하잖아요. 흔히 봄 탄다고 하는 게 바로 그겁니다.

 그리고 하루에서 오행을 보면 목기는 새벽이죠. 수기인 한밤이 새벽을 만들고, 목기인 새벽은 화기인 아침나절을 만듭니다. 사시(巳時)까지 즉 오시 이전을 오전(午前)이라고 하고, 오시 정오경을 점심이라 하고, 오시 이후인 미시부터를 오후(午後)라고 합니다. 토기인 미시(未時)에서 술시(戌時)까지를 금기인 저녁이라 하고. 하루에서 보면 수기(水氣)가 지배하는 밤 시간이 가장 깁니다. 상통천문에서 사용하는 상생의 이치가 이런 시간의 순환에서 생겨나는 겁니다. 상생은 목생화, 화생토, 토생금, 금생수, 수생목 시작도 끝도 없이 저절로 계속됩니다.

 그렇게 보면 아침에 매운 걸 먹으면 손해겠죠. 금기가 왕성한 저녁 시간대가 되면 사람이 그 기운을 받아서 이겨내야 되는데 그때 금기가 필요합니다. 그래서 얼큰한 건 저녁에 먹는 게 좋아요. 그리고 실제로도 저녁 밥상에 찌게 같은 얼큰한 게 많이 나옵니다. 겨울은 수기가 지배합니다. 겨울의 차가운 수기를 이겨 내려면 우리 몸 안에도 짠맛인 수기가 필요해져요. 이때 수기에 해당하는 신장 방광이 허약하면 종아리나 허리가 더 아프고 그래요. 봄에 내 몸 안에 간담 기운에 해당되는 목기가 부족하면 눈곱이 더 끼고, 여름에 나한테 심소장 기운에 해당되는 화기가 부족하면 땀이 더 납니다.

그래서 사람들은 자연의 화기를 이기려고 늦봄부터 해서 쓴맛 나는 쑥갓, 더덕, 산나물이나 익모초 등을 먹어 왔습니다. 하늘이 이때가 되면 산나물, 쑥, 씀바귀, 취나물 같은 쓴맛이 나는 것들을 많이 만들어 놓잖아요. 여름이 오기 전에 미리 화기를 채우게 하려는 천지의 배려로 그런 쓴맛 나는 먹거리들이 많이 나는 겁니다. 장마철이 지나면 장하가 시작되죠. 이때가 되면 자연에서 보면 토기가 강해지는 시기라서 우리 몸에서도 토기인 비위장이 약해지게 됩니다. 그래서 그 때는 천지자연의 기운판이 저절로 참외, 호박과 같은 단맛 나는 산물들을 만들어내고 우리는 그 자연의 소출자들을 먹거리로 삼는다는 거지요. 참외라는 놈을 살펴보면 파란색일 때는 쓴맛이고 장마철이 지나면 노란색으로 변하면서 단맛이 납니다. 천지가 그렇게 만들어 놓은 거지, 인간이 만드는 것이 아니란 거죠. 지금 비닐하우스에서 계절에 관계없이 참외농사를 짓는데, 제철에 나온 것에 비해 제 맛이 안 나는 게 사실입니다.

입추 처서가 지나 가을이 되어서 우리 몸의 폐대장에 해당되는 금기가 약해지면 콧물이 나고, 비듬이 쏟아지고, 피부가 가렵고, 팔다리에 나는 털이 부스러지거나 빠지게 되고, 대장이 무력해지고 그래요. 가을이 되면 천지에서 추살기운이 가장 강력하게 내려오기 때문에 사람들이 그걸 적응하고 이겨나가도록 하기 위해서 자연은 저절로 매운맛 나는 것들을 많이 만들어 냅니다. 생강, 양파, 대파, 쪽파, 마늘, 고추, 무, 배추, 달래, 열무. 이런 것들은 전부 매운맛을 가지고 있습니다. 하늘에서 내려오는 강한 금기운을 사람이 적응하고 이길 수 있게 하려고, 그때가 되면 저절로 그런 매운맛 나는 것들을 자라게 해서 사람들로 하여금 먹을 수 있게 하는 겁니다.

입동, 소설이 지나 겨울이 오면 우리 몸에서는 신장 방광에 해당하는 수기가 약해집니다. 그러면 머리털이 빠지고, 허리가 약해지고, 장딴지가 땡기고, 추위를 더 타고 그래요. 이때는 짠맛을 더 먹어야 되겠죠. 바닷가 사람들은 이때를 맞이해서 젓갈도 담궈 놓고, 김, 미역 농사도 이때 되는 겁니다. 육지 사람들은 이때를 대비해서 한여름부터 여러 가지 장아찌를 만들기 시작하죠. 사람들이 가장 많이 먹는 김치를 담글 때는 배추, 무를 소금에 절구고 시작하죠. 일단은 짜게 만들어놓고 시작을 하잖아요. 그런데 그 짠맛이 나쁘다고 박박 우기면 되겠느냐 그겁니다. 임상실험을 몇 천 년, 적어도 몇 백 년 동안 해 와서 아무 문제없다고 확인이 된 건데 짠맛이 나쁘다고 하면 안 된다 이거에요. 그건 이치에 안 맞는 이야기입니다. 우리는 간장, 된장, 고추장, 김치를 안 먹으면 건강하게 살 수가 없어요.(그림 참조)

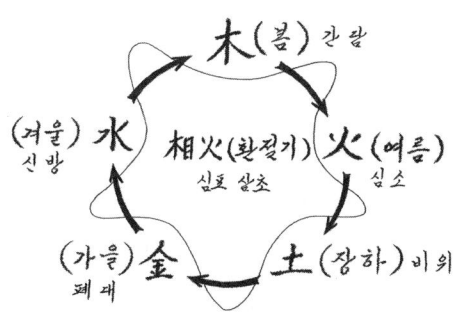

그림 오계절 순환도(오행)

우리 몸 자체가 조상 때부터 그런 음식들로 만들어졌기 때문에 그래요. 서양의학 공부한 사람들이 뭐라 떠들든 말든 그걸 갖고 시비하지 말고, 우리는 선조들이 자식들을 양육하기 위해서 어떤 먹거리를 만들어 먹였는지 살펴서, 우리식대로 살면 됩니다. 그래서 겨울철에는 신장 방광을 영양하기 위해서 짠맛을 많이 먹게 됩니다.

꽃 댕기의 의미, 옛날 사람들의 보편적인 한살이(一生)

일생을 보면 목기에 해당하는 유년기에는 몸이 다 보들보들 합니다. 몸이 봄의 새싹처럼 부드러우니까 쑥쑥 클 수 있어요. 어른처럼 딱딱하면 어떻게 커요? 못 크죠. 봄의 목기는 연하고 부드러운 새싹을 틔웁니다. 그리하여 목생화 하면 청년이 됩니다. 그런데 초목이 봄에서 여름으로 넘어가는 중간 과정인 환절기 때 꽃봉오리가 먼저 생기는 것처럼, 사람도 그때가 되면 여자 아이는 초경을 하고, 남자 아이는 정자를 만들어요. 그러니까 남자 아이는 이때 목소리도 변하고 몽정도 하고 그럽니다. 옛날에는 여자 아이들이 초경을 하고, 꽃 댕기를 매면 바로 처녀가 되었어요.

초경을 한 아이는 머리에 매는 댕기가 달라집니다. 민 댕기에서 꽃 댕기를 매 주거든요. 그것은 일종의 표식 같은 겁니다. 꽃 댕기를 매면 그 아이는 몰라도 그 동네 어른들은 결혼해서 아기를 낳을 수 있는 몸이 되었다는 것을 다 알아요. 그래서 그 아이를 대하는 것도 달라져서, 마을 공동체 차원에서 보호하고 어른대우를 해 주었습니다. 옆 동네 총각들이 찝적 대면 쫓아내기도 하고. 마을 청년들이 다 같이 나서서 꽃 댕기 맨 처녀를 지켜주는 거죠. 그리고 집에서는 살림살이 교육에 들어가서 밥 짓는 법, 김치나 간장, 된장, 고추장 담그는 방법 등을 가르치게 됩니다.

그렇게 꽃이 핀 이후에 열매를 맺기 위해 혼례(일생에서의 화기)를 치르고 아기를 낳으면 처녀는 엄마가 되고, 청년은 아빠가 됩니다. 우리 부모님 세대 즉 지금의 7,80대 분들은 일생에서 장하 기간(토기)까지 보통 자식을 대여섯 명씩 낳았어요. 그건 자신이 뿌리가 되어서 열매를 맺는 거나 같은 거죠. 아이를 낳으면 3,40대 중반까지는 계속 아이를 키웁니다. 자식을 다 키우면 이제 인생의 가을(금기)로 접어들게 됩니다. 가을이 되면 아이들도 커서 결혼을 하게 되고 그러면 비로소 장하에 열매 맺고 키워서 가을에 결실을 맺는 일이 끝나게 됩니다. 일생에서 가을에 해당하는 시기가 되면 여성은 폐경기가 옵니다.

늦봄에 해당되는 사춘기가 초경기라면, 폐경기는 초가을에 해당되는데 그걸 요즘 말로는 갱년기라고 하죠. 그러면 폐경 전까지는 계속 생리를 하고 있다는 말이 되겠죠. 그 이야기는 새로운 생명을 잉태할 수 있도록 생명 물질을 생성하고 분비하고 있다는 거죠. 식물로 보면 매월 꽃을 피우고 있는 겁니다. 그러다가 천지가 가을로 접어들면 초목에 단풍 들고 낙엽이 떨어지는 것처럼, 여성도 금기(金氣, 金期)에 접어들게 되면 생명을 잉태할 수 있는 생명물질을 창조하고 분비시키는 작용이 정지됩니다. 이때 건강하면 별 탈 없이 잘 넘어가고, 허약하면 흔히 갱년기장애라고 하는 여러 증상이 오게 되는 거죠. 젊어서는 매운 걸 못 먹던 사람도 50세가 넘어가게 되면 저절로 얼큰하고 매운 게 땡기는 것도 이 때문입니다.

일생에서 목기(봄)의 시기인, 태어나서 사춘기까지는 신맛이나 고소한맛이 많이 필요하고, 화기(여름)의 시기인 청년기가 되면 쓴맛이 더 필요해지게 되는 거죠. 그래서 고등학교 졸업할 때쯤에는 커피나 술 같은 쓴맛을 대부분 먹게 됩니다. 또 토기(장하기)인 중년이 되면 대개 단맛이 땡기고, 금기(가을)가 지배하는 50대 갱년기가 되면 매운맛이 필요하고, 수기(겨울)의 계절인 60대 후반 노년이 되면 짠맛이 더 필요해집니다. 그래서 노인 분들은 저절로 입맛이 짜진다고 하는 겁니다. 일생을 오행으로 나눈 거죠. 유소년기, 사춘기는 목에 해당하고 20대에서 30대 초반까지의 청년시절은 화기에 속하는데, 이때 짝을 만나서 자식을 낳아야 건강하고 튼튼한 놈이 나옵니다. 그런데 지금 이 시대는 전부 나이 먹어서 시집 장가가니까 제대로 된 2세가 거의 나오기 힘들다고 봐야겠죠.

책을 절대시 하지 말아야, 김시습의 귀신론

옛날 『포박자』 같은 책에 보면 여자는 7수로 가고, 남자는 8수로 간다는 말이 나옵니다. 책 한 권에 상세하게 다 나오는 게 아니고 띄엄띄엄 나와 있어요. 책이라는 건 글쓴이가 자기 깜냥껏 쓴 거잖아요. 자기가 우주를 다 알고 쓴 게 아니라 자기 지식범위 안에서 쓴 것이 책입니다. 그렇기 때문에 우리는 책을 보더라도 '아! 그때 그 사람은 이것을 보고 느끼고 썼겠구나, 예수님은 이런 말씀을 했구나, 부처님은 저런 말씀을 했구나, 공자님, 노자 할아버지는 이러저러한 말씀을 했구나' 하고 생각해야지, 그 책을 절대시하는 우를 범해서는 안 됩니다. 그런 분들이 모든 것을 말하지 못했잖아요. 무릎 아플 때는 뭘 먹어야 되는지, 울화가 치밀고, 의심이 나고, 자포자기 하고, 무섭고 두려울 때는 어떻게 해야 되는지를 말 못했어요. 이제 선천 문명이 극한까지 오면서 역사가 갈무리되는 시점에 와 있는데, 이때 한 위대한 스승이 나타나서 맥진법, 체질분류법, 그에 따른 섭생법 등 법방을 총 정리를 해놓았어요. 그것을 제가 운 좋게 가르침을 받아서 이렇게 얘기를 할 수 있게 된 겁니다.

인간은 우주의 일부고 자연의 일부입니다. 인간의 영혼도 우주를 벗어날 수는 없어요. 죽어서 천당 간다 해도 거기도 우주 안입니다. 하느님도 부처님도 다 우주 안에 있어요. 어떤 사람이 예수, 부처는 우주 밖에 있다 해도, 우주 밖이라는 거기도 우주예요. 이건 김시습 선생이 한 말인데, 까불지 마라 그겁니다. 혼이 날아가든 백이 흩어지든 간에, '혼비백산(魂飛魄散) 하여도 재천(在天)이다.' 귀신이 나타났다가 사라졌다 해도, '신출귀몰(神出鬼沒)) 해도 재천(在天)이다.' 다 우주 안에 있다 그랬어요. 매월당 김시습 선생은 귀신혼백론을 이렇게 딱 두 줄로 정리를 해놓았어요. '신출귀몰이나 재천이요, 혼비백산하여도 재천이라.' 혼(魂)이 하늘로 날아가도, 백(魄)이 땅에 흩어져도 재천이라. 우리 조상들은 이렇듯 천지의 이치를 군더더기 없이 명료하게 가르치고 있습니다.

하늘 기운이 땅 기운과 합을 이루어서 생명을 만들어냈는데, 그 생명의 대표가 바로 우리들입니다. 우리가 하늘과 땅을 담아놓은 그릇이에요. 우리(宇理) 안에 천지(天地)의 정보(情報)가 다 들어 있어요. 병이 생긴 정보도, 병을 고치는 정보도 있습니다. 지난 몇 천 년 동안 우리는 치열하게 이걸 찾고 구하고 했는데, 때가 되니까 이제 세상에 드러난 겁니다.

적과 취와 유동기, 새벽에 오줌 싸는 것과 한밤중에 오줌 싸는 것

교재에 보면 '봄, 새벽에 더하고' 라고 나와 있죠. 간담이 허약해서 현맥이 나오면, 정신적으로도 봄과 새벽에 신경질을 내고 폭력을 쓰는 것이 심해진다는 뜻입니다. 봄 되면 개학을 하잖아요. 한 학년 올라가서 신학기가 되는 그때 목기가 완연해지게 됩니다. 그러면 서로 대장질 해 먹으려고 으르렁거려요. 급우들 간에 싸움도 그때 자주 벌어지는 거죠. 그게 목기가 힘들어서 그러는 겁니다.

제 좌측에 유동기 혹은 적취(積聚)가 있다. '제(臍)'에 동그라미 치고. '제'는 배꼽을 말합니다. '적취'는 몸에 냉기가 많이 들어있는 경우에 생기는데 꾹 누르면 아프죠. '적'이라는 것은 딱딱한 기운이 쌓여 있는 걸 말합니다. 해부학적으로는 오른쪽에 간이 있는데 왜 좌측이 그러냐고 생각할 수 있는데, 실제의 기운 작용은 그렇게 안 되어 있어요. 좌청룡 우백호라고 해서 좌측은 목기가, 우측은 금기가 주관합니다. 그런 이치로 인해 배꼽의 좌측에 냉기가 쌓이게 되는 겁니다.

'적(積)'이 냉기가 더 오래 되어 쌓여서 계속 남아 있는 거라면, '취(聚)'는 냉기가 약간만 서린 거라서 어떤 때는 하루 푹 자고 나면 없어지기도 합니다. 온기와 냉기는 몸 안에서 서로 싸우게 되어 있어요. 냉기가 몸 안으로 들어오면 온기는 열을 내서 그 냉기를 밖으로 내쫓으려 할 것이고, 냉기는 온기를 제압해서 자리를 차지하려고 할 것 아닙니까. 그럴 때 경련이 난다든지 뭐가 벌떡벌떡 하게 됩니다. 그래서 간담이 허약하고 식으면 배꼽 좌측에서 뭐가 벌떡벌떡 뛰고 하는데 그것을 '유동기'라고 합니다. 이때는 신 것을 먹고 배를 따뜻하게 해야 됩니다. 냉기(冷氣)를 이기는 유일한 기(氣)는 온기(溫氣)고, 온기를 이기는 유일한 기는 냉기죠. 그래서 배를 가르고 장기를 잘라낼 것이 아니라 질서와 조화를 찾자는 거죠. 그러다가 천수를 다해서 우주로 가면 됩니다. 우리는 우주에서 왔으니까 우주 안에서 살다가 다시 우주로 돌아가는 거죠. 그런데 천당 가려고 하니까 마음이 급해지는 겁니다. 제가 볼 때는 스스로 자신을 죄인이라고 주문 거는 사람들은 천당에 못 갑니다. 대신 우주로는 갈 수 있겠지요.

다음은 야뇨증이 있습니다. 새벽에 오줌 싸는 것. 요로에도 근육이 있잖아요. 괄약근이 조여서 오줌 나가는 걸 막고 있어요. 뼈나 힘줄이 아니고 근육이 오줌을 막고 있는데, 이놈은 정상적인 힘이 있으면 주인의 말만 듣게 되어 있어요. 오줌보가 터질 것 같아도 주인이 명령을 내리지 않으면 참고 있습니다. 주인이 괄약근한테 '열어라' 하고 명령을 내려야 열리는 거죠. 그런데 근육을 주관하는 간담이 봄과 새벽에 더 약해지니까, 괄약근도 따라서 약해집니다. 그러니까 저도 모르게 싸버리는 겁니다. 그러면 자기 허벅지가 뜨끈뜨끈해지는 걸 알죠. 그렇게 현맥일 때 오줌 싸는 건 본인이 자면서도 알아요.

그런데 이것 말고 수기가 약해서, 방광이 수축되어서 오줌 싸는 게 있습니다. 한밤중에 오줌 싸는 이거는 싸도 싸는 줄을 몰라요. 그래서 밤새 두 번도 싸고 그럽니다. 이불에다가 손을 넣어 봐서 미지근하다면 금방 싼 거니까 신 것이나 고소한 걸 주면 되고, 본인이 오줌 싼 줄도 모르고 쌌는데다가 만져봐서 차갑다면 그건 한밤중에 쌌다는 걸 뜻합니다. 이때는 뭘 먹으면 되겠어요? (짠맛) 짠맛이죠.

그래서 옛날에는 아이가 오줌 싸면 아침에 쌀키를 머리에 씌워서 소금 받아오게 했습니다. 제가 그 옛날에 살아봤는데 마을 장로들이 아이들을 살리기 위해서 마을 회의를 했어요. 그 때는 소금이 엄청 귀할 때였습니다. 소금 만드는 일이 보통 일이 아니었죠. 특히 유럽은 소금이 엄청 귀했어요. 그래서 그 동네선 소금으로 월급을 주기도 했잖아요. 샐러리맨, 이게 소금 받아가는 놈이라는 뜻입니다. 소금 받아가는 사람이 오늘날의 월급쟁이가 된 겁니다. 그렇게 아이가 집집마다 다니면서 그 귀한 소금을 받아오면, 엄마는 소금 받아온 걸 함지에 넣어두고 조금씩 먹였을 것 같아요. 이 풍습이 아직도 완전히 없어지지 않고 시골에 가면 일부 남아 있습니다. 이런 것만 봐도 이런 섭생법이 과거 단군 할아버지 이전부터 겨레의 생활 속에서 일상화되지 않았겠느냐 하는 겁니다.

그 섭생법을 일반화해서 산 사람들의 후손이 바로 우리 단군의 자손들입니다. 그래서 우리들은 이런 건 말만 하면 그냥 다 알아먹어요. 이러한 가르침이 원래 우리 것이라서, 우리 뇌세포에 그러한 과거 정보가 다 입력되어 있어서 그런 겁니다. 여러분 속에는 무한대의 잠재능력과 무한대의 정보가 들어 있어서, 머리통에다가 마우스만 한번 클릭하면 다 알아 먹을 수 있습니다. 단지 현성 선생님이 저를 먼저 일깨워 주셨기 때문에 저는 이 법방을 세상으로 확산시키기 위해서 이렇게 강의를 하고 있는 겁니다. 저처럼 여러분들도 이걸 세상에 널리 알리면 알릴수록, 우리 다음 세대 아이들 때는 지금보다 살기 좋은 세상이 만들어지겠지요. 오줌싸개 고치는 것에는 다섯 종류가 있는데 다음에 정리하기로 하겠습니다.

일체의 염증은 짠맛으로 다스린다, 심장암과 소장암이 거의 없는 이유

다음은 야위고. 현맥이 나오고 인영이 4~5배 이상 크면 사람이 빼빼 마릅니다. 석맥이 나오고 인영이 커도 그것이 오래되면 말라요. 석맥이 나오고 인영이 큰데 살쪄 있다 그러면 수술을 했거나, 그 때의 4~5성은 생긴 지 얼마 안 된 겁니다. 하지만 생긴 지 몇 년씩 오래 되었다면 마르게 되어 있어요.

간담이 허약하면 눈물이 나고, 눈이 시리고. 간이 식어서 오그라들면 하품만 해도 눈물이 주루룩 나오고 선풍기 바람만 쐬어도 눈물이 나옵니다. 이것은 슬퍼서 우는 것과는 다르죠. 눈곱이 끼고. 어떤 사람은 눈곱이 하두 덕지덕지 눈썹에 달라붙어 있어서 침을 묻혀서 떼기도 합니다. 눈곱이 나오는 것도 염증의 하나입니다.

염증은 무슨 맛으로 다스린다 그랬어요? (짠맛) 그렇죠. 당구장 표시를 크게 하고, '모든 염증은 짠맛으로 다스린다'라고 적으세요. 간염은 시고 짜고를 먹고, 위장에 염증이 생기면 달고 짜고, 폐렴은 맵고 짜고. 모든 염증은 짠맛을 먹어야 됩니다. 지금 사람들은 몸이 다 싱거워져서 온통 염증 투성이 입니다. 보이지 않는 거대세력이 전 인류를 진멸지경으로 몰아가려고, 수십 년 전부터 짠 것을 못 먹게끔 공작을 펴고 세뇌를 시켜 왔습니다. 짠 게 부족하면 병균이나 바이러스에 약해지거든요. 실제 균이나 바이러스가 왔을 때 어디로 들어가느냐? 주로 장부와 기관에 들어가서 염증을 유발시킵니다. 하지만 같은 장부라도 심장으로는 잘 못 들어가요. 그래서 염증이나 암세포도 심장에는 잘 안 생깁니다. 왜? 심장은 뜨거우니까. 뜨겁다는 것은 생명력이 최고조로 활성화 되어 있다는 걸 의미합니다.

암을 정복하려는 전 세계 모든 의료인들은 여기에서 출발하면 답이 나올 겁니다. 왜 심장에는 암이 없을까? 서양의학은 송장을 갖고 연구하니까 답이 안 나오는 겁니다. 송장에는 생명력이 없잖아요. 따끈따끈한 생명력을 갖고 있는 놈을 들여다봐야지, 죽은 송장때기나 만지고 하는 해부학 갖고는 왜 암이 생기는지 알아낼 수가 없어요. 그리고 소장에도 암이 거의 없습니다. 소장은 길이가 굉장히 길잖아요. 그런데도 암이 없어요. 참, 묘한 일이죠. 소장암 있다는 소리도 거의 못 들어 봤죠? (예) 있긴 있을 건데 별로 못 들어 봤을 겁니다. 여기서 심장, 소장에 암이 없다는 것은 간암, 위암, 췌장암, 폐암, 대장암, 유방암, 자궁암, 신장암, 방광암, 골수암, 갑상선암 등에 비해서 거의 없다는 겁니다.

옛날 우리 조상들이 왜 소장을 화기에 배속했느냐? 그것을 찬찬히 생각해 봤더니, 그 분들은 여기에서 열을 만드는 화학작용이 일어나고 있다는 걸 알았던 겁니다. 위장에서 음식물을 소화시킬 수 있는 곤죽 상태로 만들어서 십이지장을 통해서 보내주면, 소장이 각종 효소를 끌어다가 곤죽을 발효시키고 잘게 쪼개서 에너지원으로 만든 후에, 내가 쓸 수 있는 상태로 만들어서 간으로 보내주게 됩니다. 그러니 소장에서 열이 날 수밖에 없어요. 그렇게 보니까 소장이 뱃속에 있는 장부 전체를 뜨끈뜨끈하게 데우는 보일러 배관 역할을 하고 있더라 그겁니다. 이런 이치를 우리 선조들은 5천 년 이전부터 알아서 소장을 심장과 더불어서 화기

(火氣)에 배속했던 겁니다. 이건 아주 굉장한 겁니다. 서양의 해부학으로도 이러한 내용을 모르는데 우리 조상들은 벌써 알고 있었잖아요.

생각이란, 지금이 만사지 문명이 열려가는 시대

암 고치는 것도 거꾸로 추적을 해봤는데, 현미경으로 보는 것보다도 정확한 게 생각으로 보는 거라고 했지요? 생각해 본다 그러죠? 생각이 뭐죠? 마인드(mind)? 마인드하고는 다르죠. 영어로 번역할 때 뭐라고 하나요? 씽크(think)라고 하나요? 우리가 일생을 살게 되면 그 이전의 무량한 전생을 통해서 얻은 나(我)와 세상에 대한 모든 정보가 우리(宇理=우주의 이치) 몸 안에서 작용을 하게 됩니다. 그러니까 우리의 이 삶(生)을 통해서, 나한테 들어와 있는 전생의 모든 정보와 현생에서 배우고 경험한 것들을 깨닫는(覺) 것, 이것이 생각(生覺)이더라 이겁니다. 생각이 이거(깨달음)더라니까요. 이건 사전에 안 나오는데 이번에 제가 찾아낸 겁니다. 그러니까 우리는 이 생각으로 모든 것을 보자는 거죠. 그게 틀리다고 박박 우기면 그냥 놓고 가면 돼요. 생각으로 보자는 건 조상님들이 세상을 바라봤던 관점으로 한번 보자는 겁니다. 우리 부모님들은 맨날 '너는 생각이 있냐, 없냐?' 그러시잖아요. '생각 좀 해보라'고 하시잖아요. 그건 깨달음으로 보라는 거죠. 지금껏 살아오면서 쌓은 지식과 정보와 깨달음을 통해 사물을 바로 볼 수 있는 능력이 우리에게 있다고 부모님들과 조상님들은 지금도 우리를 일깨우고 있습니다. 그런데 우리는 그것을 잊고 모든 것을 서양의 미개한 언어와 학문을 통해서만 보려고 하니까, 조상들로부터 물려받은 소중한 자산을 다 망실할 지경에 이르게 된 겁니다.

어떤 성인은 앞으로 모든 일을 다 알 수 있는 '만사지(萬事知) 문명(文明)'이 도래할 거라고 했습니다. 저도 그 만사지 중에서 극히 일부만 깨달아서 이렇게 전하는 겁니다. 그렇다면 이 일부를 포함하고 있는 어마어마한 전체가 있을 것이 아니겠습니까? 여러분들도 여기서 제가 전하는 것에 여러분 각자(覺者)가 가지고 있는 것을 합하게 되면 그만큼 만사지에 더 가까워지지 않겠어요? 그래서 지금이 바로 만사지 문명이 열려가는 시대가 아닌가, 저는 그렇게 보는 겁니다.

손발톱 이상, 담석이 생기는 원인, 몽유병, 잠꼬대, 이 가는 증상, 음부 소양증

손발톱에 이상이 있는 것도 간담과 관계가 있습니다. '간담이 서늘하다' 이런 말 들어 보신 적 있죠? 간담이 허약해져 있는 사람을 깜짝 놀래키면 '심장 떨어지겠네'가 아니라 '아이쿠~ 간 떨어지겠네' 하잖아요. 이게 '간에서 쓸개 떨어지겠네' 라는 말이죠. 금극목 해서 현맥이 나오면 깜짝깜짝 잘 놀라게 돼요. 현맥이 나온다는 것은 간담이 허약해지고 긴장해 있다는 말과 같습니다. 금기는 우그러뜨리고 긴장시키는 힘이고, 화기는 확산하고 퍼트리는 힘이고, 목기는 따뜻하면서도 부드러운 기운, 토기는 덩어리로 뭉치게 해서 단단하게 하는 힘이고, 수기는 연하게 하고 맑게 하고 말랑말랑해지도록 하는 기운입니다. 또 상화기는 조화를 이루게 하는 기운입니다.

태초에 빅뱅이 먼저인지 블랙홀이 먼저인지는 모르겠지만, 그것을 우리식으로 말하면 확산과 수축, 음양 관계다 그겁니다. 간단하죠. 그리고 폭발과 수축 중간에 안정된 상태가 있는데 그것을 중이라고 하죠. 이 우주 안에서도 확산과 수축을 반복하면서 변화하는 과정이 멈추지 않고 진행되듯이, 우리 몸 안에서도 끊임없이 수축과 이완이 일어나고 있습니다. 지금도 우리 전 혈관에서 쉼 없이 수축과 이완이 일어나야만 즉 끊임없이 음양 작용이 이루어져야만 피가 돌고 생명이 유지됩니다.

거대한 우주에서 거시적 음양 작용인 생성과 소멸이 반복되는 와중에 안정된 질서가 생겨나고, 그 질서 안에서 미시적인 작용으로 오행의 상생과 상극작용이 일어나서 개개 생명체들은 조화와 안정을 이뤄내고 있는 겁니다.

금극목 받아서 현맥이 나오면 쓸개가 오그라들어서 주름이 잡히게 됩니다. 오그라들면 쓸개 속에 점도 생기고 더 심해지면 굳기도 하는데, 담석도 그래서 생기는 겁니다. 반대로 쓸개가 따끈따끈 해서 목기 본래의 부드러운 기운이 충만해 있으면 뭐가 뭉치고, 굳고, 오그라들고 하는 것이 없어지겠지요. 수축하고 긴장되니까 주름이 생기는 건데, 그걸 알려주는 게 손발톱입니다.

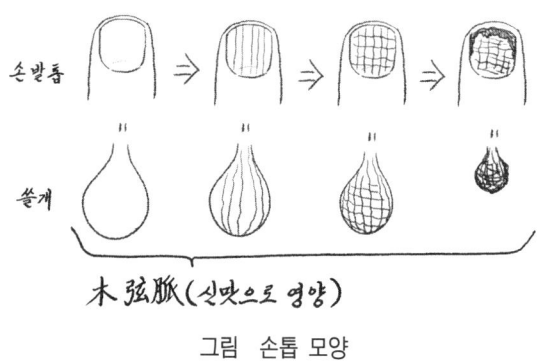

그림 손톱 모양

쓸개에 주름이 잡히면 손발톱에도 줄이 생깁니다. 줄이 오래되면 쪼그라들게 되고, 그러다가 골이 깊어져요. 나중에 오그라들 만큼 오그라들면 손발톱이 부서지고 깨지고 떨어져 나갑니다. 발 자체를 간이 지배하니까 발톱이 더 많이 그러죠. 이때는 신맛이나 고소한맛을 꾸준히 먹어야 됩니다. 그런데 간이 건강한 사람한테도 이런 일이 종종 생기더라구요. 그럴 때는 석맥이면 골고루에다가 짠맛을 더 먹는다든지 해서 맥대로 해야 돼요. 체질대로 하는 경우가 있고 맥대로 해야 되는 경우도 있습니다.

다음은 몽유병, 새벽에 잠꼬대하고, 이갈고 하는 것. 요것들도 현맥이면 나타나는 증상들입니다. 새벽에 벌떡 일어나서 벽에 기대고 잔다든지, 자기도 모르게 서성인다든지 하는 경우 있잖아요. 꿈속에서 행하는 일이라 본인은 몰라요. 심하면 온 동네방네를 헤매다가 돌아오기도 하는데 이게 다 현맥이 나타나서 그런 겁니다. 또 현맥이 나오면 이를 많이 갈죠. 이를 너무 갈아서 이빨이 다 닳아버린 사람도 있어요. 하두 이빨을 심하게 갈아서 마우스피스를 물고 잔다는 사람도 봤습니다. 잠꼬대하는 것도 현맥입니다. 하도 심하게 잠꼬대를 해서 옆집까지 들릴 정도라는 사람도 있더라구요. 그 사람 맥을 보니까 현맥 4~5성 보다 더 큰 맥이 뛰기에, '신 것을 좋아하시지요?' 물었더니 자기는 신 것만 찾는다고 그래요. 이러한 증상들이 나타나면 신맛이나 고소한맛을 더 먹으면 고쳐집니다.

간담이 허약하면 음부소양증이 생기기도 합니다. 음부소양증은 생식기가 가려운 걸 말해요. 남자들 중엔 사타구니 쪽이 가려워서 막 긁는 사람 많아요. 주머니에 손 넣고 긁기도 하는데, 그건 환도 쪽으로 지나가는 간경이 식어서 그러는 겁니다. 여성들 같은 경우도 소양증이 의외로 많습니다. 긁으면 열이 생기고 순환이 되니까 긁는 건데 그렇게 하지 말고, 이건 긴장되어서 당겨 붙어서 그런 거니까 그곳을 따뜻하게 하고 신 것을 먹으면 됩니다. 신 것을 너무 먹으면 목기가 왕성해지겠죠. 그래서 목극토 해서 홍맥이 나오게 되면 음부가 축 처지게 됩니다. 남자들도 홍모맥이 나오면 불알이 소불알처럼 축 처지고 늘어지게 되거든요. 토금형들 중에는 금극목이 되거나 목극토가 안 되어서 불알이 착 오그라드는 사람도 있어요. 어떤 애기들을 보면 고추가 있는지 없는지 모를 정도까지 오그라들기도 하는데, 그것도 목기가 약해서 그렇습니다. 목욕탕 가서 따뜻하게 하면 늘어졌다가, 추우면 당겨졌다가 그러죠. 어렸을 때 개울에 가서 멱 감을 때 추워지면 고추가 바짝 오그라들잖아요.

목화형 체질과 토금형 체질의 차이, 동양과학, 술을 많이 먹으면

만물은 봄에는 부드러워지고 여름에는 뜨거워지고 확산됩니다. 그리고 가을과 겨울에는 서늘하고 추워서 긴장하고 오그라듭니다. 그것처럼 목화형들은 부드럽고 이완이 잘 되고, 토금수형들은 뭉치고 긴장되고 잘 땡겨지고 그래요. 그래서 목화형들은 토금형에 비해 아픈 데가 많지가 않습니다. 토금형들은 맨날 긴장되고, 경직되고, 아프고 그래서 저 같은 금형들은 목형들이 제일 부러워요. 목형들은 아픈 데가 별로 없다고 하는데, 저 같은 금형은 365일 맨날 땡기고 아프거든요. 그러니까 시고 쓴거를 매일 입에 달고 사는 겁니다.

홍옥이라는 사과는 굉장히 시잖아요. 저는 20대 때 앉은 자리에서 그걸 서른 개씩 먹을 수 있었습니다. 풋자두 퍼렇고 딱딱한 것, 그것 엄청 시잖아요. 그런 걸 앉은 자리에서 다섯 개 정도는 눈 하나 까딱 안하고 먹었어요. 항상 금극목을 하니까 그게 가능했던 겁니다. 그러면 옆에 위장이 안 좋아서 홍맥이 나오는 사람들은 몸서리를 칩니다. 이 말을 듣고 있는 여러분들도 지금 입안에 침이 가득 고여 있을 겁니다.

말을 해서 침을 만들 수도 있습니다. 그건 자두라는 말 속에 신맛이라는 정보가 들어 있어서 그래요. 정보도 기운입니다. 그 정보가 즉 기운이 물질을 만드는 거죠. 사실 말로 다하는 겁니다. 말에는 엄청난 힘이 들어 있어요. 누구는 말로 천지도 창조했다고 하는데 그까짓 병도 못 고친다면 말도 안 되죠. 지금도 말로 원하는 것을 다 전달하고, 정보를 받아들인 자신이 거기에 반응하는 겁니다.

목기가 항진되면 구토, 설사. 목기가 왕성해서 일시적으로 홍맥이 나타나면 구토를 해요. 우리가 전날 술을 많이 먹고 아침에 양치하다 보면 '욱욱' 거리기도 하잖아요? 그게 구토하는 건데 왜 그런가는 더듬한 서양과학에선 모르고 동양과학으로만 설명이 가능합니다. 그런데 지금 사람들은 서양과학적 사고에 하도 세뇌 되어서 아무리 빨아도 잉크물이 안 지워져요. 동양은 그게 먹으로 되어 있어서 잘 빨면 검은 먹물이 빠져 나갑니다. 그렇지만 서양의 매직, 잉크 같은 것은 한 번 배면 아무리 빨아도 안 지워지죠. 서양 사대주의에 찌든 사람들 머리 구조가 지금 그렇게 되어 있습니다. 그 사람들은 우리 동양에는 과학이 없었다고 생각해요.

"우리한테 과학이라는 것이 있긴 있었느냐? 그래도 과학하면 서양이지."

그러면 저는 그럽니다.

"무슨 소리냐? 우리 선조들한테도 과학이 있었기 때문에 궁궐도 짓고, 구들도 만들고, 김치나 된장도 담그고, 거북선도 만들고, 화약, 종이, 비단, 측우기, 훈민정음도 만들고 한 거다. 그리고 결정적으로 기운을 과학적으로 규명한 놀라운 능력자들이다."

술은 무슨 맛입니까? (쓴맛) 쓴맛이죠. 술은 오행상 어디에 속해요? 화(火)에 속하죠. 그래서 술을 지나치게 먹으면 화기가 왕성해지고 열이 막 뻗치게 됩니다. 전에 없던 용기도 생기고, 열도 나고, 없던 힘도 생겨나고 그래요. 술을 먹으면 몸에 들어온 알코올을 분해하기 위해서 내 몸 안에 있는 산소를 가져다 쓰는데, 어디에 있는 산소를 가져다 쓰느냐? 처음에는 장부로부터 멀리 있는 것부터 끌어다가 쓰게 됩니다. 생명과는 직접 관계없는 팔다리 같은 데서부터 끌어다가 써요. 그래서 처음에는 팔다리로 산소가 안 가니까 팔다리가 휘청거립니다. 그 다음은 손에 산소가 안 가니까 술잔을 놓치기 시작하고 거기서 더 먹게 되면 사물이 겹쳐서 보이기 시작합니다. 눈에 있는 산소를 끌어다 쓰면 그렇게 되거든요. 거기서 술을 더 먹으면 혀로 가는 산소까지 빼앗아 갑니다. 그러면 혀가 꼬이기 시작하죠. 거기서도 더 먹으면 뇌로 가는 것을 빼앗아요. 심장이 멈추면 죽으니까 심장으로 가는 걸 빼 가면 안 되잖아요. 생명이 그렇게 만만한 게 아닙니다. 가장 핵심적인 장기는 놔두고 덜 중요한 순서대로 끌어다가 씁니다.

그리고 술을 너무 많이 먹어서 화기가 항진되면 화극금을 해서 대장이 무력해져요. 대장이 무력해지니까 수분 흡수를 못하게 되겠죠. 그래서 설사를 하고, 수사변을 보는 겁니다. 모맥이 나오면 항상 묽은 똥을 싸죠. 그런 사람은 얼큰하고 매운 걸 많이 먹으면 됩니다. 설사약을 먹을 게 아니라 자기 입맛에 맞게 밥을 고추장에 비벼서 먹으면 된다 그거죠. 그런데 이 시대에는 고추장에 비벼먹는 사람이 거의 없어요. 하지만 우리 어렸을 때에는 다 고추장, 간장에 비벼먹고 했습니다. 그래서 설사병, 비염 같은 게 많지 않았어요. 술을 많이 먹어서 화극금 당해서 금기가 허약해지면 금극목을 못하잖아요. 그러면 간 기능이 항진되어서 목극토를 하게 됩니다. 술을 많이 먹으면 '욱욱' 하는 이유가 거기에 있어요. 그게 심하면 토하기도 하고. 이때는 무슨 맛을 먹어요? 단맛을 먹어야 돼요. 묽은 설사(토사변)는 단 것을 먹으면 되고, 대장이 무력하고 식어서 물똥 즉 수사변을 누게 되면 먼저 배를 따뜻하게 하고 매운 걸 먹으면 되겠죠. 김칫국, 콩나물국을 얼큰하게 해서 드시면 됩니다.

각종 간염, 지방간과 간경화, 간암

간염 중에서 A형과 C형은 간이 허약해져서 나타난 거죠. 이때는 금극목 당해서 현맥이 나오니까 신 것을 먹습니다. C형 간염은 현맥

4~5성이죠. 이건 간이 굉장히 나빠진 겁니다. A형은 초기, C형은 말기. 좌우지간 현맥 4~5성 이니까 오래된 겁니다. 간에 염증이 있는 거니까 시고 짜고를 먹습니다. 간 기능이 항진되어서 생기는 B형 간염과 지방간은 목극토해서 홍맥이 나와요. 이건 같은 간질환이라도 신 것을 주면 더 악화됩니다. 그 때는 단맛과 매운 걸 먹어야겠죠. 간이 부은 거니까 수축시키는 겁니다. 수축시키는 기운은 금기죠. 간경화는 현맥이 뜨니까 신 것을 먹고, 간암은 시고 떫고를 먹고. 간암 정도로 발전하려면 세포가 오랫동안 약화되고 찌그러지고 해서 거의 망가졌다고 봐야 됩니다. 빨리 고치려고 하지만 그게 빨리 고쳐지겠습니까? 병이 오래된 걸 빨리 좋게 하는 건 어려워요. 그래서 천천히 꾸준히 해야 되는 겁니다. 고치는 건 둘째 치고, 일단은 지금보다 더 나빠지지 않게 하는 것이 중요합니다.

여기를 보세요(그림 참조).

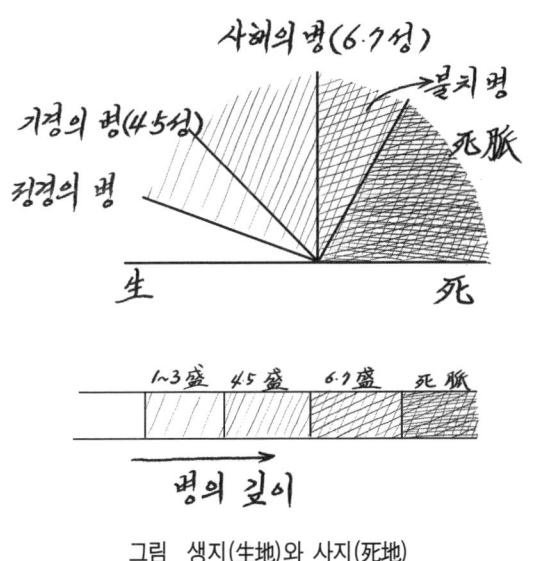

그림 생지(生地)와 사지(死地)

중간을 기준으로 왼쪽은 생지(生地)고 오른쪽은 사지(死地)입니다. 생지에서 편안하게 사는 걸 건강이라고 한다면, 중간 정도에 있으면 생지 쪽으로 넘어갈 수도 있어요. 그런데 사지 쪽으로 갔는데 맥도 사맥(死脈)이고, 나이도 많고, 수술도 했다면 이건 힘들다고 봐야지요. 중(中)까지 갈 때는 천천히 가지만, 중에서 사지로 옮겨갈 때는 급격히 넘어가게 됩니다. 무거운 병마가 많이 달려 있잖아요. 여기 좌측에서 위로 올라갈 때마다 맥이 달라져요. 그 달라지는 걸 찾기 위해서 맥진법을 공부하는 겁니다. 맥의 변화를 통해 현재 그 사람의 몸 안에서 일어나는 생명 상태를 살펴볼 수 있는 거죠.

잠시 후에 맥 연습을 할 겁니다. 오늘부터는 전신에서 힘을 다 빼고 인영 촌구 네 군데의 맥만 보면서 제일 큰 맥이 어디서 뛰는가 그것을 살핍니다. 인영맥과 촌구맥 좌우 네 곳 중에서 제일 큰 놈을 찾아야 돼요. 실제 연습하면 누구나 다 알 수 있어요. 느낌으로 크다 작다를 알아낼 수 있습니다.

담석증, 신석증, 요로결석, 경기(驚氣), 사시(斜視)

담석증은 신맛과 떫은맛을 먹습니다. 쓸개에 돌이 생기는 것도 쓸개가 식어서 그런 거니 먼저 따뜻하게 해 놓고 신맛과 떫은맛을 먹어서 부드럽게 만들어야 됩니다. 요로결석은 짠맛과 떫은맛을 먹어야 되고. 신장결석도 석맥이니까 짠맛과 떫은맛을 먹습니다.

다음은 늑막염. 갈빗대 쪽으로는 간경과 담경이 지나가거든요. 옆구리 부분은 간담 경맥 밖에 없어요. 이 부분이 시큰시큰, 뜨끔뜨끔 거리고 결리고 할 때도 신맛을 먹습니다. 신맛을 먹은 뒤에는 옆구리 운동을 해서 굳은 부분을 풀어주면 빨리 좋아집니다.

경기(驚氣). 애들 같은 경우 간이 긴장되고 놀라면 소리를 지르고 울고 그러잖아요. 심하면 눈이 막 뒤집어지기도 합니다. 그 때는 신맛이나 고소한맛을 준 후에, 간담경이나 사관에 MT를 붙여도 좋습니다. 그리고 경기도 거의 식어서 오는 거니까 몸을 따뜻하게 해야 됩니다. 이때는 대개 맥이 빨라요. 인간은 온열동물이어서 온기를 상실하게 되면 온갖 문제가 생기게 됩니다. 체온이 떨어지면 쇼크도 오고, 죽기도 하잖아요. 응급환자들을 후송할 때 모포로 덮고 하는 건 체온을 유지하려고 그러는 겁니다. 이불을 덮으면 이불 안 공기와 밖의 공기가 전혀 달라요. 오늘 당장 해보세요. 이불을 머리끝까지 덮고 10분만 있다가 이불을 걷어내고 느낌을 비교해 보세요. 얼마나 차이가 나는가? 어마어마하게 차이가 납니다.

사시(斜視)는 현맥 인영 4~5성일 때 생깁니다. 눈동자가 있으면 눈동자 자체가 움직이는 게 아니라, 눈동자를 돌려주는 근육이 있어서 그게 눈동자를 움직이게 하는 거죠. 내가 우측을 보고자 하면 우측으로 당기고, 좌측은 놔줘야 됩니다. 반대도 마찬가지고. 근육은 간이 지배하잖아요. 그런데 간이 약한데다가 금기운이 강하면 금극목을 세게 하게 됩니다. 그러면 좌우 맥 중에서 작고 오그라진 쪽으로 눈이 돌아가게 돼요. 이때 우측으로 잡아당기고 안 놔 주면 우측으로 돌아간 눈이 안 돌아오는데 그게 사시입니다. 사시는 수술해야 된다고 그러죠. 수술할 때는 돌아간 놈을 반듯하게 하기 위해서 잡아당긴 근육을 끊어내게 됩니다. 근육을 끊어서 눈을 반듯이 놓고는 끊어진 것을 다시 잇습니다. 그런데 그렇게 수술을 해도 자라게 되면 눈동자도 따라서 커지잖아요. 그때 금극목을 하면 또 돌아가게 됩니다. 맥이 가늘고, 작은 쪽, 수축된 쪽으로 돌아갑니다. 애들은 자라면 또 수술해야 돼요. 많으면 세 번씩 하고 그럽니다.

고무줄을 당기면 팽팽해지면서 긴장되잖아요. 우그러뜨리는 것도 금이고 당기는 것도 금입니다. 활시위를 당길 때의 팽팽한 긴장감 그게 금기입니다. 그래서 현맥은 금극목 해서 그 맥상이 가늘고, 길고, 미끄럽고, 팽팽한 긴장감이 있는 겁니다. 지금은 느낌을 몰라도 나중에 저절로 알아지게 되어 있어요. 우리 호건이는 처음 왔을 때만 해도 현맥이 크고 팽팽했었는데 지금은 맥도 많이 굵어지고 부드러워졌어요. 부드러워야 키도 쑥쑥 잘 크게 됩니다. 자라나는 아이들한테서 나오는 팽팽한 현맥을 신맛을 먹여서 없애면, 쑥쑥 크는 것이 눈으로 보일 정도가 됩니다.

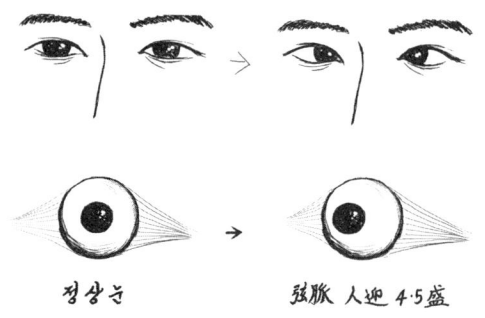

그림 사시 (눈 부위 주요 혈자리 : 청명 동자료 사죽공 승읍)

약간 사시가 있다 싶으면 눈 주위에 MT를 붙이세요. 눈 주위에 중요한 혈자리가 있습니다. 눈 주위의 청명은 방광경이 시작하는 혈자리입니다. 눈이 아플 때 거기를 눌러주면 시원해져요. 담경의 동자료는 담경맥이 시작하는 자리고, 머리에서 시작하는 경맥은 양경맥 뿐입니다. 음경맥은 빗장뼈 있죠? 쇄골 밑에서 다 끝나요. 그러니까 양경맥은 머리통 위까지 있고 음경맥은 목 밑, 몸통까지만 있기 때문에 음양이 확연히 구분되는 거죠. 사죽공은 삼초경. 눈이 침침하고 피곤하고 할 때 여기에 자석침(MT)을 붙이면 눈이 그 자리에서 훤~해집니다. 위경의 승읍에 붙여도 됩니다. 이런 방법은 자라나는 애들에겐 상당한 효과가 있어요.

사시도 기운이 소통이 안 되어서 생긴 병이니까, 몸을 따뜻하게 하면서 소통이 잘 안 되는 것을 잘 소통되도록 하기 위해서 영양도 하고, 운동도 하고, 경맥도 이용해야 되거든요. 내 아이가 사시 끼가 있다면, 이제 막 돌 지난 우리 준혁이 같은 경우는 엄마 뱃속에서 나온 지 얼마 안 된 아주 새놈이잖아요. 이런 경우는 침이나 MT(자석테이프)를 안 쓰고 손으로 살살 만져만 줘도 금방 됩니다. 14살 미만 애들은 금방 돼요. 그러나 그 이상 나이 먹으면 잘 안 됩니다. 이미 오래 되었잖아요. 오래되면 어렵다고 봐야 됩니다. 고등학생이 되어서 시력을 다 잃고 와서는 고쳐 달라고 하는 사람도 있어요. 진작 데리고 왔어야지, 이 안과, 저 안과 다니면서 할 짓 안 할 짓 다 해 놓고, 안 돼서 오면 어쩌라는 겁니까? 어쨌든 어른이라도 사시가 있을 때는 신맛과 쓴맛을 먹고, 2사1보 하든가 자석테이프(MT)를 동자료, 사죽공, 청명, 승읍에 붙이면 효과가 큽니다.

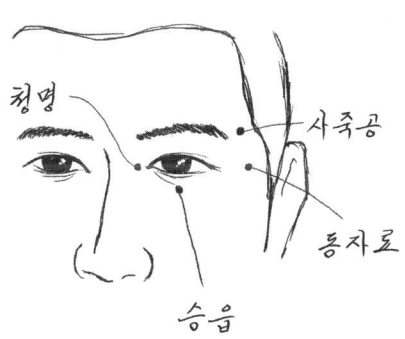

그림 눈 부위 주요 혈자리

가래와 콧물이 생기는 이유, 소변 요법의 부작용

간담이 허약하면 가래가 생깁니다. 저도 가래가 엄청 나와서 학생 때

용각산 수십 통을 먹어 봤는데 안 나았어요. 먹을 때만 조금 좋아지다가 말아요. 가래는 목구멍을 보호하기 위해서 생기는 겁니다. 콧물은 콧구멍과 기도를 보호하기 위해서 생기는 것이고, 눈물은 눈을 보호하기 위해서 나오는 겁니다. 그것처럼 간담이 허약하면 가래가 생기고, 폐가 허약하면 콧물이 생깁니다. 둘 다 내 생명이 만들어낸 물질입니다. 가래는 목구멍 속을 코팅하는 분비액이죠. 목이 약해지면 조그마한 충격에도 목구멍 속에 상처가 생길 수 있습니다. 그 상처를 예방하기 위해서 목을 지배하는 간에서 끈끈한 액을 만들어요. 그 코팅액이 목구멍에 울리는 충격을 흡수하고 완화시켜서 목구멍을 보호하는 겁니다. 이때는 신맛을 먹어서 간담을 좋게 하면 가래가 생기지 않고, 목구멍이나 편도가 부을 일이 없게 되죠.

질문 : 가래가 생길 때 가래를 먹어도 됩니까?

대답 : 그건 먹어도 상관없습니다. 자기 몸에서 만든 것이니 더러운 게 아니죠. 코딱지도 약이 된다는 말이 있는데, 그까짓 가래 먹는 건 문제가 안 됩니다. 침이나 가래나 같은 겁니다. 그래도 더럽다고 생각되면 뱉으세요. 하지만 먹어도 관계없습니다. 그런데 이런 것은 있어요. 먼지 많은 공간에서 활동을 하면 그 더러운 먼지가 목구멍에 달라 붙잖아요. 이때 가래를 뱉으면 시커먼 덩어리 같은 게 나오거든요. 그건 뱉어야죠. 그런데 잠잘 때 생기는 가래나 침은 자기가 다 먹고 있는 것 아닙니까? 밤새도록 자기가 다 먹고 아침에 깰 때 마지막에 생긴 것, 그것은 뱉고 하는 것 아닙니까? 이런 것들은 모두 피가 만들어 내는 거니까 괜찮은 거죠.

질문 : 자기 오줌을 받아서 먹는 것은 어떻습니까?

대답 : 오줌 먹는 사람도 있습니다. 자기 오줌을 받아서 먹는 소변 요법이라는 것도 있어요. 병 고치는 것도 좋지만 세상에 어떻게 오줌을 먹

습니까? 아기처럼 깨끗한 생명체가 눈 오줌이라면 몰라도 병이 잔뜩 들어 있는 사람이, 더군다나 다량의 약을 먹고 있는 사람이 눈 오줌은 별로일 것 같아요. 생식원에 청년이 한 사람 왔는데, 피부병이 너무 심해서 피부가 아주 피떡이 되어 가지고 왔습니다. 사람이라고 할 수 없을 정도로 심각했는데, 그 청년이 어떤 사람 말을 듣고 자기 오줌을 1년 넘게 매일 같이 먹었대요. 피부가 좋아진다고 해서 먹었다고 그럽니다. 그런데 그 후로 피부가 점점 더 나빠진 겁니다. 그래서 제가 그랬어요.

"니 몸이 지금 오염이 되어서 피부가 그 지경인데, 그 오염된 피를 걸러낸 오줌을 먹으면 피가 깨끗해지겠나, 아니면 피가 더 오염되겠나? 다른 깨끗한 음식을 먹어야지."

그래서 오줌 먹는 걸 끊고 생식과 효소욕으로 피부를 깨끗이 만들어서 지금 군대 생활 잘 하고 있습니다.

다음은 목이 굵어지고. 토금형들은 금극목 해서 담경을 잡아당기니까, 견정에서 풍지혈을 당기니까 목이 자꾸 굵어지고 짧아져요. 그래서 금형들은 목이 잘 굳고 경직됩니다. 그리고 자고 일어나면 목이 안 돌아가고 아프고 그래요. 그건 다 신맛, 고소한맛이 부족해서 그런 겁니다. 반대로 목화형들은 목이 길어서 이쁩니다.

목형 체질의 육체적 특징과 성격적 특성, 각 체질에 맞는 설득 방법

목형 체질은 좁고 긴 직사각형의 얼굴형이고 또 갈비통이 짧고 위로 올라붙어 있어서 몸이 유연합니다. 금형들은 갈비뼈가 아래까지 내려와 있어서 옆구리 라인이 길어요. 장기(臟器)들은 죄다 갈비통 안에 있죠. 화형은 오장 중에서도 심장이 제일 큽니다. 그러면 갈비뼈가 솟아올라 있겠죠. 그래서 가슴통이 두꺼워요. 가슴뼈가 솟은 것을 새가슴이라고 그러죠. 그 사람이 화형(火形)인지도 모르고, 심장이 커서 벌렁벌렁하니까 심장 기능이 항진됐다고 수술하는 사람도 있습니다. 목형은 손가락, 발가락, 손톱도 길고, 코도 길고, 몸통도 길쭉한 게 특징입니다.

 목형의 장부의 대소는, 간장과 담낭은 크고 비위장과 폐대장은 작습니다. 그래서 단맛, 매운맛을 좋아하고, 직업은 교육자, 행정가, 문인, 미술가. 행정가는 계획, 설계, 작전을 세우는 데 능하죠. 상대적으로 설계도대로 물건을 만들고 생산하는 일은 정확하고 확실한 토형이 잘 합니다. 궁합은 목형 남자는 토형 여자와, 목형 여자는 금형 남자와 잘 어울리고, 기호식품으로는 단 것과 매운 것을 좋아합니다.

 목형의 본성은 간담이 건강할 때의 성격과 같습니다. 순하고, 어질고, 희망적이고, 시적이고, 문학적이고, 계획하고, 설계하고, 미래지향적이다. 또 생육하고, 교육적인 성격입니다. 목형이 병나면 병났을 때의 정신적 증상이 나옵니다. 욕하고, 심술부리고, 폭언하고, 폭력적이고, 노여워하고, 소리 지르고, 멸시하고, 증오하고, 분노하고, 죽이고 싶고, 고분고분하지 않다. 결벽증이 있고, 결단력이 없다. 이런 때는 간담을 건강하게 하는 신맛을 먹으면 됩니다.

 목형을 설득하는 방법은 약을 올린다. 목형은 약을 올리면 홧김에 잘 응합니다. 만약 내가 옷 장사를 하는데 목형이 손님으로 왔어요. 목형들은 감각이 좋아서 뭘 사도 이쁜 걸 삽니다. 예술적 감각이 있어서 잘 꾸미죠. 그런데 보아하니 구경만 하고 안 살 것 같다 그러면 약을 올리세요. 목형 손님은 약 올려서 '거 안 살 것 같은데 자꾸 만지지 마세요. 보니까 살 것 같지도 않은데, 돈도 없어 보이고 때 타니까 만지지 마세요' 그러면 성질나서라도 '어라? 나를 우습게 보네' 하고는 눈알을 부라리면서 두 개나 사갑니다. 그런데 같은 수법을 금형한테 하면 주먹이 날아와요. 금형은 명분을 줘야 사거든요.

 "그것은 사장님보다는 사모님이 좋아할 것 같습니다."

금형은 대장 기질이 있어서 이렇게 명분을 줘야 돼요. '그 옆에 있는 것은 아드님이 좋아할 것 같네요' 그러면 금형은 '아! 그래요? 그러면 그 옆에 것도 포장해 주세요' 그럽니다. 금형들은 명분에 약하고 자신이 누구를 위해서 살 수 있다 하는 걸 좋아해요. 화형은 칭찬하면 됩니다. '이 옷이 이렇게 잘 어울리는 사람은 처음 봤다. 당신을 위해서 만들어진 것 같다' 그러면 그 자리에서 계산을 합니다.

체질분류를 해서 각각 그 사람의 본성에 맞게 말을 하면 그 옷가게 주인은 미움도 안사면서 자신의 일을 더 잘할 수 있습니다. 우리가 무슨 일을 하든간에 상대방의 성격을 분류해서 거기에 적절히 잘 대응하게 되면 더 좋은 결과를 가져올 수 있다는 거죠. 자연의 원리에 통달하면, 상대방에게 이익을 줄 수 있고 자신도 이익을 얻을 수 있게 됩니다. 목형의 경우엔 약 올리고, 화형의 경우엔 칭찬해 주고, 토형의 경우엔 꼼꼼하게 설명하고, 금형의 경우엔 명분을 주고 동정심을 유발하고, 수형의 경우엔 겁을 주면 돼요. 수형한테는 '그 옷이 마지막입니다. 그 옷이 품절되어서 더 이상 안 나옵니다' 그러면 수형은 그렇게 썩 마음에 안 들어도 없다고 하니까 사가기도 해요. 그런데 목형들은 끄떡도 안 해요. '나중에 더 좋은 게 나오겠지' 이렇게 희망적으로 생각하거든요.

그렇다고 설득하는 방법으로 이게 100% 맞다는 것은 아닙니다. 우리는 음양중이지, 맞다 틀리다, OX가 아니에요. 세상에는 중이 더 많아요. 현실에선 옳다. 그르다 하면서 선악을 자꾸 따지는데 본래 우주에는 선악이 없어요. 우주는 선하지도 악하지도 않은데 사람들이 자신들의 이해관계로 선악을 구분 짓고 하는 겁니다. 사실 인간관계에서 보면 자신과 이해관계가 없는 사람들이 훨씬 더 많습니다. 나하고 이해관계가 없는 사람들은 선악이 아니고 중으로 봐야죠. 앞으로 자연의 원리를 공부하는데 있어 서양식 사고로 선악을 구분 짓고, OX 흑백논리의 잣대로 들이대면 깝깝해지는 겁니다. 우리는 음양중 삼태극으로 사물을 보고 사상, 오행, 육기의 관점으로 공부를 하는 겁니다. 그런데 그런 관점으로 보는 것이 100% 맞다가 아니고, 그 관점으로 보는 게 우리 공부를 하는데 좀 더 유리하다는 겁니다.

표 간담이 건강할 때와 허약할 때의 정신적, 육체적 증상

정신적 증상		육체적 증상	
간담이 건강할 때 (본성)	간담이 허약할 때 (병났을 때)	간담이 허약할 때 (병났을 때)	
인자함	결벽증	경맥 주행상 통증	야위고
색 분별력 우수	부르짖음	모, 유, 합 혈통	눈물 나고
꾀가 많고	노하기를 잘하고	간 부위 통증	눈이 시고
시적이고	폭력적이고	비주에 청색	눈곱 낀다
문학적이고	신 것, 고소한 것 좋아하고	닭살	손, 발톱 이상
교육적이고		면청	몽유병
따뜻하고	한숨 잘 쉬고	입이 쓰고 백태	잠꼬대
온화하고	봄과 새벽에 심함	근육통	이갈고
생육하고	쉽게 결단	근육경련, 쥐 나고	음부소양, 위축
발아하고	바람을 싫어하고	전후 굴신불가요통	구토, 설사
행정적이고	욕하고	환도 관절통	간염(A형, C형)
계획적이고	약 올리고	족 제4지 이상	간경화
문필가이다	심술부리고	편두통	간암
희망적이고	폭언하고	편도선, 목쉬고	담석증
솔직하고	죽이고 싶고	새벽에 복통	늑막염
천진난만하다	비꼬고	제 좌측 유동기	경기
	무시하고	적, 취	사시
	교만하고 사납다	신내, 노린내가 난다	가래
		탈장	목이 굵어진다
		야뇨증, 뇨 변폐	

그 다음에, 목형의 습관은 남들을 칭찬해 주고, 희망을 주고, 격려해 주고, 동기부여 해줍니다. 그런데 금형들은 어떻게 하느냐 하면, '너 그것 밖에 못해?' 하고 윽박질러요. 그러니 다른 사람들에게 희망을 주고 치켜 세워주는 목화형 기운이 있는 반면 금형의 긴장시키고 억누르는 기운도 있는 거죠. 이건 좋다 나쁘다의 문제가 아니고 이러한 기운이 있다는 겁니다. 허구헌 날 말썽이나 부리고 싸가지 없는 짓이나 하는 놈 보고 '잘한다. 잘한다' 칭찬만 해 주면 안 되잖아요. 봄기운처럼 싹을 틔워 주기만 해서는 안 됩니다. 가을 추살기운처럼 적절히 견제하고 훈계를 해줘야 질서가 잡힙니다. 봄철에 텃밭에 씨앗을 파종하면 싹이 쫙 나오는데 농부는 그 모든 싹을 키우지 않습니다. 그렇죠? 모두 다 키우려 들면 모두 못쓰게 될 수 있습니다. 그래서 농부는 과감하게 싹수가 노란 놈들은 솎아내 버립니다. 씨를 뿌리면 싹이 나오도록 하는 것은 목기이고, 싹수가 노란 것들을 솎아내는 것은 금기입니다. 이 금기가 추살기운입니다. 농부의 심정으로 우주를 보면 쉬워집니다. 오늘은 여기까지 하고 다음 주에 뵙겠습니다. 수고 많으셨습니다. (짝짝짝)

간담 弦脈편 제3강

간담 弦脈편 제3강

이번 주는 현맥의 변화에 대해서 그리고 현맥일 때의 경혈학과 침법, 현맥일 때 간담을 영양하는 음식과 간담을 튼튼하게 하는 운동 그리고 기타의 육기섭생법에 대해서 설명을 하겠습니다. 그럼 다 같이 인사하겠습니다. 안녕하세요.
(안녕하세요. 짝짝짝)
진도 나가기 전에 질문 받겠습니다.

금방금방 바뀌는 맥, 화상, 파상풍
질문: 애기들이 콧물도 나고, 백혈병, 재생불량성 빈혈도 있고, 눈물도 나고, 기침도 하고 그러잖아요. 그런 것들을 고치는 방법을 총체적으로 정리 좀 해 주세요.
대답: 그걸 한꺼번에 설명하라는 건 종합병원 소아과에 가도 못 합니다. 백혈병도 있지, 재생불량성 빈혈도 있지, 눈병도 있지, 콧병도 있지. 여기 애기 키우는 엄마들도 많이 계시니까 언제 날을 잡아서 소아과에 대한 강의를 총체적으로 해 드릴게요. 또 질문하세요.
질문: 소금을 많이 먹으면 맥이 바뀌나요?
대답: 바뀌죠.
질문: 소금을 먹기만 하면 금방금방 바뀌는데요?
대답: 맥이 금방금방 바뀐다면 병이 들어있는 맥이 크지 않다는 겁니

다. 병이 들어있는 맥이 크면 소금 먹었다고 해서 금방 안 바뀌죠. 4~5성 정도 큰 맥은 오래 먹어야 변합니다.

질문 : 제가 저번 주까지는 석맥으로 들었거든요. 그런데 어저께 어떤 분이 잠깐 맥을 봤는데 구맥이 뜬다 그러시더라구요.

대답 : 구맥이 떴으면 몸이 나름대로 좋아진 겁니다. 수기가 강하면 어떤 기운을 극(剋)한다 그랬어요?

(화요.)

수극화를 하죠. 그래서 화기가 약해지면 무슨 맥이 나와요?

(구맥이요.)

구맥이 나오죠.

질문 : 그러면 제가 소금을 잘 먹었다는 말인가요?

대답 : 잘 드신 거죠. 그런데 거기서 또 먹어야 돼요. 심장이 터질 만큼, 더 이상 먹을 수 없을 만큼 먹어야 근본적으로 맥이 바뀝니다.

질문 : 그럼 일시적으로 지금 바뀌었다가 다시 제자리로 돌아올 확률이 많다는 얘기죠?

대답 : 소금을 계속 먹어서 심장이 터질 것 같아서 '아, 이렇게 먹다간 죽겠다' 싶으면 더 먹을 수 없잖아요. 그때 바뀌는 거죠. 저는 그 정도로 먹어 봤습니다.

질문 : 매운 게 필요해서 막 먹었는데 아침에 속이 쓰려요.

대답 : 매운 걸 많이 먹은 경우에 아침에 일어나면 속이 쓰릴 수 있어요.

질문 : 그러니까 속이 쓰리거나 말거나 매운 걸 그냥 먹어도 돼요?

대답 : 양을 조금 줄이면 됩니다. 그리고 밤늦게 먹지 마세요. 밤늦게까지 매운 걸 강력하게 먹으면 그 놈을 소화시키려고, 금극목을 안 당하려고 간이 쓸개에서 쓸개즙을 내보내거든요. 금기가 강해지면 목기(간

담)는 살아남으려 할 것 아닙니까. 그러면 뭘 해야 되죠? 자기 일을 해야 되죠? 자기 일을 어떻게 합니까? 소화액을 밤새 쏟아내는 것이 자기 일을 하는 겁니다. 담즙을 밤새 쏟아내면 속이 어떻게 되겠어요? 쓰려요, 안 쓰려요?

(쓰리죠.)

밤늦게 매운 걸 먹으면 더 쓰립니다. 단 거는 토기니까 먹으면 덜 쓰리고.

질문 : 단 것을 일단 먹은 다음에 먹으면요?

대답 : 그렇지요. 그렇게 먹어본 사람은 알아요. 단 것은 목화토금수에서 뭐예요?

(토요.)

토는 목을 이길 수 있어요, 없어요? 토가 목을 못 이기죠? 그러니까 되는 겁니다. 그리고 금은 목을 이기려고 하고. 동양과학은 이렇듯 이치가 자명하고 딱 떨어집니다. 서양과학처럼 이럴 수도 있고, 저럴 수도 있다는 식의 더듬한 소리는 하지 않습니다.

질문 : 심한 화상을 입었을 때는요?

대답 : 그때는 빨리 병원에 가야 됩니다. 화상을 입었으면 화상을 치료해야 되는데, 서양의학이 부상이나 화상을 치료하는 의술은 상당히 발달되어 있습니다. 그렇지만 허약한 위장을 튼튼하게 하는 건 못 해요. 허약해진 걸 무슨 방법으로 치료합니까? 수술을 하면 허약한 놈이 힘이 세집니까? 약을 먹으면 힘이 약한 놈이 힘이 세져요? 지금 힘이 세지는 약이 어디 있어요?

(시금치 먹으면 돼요.)

뽀빠이처럼 시금치 먹으면 힘이 세진다고요? 그건 음식이죠. 그러니까 음식을 먹어야 됩니다. 허약해진 건 음식을 통해서 에너지를 보충 받아야 되는 거죠. 그러나 화상은 피부가 다친 거니까 화상을 입은 사람들은 얼른 병원에 가서 치료를 받아야 됩니다. 피부는 우리 몸에서 폐가 지배하거든요. 그 때는 매운맛이나 짠맛을 먹어주면 피부가 빨리 아물어요. 큰 화상이 아니고 작은 화상이어서 굳이 병원에 갈 정도가 아닐 때는 짠맛을 쓰면 화독(火毒)을 빨리 다스릴 수 있습니다. 옛날에 우리 어머니들은 아이가 불에 데거나 하면, 된장을 바르거나 간장에 손가락을 담그게 해서 작은 화상을 금방 아물게 했습니다. 이것은 화기(火氣)를 짠맛인 수기(水氣)로 제압하는 수극화(水克火)의 원리를 응용한 겁니다. 뼈가 상했을 때는 짠맛을 먹어주면 뼈가 빨리 그 기능을 회복하고. 기본 치료를 하면서 그렇게 먹어주면 2배 내지는 3배 정도 빨리 회복하게 됩니다. 우리 회원이 수천 명인데 그 수많은 회원들이 다 해본 겁니다. 뼈 안 부러져 본 사람이 어디 있고, 아이 키우다가 그 애가 뜨거운 물에 데여 본 경험을 하지 않은 사람이 어디 있어요? 한 번씩은 다 있습니다.

질문 : 파상풍에 걸려서 피부가 썩어 들어갈 때는 어떻게 하나요?

대답 : 이미 썩어 들어가서 많이 상한 건 빨리 병원으로 데리고 가야 됩니다. 그건 균이잖아요. 파상풍 균. 그때 짠 것을 강력하게 먹으면 그 균이 더 이상 준동하지 못해요. 병원에 가면 생리식염수(링거액)를 계속해서 몸속에 투여하는 것도 그게 소금물이니까 그렇게 하는 겁니다. 우리 몸이 싱거우면 벌레나 균이나 바이러스들이 부패시키기가 좋고, 자반처럼 짭짜름하게 적당히 간이 배어 있으면 균이나 벌레가 우리 몸에 들어오지 못합니다. 어떤 사람이 『해인(海印)의 비밀』이라는 책도 썼던데, 해인은 생명체 안에 들어 있어요. 5주차나 6주차에 가면 그걸 적나라하게 다 알게 됩니다. 이번에 생사의 근원을 다 알 수 있어요. 질문 없으면 진도 나가겠습니다.

간담이 허약하면 현맥이 나타나는 이유

교재 50페이지에 보면 '현맥의 변화'라고 나와 있죠. 현맥이 나왔다 그러면 현재 그 사람의 육장육부 중에서 무엇이 제일 허약하다 그랬어요?

(간담)

간담이죠. 그러니까 51페이지에다 적으세요. 그 사람의 육장육부 중에서 어제가 아니고, 6개월 전이 아니고, 1년 전이 아니고, 지금 현재 간담이 제일 허약하면 현맥(弦脈)이 나옵니다.

잘 몰라도 한문을 계속 쓰는 연습을 해야 됩니다. 잘 못써도 상관없어요. 모르면 그려도 돼요. 영어 같은 건 백 날 외워도 소용없어요. 우리는 영어가 아니라 한문을 알아야 합니다. 제가 우리 것을 공부하다 보니까 한문을 몰라서 보통 고생한 게 아니었어요. 훈민정음으로는 표현이 안 되는 게 있어요. 그래도 계속 공부를 해보니 문자 속에 비밀이 다 들어 있다는 걸 알게 되었어요. 문자는 그냥 동네 아저씨들이 만든 게 아닙니다. 고대에서도 당대의 최고 석학들이 만든 거예요. 문자 하나를 만들 때 그분들이 대충 만든 게 아니라니까요. 필생을 통해서 문자 하나를 만들고 죽은 사람이 한둘이 아니었죠. 지금은 몰라도 계속 그리다 보면 나중엔 무슨 뜻인가 알게 됩니다. 아이들은 어려서부터 문자(한문) 공부 시키세요.

첫 번째, 그 사람의 육장육부 중에서 지금 현재 간담이 제일 허약하면 '현맥(弦脈)'이 나타난다. 그 원인은 금극목(金克木) 했기 때문이다. '현(弦)'이라는 글자 속에는 팽팽한 긴장감이 있어요, 부드러운 감이 있어요?

(팽팽한 긴장감이요.)

현악기라는 것은 팽팽한 긴장감에서 소리가 나는 거잖아요. '팽팽할

현, 활줄 현'이죠. 또 금극목 해서 도끼로 나무를 찍고 있어요. 톱으로 나무 밑둥치를 자르고 있어서 막 넘어가려고 그래요. 그러면 나무는 어떤 반응을 보이겠어요? 바짝 긴장하게 됩니다. 바짝 긴장하니까 이놈이 굵어져요, 가늘어져요?

(가늘어져요.)

가늘어지니까 현맥이 되는 거죠. 그러면 현맥은 뭔지는 모르지만 활줄처럼 가늘고 길겠다. 이런 식으로 그 글자 속에 들어있는 기운과 모양을 다 설명하는 겁니다.

단순히 글자를 외우는 게 아니라 요번에는 그 글자를 쓰게 된 이치까지 다 이해할 수 있게 됩니다. 고대에 우리 조상들이 문자를 만들 때 뜻과 기운과 이치를 그 속에 다 담아 놨어요. 그러니까 이걸 한글로 현맥이라고 써 놓으면 뭔지 모르게 된다는 거죠. 좌우지간 여기 학생들은 한문 공부 열심히 해야 됩니다. 천자문 정도는 무조건 떼야 인간이 되는 겁니다. 저도 아직 인간이 덜 됐어요. 천자문 떼기 위해서 30년째 공부하고 있는데도 아직 못 뗐습니다.

구맥, 홍맥, 모맥, 석맥, 구삼맥이 나타나는 이유

두 번째, 그 사람의 육장육부 중에서 지금 심장과 소장이 제일 허약하면 '구맥(鉤脈)'이 나옵니다. '끌 구(鉤)' 자. 뭔가 파내는 것처럼 꼭꼭 찌르는 맥이 나온다는 겁니다. 끌은 뭘 파내는 거죠. 그러면 끄트머리가 뭉툭해야 돼요, 뾰족해야 돼요? 뾰족해야 되겠죠. 그러면 '아, 맥의 모양이 넓지는 않겠다' 그렇게 나오는 거죠. 구맥출(鉤脈出)이면 그 원인이 수극화(水克火)다. 물 기운이 너무 넘쳐서 불이 꺼진다 그 얘깁니다. 그러면 심장이 안 죽으려고 막 요동치게 되겠죠. 그때 나타나는 맥이 구맥이라는 겁니다.

세 번째, 그 사람의 육장육부 중에서 지금 비장과 위장이 제일 허약하면 그 사람은 일체의 이유 없이 '홍맥(洪脈)'이 나옵니다. 그 원인은 목극토(木克土) 해서 그런 겁니다. 홍맥은 이게 '넓을 홍(洪)' 자잖아요. 홍수가 난다 할 때의 그 '홍' 자입니다. 홍수가 나면 물이 쫄쫄쫄 흘러요, 넘실넘실 콸콸 흘러요?

(콸콸 흘러요.)

그러면 이놈이 넓어요, 좁아요? 넓고 굵잖아요. 그러니까 목기가 왕성해져서 목극토를 하면 맥의 모양이 넓고 굵어지는 겁니다. 여기서 '상극론'이 나옵니다. 상극을 한다는 것은 허실이 생겼다는 것과도 같아요. 극을 한다는 것은 어떤 기운이 넘쳐난다는 얘기고, 극을 당한다는 건 당하는 기운이 약해졌다는 걸 의미합니다. 홍맥은 토기가 목기한테 극을 당했을 때 나타납니다.

네 번째, 지금 그 사람의 육장육부 중에서 폐와 대장이 제일 허약하면 그 사람은 '모맥(毛脈)'이 나옵니다. 그 원인은 화극금(火克金)입니다. 이게 '털 모(毛)' 자잖아요. 새털. 그러니까 그건 무겁겠어요, 가볍겠어요?

(가벼워요.)

가볍죠. 모맥은 만져보면 푹 퍼져 있어서 맥이 있는지 없는지 잘 몰라요. 그래서 처음 맥 연습하는 사람들이 모맥 나오는 사람의 맥을 만져보면 '맥은 뛰는데 맥이 없어요' 그래요. 이 사람 맥은 찾을 수 없다고 합니다. 모맥은 너무 부드럽고 퍼져 있어서 촉지가 잘 안 됩니다. 뛰긴 뛰는데 솜 만지는 것과 같다. 솜은 형체가 안 만져지죠? 새 겨드랑이 털을 빼서 만져보면 뭐가 안 잡히잖아요.

그런데 돌을 만져 보세요. 바둑돌 같은 건 눈감고 만져 봐도 그 형태가 확연하게 잡히죠. 나무다, 물이다, 쇳덩어리다 이런 건 다 손에 잡힙니다. 그에 비해 형태가 드러나지 않는 모맥은 화극금한 데서 온 것입니다. 화기운은 확 퍼지는 거죠. 불은 열감만 있지, 실제로 형체로 잡히는 건 없어요. 불은 끊임없이 확산하고 흩어지려고 하는 속성을 갖고 있습니다. 불은 저 멀리까지 갈려고 해요. 태양의 불빛도 화기니까 이 먼 지구에까지 오는 거죠. 그러면 달은 뭐냐? 달은 화기(火氣)가 아니잖아요. 달빛은 반사된 빛이지 자기 스스로 발산한 게 아니죠. 지금 맥이 나타나는 원리를 설명하고 있는 거예요. 각각의 맥은 이런 원리로 나오는 것이지 다른 식으로는 나올 수가 없어요.

다섯 번째, 지금 그 사람의 육장육부 중에서 신장과 방광이 제일 허약하면 '석맥(石脈)'이 나옵니다. 그 원인은 일체의 이유 없이 토극수(土克水)입니다. 그래서 이건 맥이 단단합니다. 요즘은 하도 짠 것 먹지 말라고 하는 바람에 대부분 사람한테서 석맥이 나타나고 있습니다. 석맥 만져본 사람들은 맥은 단단하다 하는 고정관념이 생겨서 다른 맥을 만져보면 잘 모르겠다고 해요. 지금 한의과 대학 교수들 수준도 그 정도밖에 안 돼요. 그러니까 모맥 같은 맥을 '허맥(虛脈)'이라고 하는 겁니다. 그러면 석맥처럼 단단한 맥은 허맥이 아닙니까? 그것도 마찬가지로 신장 방광이 허약한 데서 나오는 맥입니다.

석맥은 그 원인이 뭐라고 했어요?

(토극수)

그렇죠. 토극수. 물의 속성은 무조건 맑고, 연합니다. 그리고 탁한 것을 깨끗하게 하려는 성질을 가지고 있고 만물을 수렴하죠. 그런데 거기다가 진흙을 막 쏟아 부으면 물이 어떻게 돼요? 맑아지는 게 아니라 탁해지게 되겠죠. 그러니까 토극수를 하게 되면 피가 끈적끈적하고 탁해지게 되는 겁니다. 토극수를 하기 전에 피가 맑은 상태에서 만져 본 느낌하고는 확연히 다릅니다.

옛날에 애기 키우는 집에 가보면 속이 비어 있는 노란 기저귀 고무줄 있죠? 거기다가 맑은 물을 집어넣고 만져보면 말랑말랑하죠. 연하고 말랑말랑한 느낌. 그런데 거기다가 팥죽 같은 걸 빵빵하게 집어넣고 만져 보세요. 아까의 연한 감은 없어지고 걸쭉해지잖아요. 그러니까 석맥은 걸쭉하고 단단한 겁니다.

토극수를 해서 물통에다가 흙을 집어넣으면 흙탕물이 됩니다. 통에다가 흙을 더 많이 넣어서 토기가 굉장히 강해지면 어떤 일이 벌어지느냐? 물이 더 걸쭉하고 단단해지겠죠. 토극수를 더 하면 돌처럼 됩니다. 그런데 한편으로는 상생관계에서 토생금을 하죠. 그래서 자연의 이치에서 보면 쇳가루가 흙에서 나오는 겁니다. 그런데 병은 상생으로 오는 게 아니라 상극으로 오는 거니까 상극의 이치를 알아야 됩니다.

여섯 번째, 제일 중요한 것이 있어요. 지금 그 사람의 육장육부 중에서 심포 삼초가 제일 허약하면 그 사람은 '구삼맥(鉤三脈)'이 나옵니다(鉤三脈出). 구삼맥은 수극화 하거나 육장육부의 균형이 깨질 때, 몸에서 어떤 변화가 일어날 때 나타납니다. '끌 구(鉤)'에 '석 삼(三)' 자. 이 구삼맥이라는 용어는 어떤 문헌에도 없는 것인데 우리 현성 선생님께서 편의상 이름을 붙인 겁니다. 더 좋은 이름이 있으면 붙여도 된다고 하셨는데, 제가 보아도 이보다 더 합당한 이름이 없을 것 같아요. 구삼(鉤三)이라는 말은 더 많이 찌르고 흔들린다는 의미입니다. 가는 것은 현맥과 비슷하고, 연한 것은 구맥하고 비슷한데 더 흔들리는 맥상을 말합니다. 구삼맥은 옛날에는 주로 수극화 해서 나타났었는데, 지금은 전부 싱겁게 먹기 때문에 수극화 되어서 나오는 사람은 거의 없고, 대신에 육장육부의 음양 허실 한열의 균형이 깨질 때 많이 나타납니다

병이 커질 때도 균형이 깨지고, 병이 나을 때도 균형이 깨집니다. 병이 들어 있는 상태에서 내가 운동을 하고 섭생을 해서 좋아지는 과정도

부정적인 상태에서 긍정적인 쪽으로 변화하고 있는 거죠. 그런 변화가 일어날 때도 구삼맥이 나타납니다. 어린 아이들 자랄 때 거의 다 구삼맥이 나오는 것은 바로 이런 원리 때문에 그렇습니다. 이때는 떫은맛, 상화가 굉장히 필요합니다. 맥이 나타나는 원인과 원리는 요 여섯 가지 밖에 없어요.

맥의 상과 원리

현맥	구맥	구삼맥	홍맥	모맥	석맥
弦	鉤	鉤三	洪	毛	石
금극목	수극화	불균형	목극토	화극금	토극수
가늘고 길고 미끄럽고 긴장감 있고 팽팽하다	연하고 말랑말랑하고 꼭꼭 찌르고 터질것 같다	가늘고 길고 연하고 말랑말랑하고 꼭꼭꼭 찌른다	굵고 넓고 짧고 완만하고 부드럽다	굵고 넓고 짧고 솜과 같이 확 퍼졌다	미끄럽고 단단하고 걸죽하고 바둑돌같다

자, 이 도표 다 적었죠? 이제 지웁니다. 맥이 여섯 가지로 나타나는데, 구삼맥은 무조건 다 있는 걸로 보기 때문에 사실은 목화토금수(현, 구, 홍, 모, 석) 다섯 가지가 전부입니다. 이 다섯 가지 맥은 오장의 허실의 균형이 깨져서 나타나는 것이기 때문에, 무조건 심포 삼초 생명력이 약해졌다고 파악을 합니다. 그러니까 구삼맥은 없어도 있는 걸로 보는 겁니다.

병에 걸려 있다는 건, 병이 지금 자라고 있다는 말이거든요. 자라고 있다는 것은 변화가 일어나고 있다는 겁니다. 변화가 일어날 때 생명은 보수적인 기질이 있어서 변화를 안 주려고 해요. 우리가 몸이 굳어 있을 때 스트레칭을 하면 땡기고 아프잖아요. 왜 아프냐 하면 몸은 안 변하려고 하다 보니까 통증을 느끼게 되는 겁니다. 그런데 그 아픈 것도 변화입니다. 그래서 생명이 변화하고 있는 한은 구삼맥은 항상 존재하는 걸로 보는 겁니다.

엄마들이 생리의 중요성을 알아야 한다

자라나는 아이들은 사춘기가 끝날 때까지 거의 다 구삼맥하고 현맥이 많이 나옵니다. 여자 아이들은 사춘기가 되면 생리를 하는데 이때 잘 해야 됩니다. 생리가 뭐냐? 특히 초경(初經)이 뭐냐 하면, 식물로 보면 첫 꽃봉오리가 생기는 것과 같습니다. 앞으로 나무가 일생에 많은 꽃을 피우고 열매를 맺어야 되잖아요. 그런데 꽃봉오리가 생겼을 때 서리를 맞는다든지, 갑자기 날씨가 추워지고 우박이 떨어진다든지 하면 냉해를 입고 망가지게 됩니다.

지금 엄마들이 그런 걸 거의 몰라서 초경하는 애들한테 아이스크림을 먹이고, 찬 우유, 냉수, 찬 콜라를 먹이고 있어요. 아이들이 온종일 찬물 마시고, 아이스크림을 입에 달고 살아서 몸에 냉기가 들어가니 다 뭐가 되겠습니까? 그 아이의 몸에서 만들어진 난자가 어떻게 되겠어요? 찌그러져서 나올 수 있다 그겁니다. 인간은 온열동물이라서 항온성(恒溫性)을 유지해야 됨에도 불구하고 오늘도 아이들 몸속으로 몸을 차게 하는 먹거리가 끊임없이 들어가고 있습니다. 그러니까 애들도 이상해지고 그 애들이 나중에 결혼해서 아기를 낳게 되면 더 이상한 애들이 나오는 겁니다.

지금 젊은 엄마들이 뭘 몰라도 너무 몰라요. 요즘 젊은 엄마들은 죄다 서양 지식에 세뇌가 되어서 생명의 이치에 대해 무지한 나머지, 저런 무지막지한 짓을 태연하게 자기 아이들에게 하고 있어요.

그런데 그것도 다 자기 업보입니다. 현재의 나는 과거의 나 자신이 만든 겁니다. 그것이 선업이든 악업이든 간에 과거 나의 삶은 업(業)으로 남아 있게 되죠. 그래서 지금을 잘 살아야 선업을 쌓게 되고, 지금 잘 해야 과거의 부정적인 것들을 씻어낼 수 있습니다. 업장소멸이라는 건 그렇게 되는 거지, 앉아서 잔머리 굴려 갖고는 안 되는 겁니다. 업은 자신이 쌓아온 거니까, 그걸 소멸하는 건 오로지 행(行)을 통해서만 가능하다 그거죠.

맥(脈)이라는 글자를 풀면, 맥을 고치면 생명이 조화를 되찾게 된다

그러면 도대체 맥이란 뭐냐? 지난 시간에 '맥이란 현재 그 사람의 생명상태'를 말한다고 했습니다. 그러면 '맥진법'은 뭐냐? 생사의 근원과 만병의 원인을 찾아내는 것이 맥진법입니다. 제가 옛날 공부할 때 맥(脈)이라고 딱 써 놓고 저 놈을 한 달은 노려봤어요. 왜 옛날 어른들은 생명상태를 나타내는 맥이라는 글자를 이렇게 써 놓았는가? '달 월(月)'자에다가 '별 진(辰)' 자를 써놓았잖아요. 그렇다면 맥이 달과 별인가? 그러면 달과 별이 뭘까? 도저히 모르겠더라구요. 한 달 정도 쳐다봐도 안 되니까 6개월 더 쳐다봤습니다. 하루 종일 일하고 저녁에 할 일이 없으니까, 매직으로 이만하게 써놓고 저 놈을 계속 쳐다봤어요. 도대체 달(月)이 뭐고 별(辰)이 뭐야?

그런데 계속 쳐다보니 어느 날 '아! 알았어.' 이게(月) 이거(肉)더라 이겁니다. 그렇죠? 요게(月) 요거(肉)잖아요. 이렇게도 쓰잖아요. 그래서 또 쳐다봤어요. 쳐다보니 야, 이건(肉) 죽은 고기고, 이건(月) 살아 있는 고기다. 살아있는 몸에다가 문자를 먹일 때는 전부 이 '달 월(月)' 자를 써 놨더라구요. 옛날 조상들이 어깨(肩)다, 무르팍(膝)이다, 간(肝)이다, 콩팥(腎)이다, 허파(肺)다 하는 곳에다가는 전부 이 놈(月)을 써놓은 겁니다. 그런데 살아서 움직이는 생명한테만 썼고 죽은 고기에다가는 '달 월' 자를 안 쓰더라 이거에요.

그리고 별 진(辰) 자, 이건 '새로울 신(辰)' 자로도 쓰더라는 겁니다. 그래서 살아 있는 고기(月)를 즉 살아 있는 세포를 새롭게(辰) 하는 게 맥(脈)이라는 것을 알게 되었습니다.

그리고 이 놈(月)을 또 파자(破字)해 봤어요. '삐칠 별, 자를 별, 움직일 별(丿)'에 힘 쓸 궐(亅)'. 이게 '힘쓸 궐'입니다. 거기다가 그 안에 '두 이, 거듭 이(二)'가 있어요. 거듭한다는 뜻이죠. 생명 세포가 살아서 움직이고(丿) 또 세포가 세포다우려면 힘을 써야(亅) 되죠. 눈세포, 귀세포, 폐세포 등 모든 살아 있는 세포가 힘쓰는 걸 거듭(二)한다고 한 겁니다. 이것(月)에 대해서 '힘쓸 월'이다, '육달 월(月)'의 변형이다 하는 등의 여러 설이 있잖아요? 그래서 뜻이 여기(힘쓸 월(月))에서 변형되어서 이렇게(육달 월(肉)) 갔구나. 요 '육(肉)' 자는 정육점에 매달려 있는 고기를 가리키고, 요 '육달 월(月)'은 사람이 살아 있을 때, 세포 속에 생명이 들어 있을 때의 고기(세포)를 뜻해요.

그렇다면 이건(辰) 뭐냐? 이게 '별 진' 자로도 쓰고, 자축인묘 할 때의 '지지 진'으로도 쓰지만 '새롭다' 라는 뜻으로도 쓰더라구요. 늘 새롭게. 보통 생일(生日)이라고 하는데 어른이 태어난 날은 생신(生辰)이라고 하잖아요. 생신할 때도 이 진(辰) 자를 쓰더라구요. 생신이라는 건 새롭게 태어났다는 겁니다. 또 새롭게 발견한 별을 신성이라고도 하잖아요. 그 신성(辰星)할 때도 이 신 자를 씁니다.

그러니까 생명력(生命力)을 늘 새롭(辰)게 하기 위해서 힘쓰는(月) 것이 맥(脈)이다. 이렇게 해석이 되더라니까요. 살아 있는 생명체 안에서 그 생명력을 늘 새롭게 하기 위해서 힘쓰는 것이 맥인 거죠. 그 맥을 살피는 것이 바로 진맥(診脈)입니다. 내 몸 안에서 지금 심장이 뛰고 있는 그것이 맥입니다. 그 생명력이 몸통의 세로로 흐르는 것은 경맥(經

제3강 간담 弦脈편 197

脈)이라고 부르고, 가로로 흐르는 것은 낙맥(洛脈)이라고 합니다. 생명력을 새롭게 하는 그 힘이 떨어지면 죽는 거죠. 그래서 우리 안에 있는 이 기운을 우리가 어떻게 정갈하게 해 나가느냐가 관건이라는 겁니다. 우리 조상들은 문자 하나에다가 맥의 의미를 담아 놨는데, 그걸 제가 몇 년 걸려서 찾아냈습니다. (박수 짝짝짝)

우리 몸에는 경맥이니 낙맥이니 하는 것들이 있는데, 그 경맥을 통해서 에너지가 흐르는 것도 결국은 나를 새롭게 하기 위함이죠. 그런데 새롭게 하는 기운보다 묵은 기운, 과거에 들어온 탁한 기운이 훨씬 많이 자리 잡고 있다면 그건 병이라고도 볼 수 있습니다. 그래서 그 묵은 기운을 밖으로 자연스럽게 배출시키기 위해서 우리가 무얼 하고 있어요? 바로 운동(運動)이죠. 이 운동할 때의 '운(運)'은 뭘 타고 움직이느냐? '기(氣)'를 타고 움직이잖아요. 이 둘을 합해서 '기운(氣運)'이라고 합니다. '기운이 있다, 없다' 라는 표현을 실생활에서 자주 쓰죠?.

그 기운에는 천지기운도 있지만 내 입장에서 실제로 중요한 건 내 안에 있는 '생기(生氣)'입니다. 내 생명기운. 그 생명기운이 질서와 조화가 잘 이루어져 있다면 그걸 건강하다고 하는 것이고, 질서가 깨지고 어그러져 있으면 건강하지 않다고 말하는 겁니다. 그러니까 우리는 병을 고치려고 노력할 게 아니라, 맥을 고쳐서 생명기운의 질서와 조화를 맞추려고 노력해야 됩니다. 그렇게 하려면 고치려고 하는 맥의 실체를 알아야만 구체적인 방법론이 나오겠죠.

현맥의 변화, 조직검사의 실상

자, 그래서 현맥의 변화에 대해서 같이 한번 읽어봅니다. 간담이 허약할 때 나타나는 맥이 현맥(弦脈)이라 그랬어요. 그러면 그 안에서 변화(變化)가 일어나는데 '음양(陰陽)'에다 이렇게 두 칸 묶어놓고, 밑에

'허실(虛實)'에다 이렇게 묶어놓고, '한열(寒熱)'을 묶어놓고, 그 밑에 '부침(浮沈)'을 또 이렇게 묶어 놓으세요. 그 다음에 '지삭(遲數)', 그 다음에 '대소(大小)'를 묶어놓고, 그 다음에 '활삽(滑澁)'을 이렇게 묶어 놓습니다. 요것만 알면 간에서 생기는 병은 다 아는 겁니다. 현맥이 나타났을 때는 일단 간담이 허약하다는 것을 먼저 생각해야 됩니다. 간담이 허약해지면 많은 병들이 생겨나게 되죠. 허약해서 생긴 병들에다 이름을 붙여 놓은 것이 간염이다, 간경화다, 간암이다, 간경변이다 뭐다 뭐다 하는 병명(病名)들입니다.

그러면 간암의 원인은 뭐냐? 간경변의 원인은 뭐냐? 그 원인을 찾으려고 사진을 찍고 조직 세포를 떼어서 검사하잖아요? 하지만 그렇게 하면 병이 생겨난 원인을 알아낼 수가 없습니다. 떼는 순간 그 세포가 요렇게(月) 돼요, 요렇게(肉) 돼요? 요렇게(肉) 되죠. 떼는 순간 죽은 고깃덩이가 되는 겁니다. 생명력이 사라져 버립니다. 생명력이 빠져서 죽은 세포를 가져다가 검사해 보세요. 원인이 완전하게 안 나옵니다. 허약해서 생긴 건데, 왜 살을 떼어 주냐 그거죠.

허약해서 생긴 건 어떻게 하면 되겠어요? 실(實)하게 하면 되죠. 그러면 실하게 하는 방법만 찾으면 되겠죠. 허약해진 사람은 흡수를 다 못하기 때문에 많이 먹어봤자 소용없습니다. 처음에는 조금씩 간담을 영양하는 연습부터 해야 됩니다. 그리고 그것을 위해 올바로 영양하는 습관을 길러야 되겠죠. 이 습관이 굉장히 중요하거든요.

어떤 사람은 전생에서부터 만들어진 습(習)이 있다고 합니다. 행동이 반복되어져서 만들어진 것이 습관이잖아요. 그래서 이전과 다르게 행동하면 예전의 습이 점점 사라지게 됩니다. 내가 이제까지는 늦게 일어났는데 아침에 일찍 일어나는 연습을 계속해 보세요. 그러면 그게 습관이 되겠죠. 반대로 이제껏 일찍 일어나던 사람이 계속 아침에 늦게 일어나면 그것도 습관이 됩니다. 늦게 일어나면 몸이 무거워지잖아요. 몸이 무거운 사람은 운동을 해야 됩니다. 그러면 무거운 몸이 가벼워지게 돼요. 또 허리가 뻣뻣하다면 허리 돌리기를 열심히 하면 허리가 부드러워지고, 어깨가 무거운 사람은 어깨 돌리기를 열심히 하면 기운이 도니까, 그만큼 어깨가 가벼워지게 되는 거죠.

병(病)의 크기와 인영 촌구맥 차이의 크기는 비례한다

간담이 허약할 때 여러 증상들이 나타나는데 그 안에도 음양이 있습니다. 현맥 안에서의 음양. 그걸 찾아내는 것이 바로 '인영 촌구'를 보는 겁니다. 지난 시간에 공부했던 인영 촌구. 자, 보세요. '촌구가 대(大)'하면. 이건 '촌구맥이 인영맥 보다 더 크면' 그 뜻입니다. 촌구가 더 크면 '병재(病在) 간(肝)'. 병은 간에 더 있고 그 뜻이죠. 현맥이 있다면 무조건 간담에 병이 들었는데 현맥이 나오면서 촌구가 더 크면 병이, 탁한 기운이 쓸개보다는 간 쪽에 더 들어있고, 만약 6~7배 성대(盛大)하면 '사해(四海)의 병'이다.

그러니까 인영맥과 촌구맥의 대소를 비교해봤더니 처음에는 촌구가 2:1 정도로 조금 더 커요. 그런데 차이가 점점 더 벌어져서 촌구가 인영에 비해 4~5배 내지 6~7배로 더 커졌다면 병도 그만큼 커졌다는 걸 뜻합니다. 병이 클수록 맥이 커지는 겁니다. 왜 맥이 커지게 되느냐? 병이 클수록 병이 자리한 그 부위는 살아남기 위해서 정기(精氣)를 많이 빨아들여야 됩니다. 그러기 위해서는 기혈이 흐르는 길을 그만큼 넓혀줘야 되겠죠. 그래서 병이 커지면 맥도 커지게 되는 겁니다. 반대로 병이 작으면 맥도 작아집니다. 이때는 조금만 공급해 줘도 돼요. 그 부분에 자생능력이 있기 때문에 조금만 거들어줘도 안 죽습니다. 이치적으로 보면 우리 몸이 그렇게 되어 있어요.

지금 세계의 금융대란이라는 건 가진 놈이 더 가지려고 하는 와중에 생긴 사단이거든요. 결국 인간세상의 허와 실의 균형이 깨진 건데, 이건 자연에서 보면 상극작용이 더 커진 겁니다. 그렇기 때문에 세상도, 그 안에서 사는 사람도 온통 병들어 버리게 된 거죠. 그런 병든 사람들이 세상에 가득 넘치다 보니 지금 천지가 다 오염되어 버렸어요. 억울하게 죽은 사람들이 지금 한둘이겠어요? 제가 볼 때는 그 많은 원혼과 척신들이 신명세계에서 난동을 부리고 있어요. 맥을 봐도 모르는 병들이 간혹 있는데 그건 신명세계와 관련이 있다고 봅니다. 그런데 우리가 건강하면 그런 것들(원혼, 척신)이 우리 몸 안으로 못 들어옵니다.

 하여간 현맥일 때는 신맛을 더 먹어야 됩니다. '사해(四海)'에다 밑줄을 칩니다. 옛날에 임금님이 덕치(德治)를 하면 폐하의 성덕(聖德)이 사해에, 온 세상에 미친다고 했잖아요. 여기서의 사해는 병기(病氣)가 우리 몸의 모든 세포 하나하나에까지 미치는 경우를 가리켜요. 그러니까 촌구 6~7성은 굉장히 큰 병이죠. 촌구가 6~7성으로 커져서 사해에 병이 들면 머리 쪽으로 피가 더 가도록 해야 됩니다. 이때는 낼숨을 길게 하고, 상체 운동을 많이 해야 합니다. 물구나무서기 같은 것이 좋아요. 그리고 간담을 영양하는 신맛을 꾸준하게 더 먹고 사관침법을 씁니다. 거기다 적으세요. '사관침법을 써서 태충을 사(瀉)하고 합곡을 보(補)한다.' 보법과 사법은 내일 경혈학 하면서 설명할 겁니다.

병이 정경에서 기경으로 옮겨가는 이치

 그 다음에 양(陽)을 설명할게요. 양은 인영맥을 말합니다. 그래서 담에 병이 있나 없나를 알려면 인영맥을 갖고 살펴야 합니다. 반대로 간에 병이 있나 없나는 촌구맥에서 찾아야겠죠. 그러면 '현맥이 나오고 인영이 대(大)'하면. 이건 '인영맥이 촌구맥 보다 더 크면' 그 뜻이죠. '병재

(病在) 담'. 병은 쓸개에 더 있고. 어떤 사람은 병재 담이라 하니까 '병은 간에는 없다' 라고 생각하지만 그게 아니에요. 이거냐, 저거냐 OX만 공부해서 그렇게 생각하는데, 여기서는 '더 있고'로 해석합니다. 간담에다 병이 있는데 간보다는 쓸개에 병세가 심한 경우입니다.

'4~5배 더 성대(盛大)하면'. 4~5배는 인영 촌구의 좌우 네 개의 맥이 같은 걸 기준으로 봤을 때, 제일 작은 맥과 제일 큰 맥의 차이가 네다섯 배 차이가 난다는 뜻입니다. 어떤 사람 맥을 봤는데 촌구와 인영이 같다 그러면 균형이 잡혔다고 하는 거예요. 균형이 잡혀 있는 상태에서도 현맥 출(出)이면 간담이 허약하다는 뜻이죠. 그래도 음양의 균형이 거의 맞았다고 하면 이건 신선급입니다. 제가 금형이라서 항상 신 것을 먹고 또 쓴 것을 먹어서 화극금을 매일같이 하기 때문에 이 정도는 됩니다. 그러니까 음식으로 허실을 조절하는 겁니다. 커피를 남들은 한 잔 마실 때 저는 두 잔 마신다든지, 남들이 한 봉을 마실 때 저는 두 봉, 세 봉을 타서 마신다든지 하는 거예요. 제 체질에 쓴 것이 더 맛있기도 하고.

현맥이 나오고 인영이 촌구보다 4~5배가 더 커졌다면 이건 '기경팔맥의 병' 중에서 '대맥(帶脈)의 병(病)' 입니다. 우리 몸 안에는 12정경인 열두 개의 경맥이 있어요. 병도 처음에는 12정경에서 1배에서 3배 정도의 크기로 살아요. 이 정경의 병은 작은 병이죠. 그런데 이놈을 다스려 놓지 않고 그냥 놔두면 더 커지게 되는데, 그 때는 무지 아파요. 열도 나고, 애들 같으면 경기도 하고 그럽니다.

내가 그 병을 감당하지 못하게 되면 몸이 알아서 정경의 병을 기경으로 딱 넘겨 놓습니다. 기경에서 볼 때는 그깟 정경의 병은 아무것도 아닙니다. 그러면 옛날에는 아팠는데 지금은 아무렇지도 않게 살 수 있게 됩니다. 그건 내 생명이 편케 살려고 기경으로 병을 넘겨 놔서 그런 거예요. 그러니까 병을 이겨내기 위해서 우리 몸에는 병을 담는 그릇이 있다는 거죠. '정경'에서 '기경'으로 넘어가게 되면 힘든 줄 모르고 그냥 살아요. 요즘 사람들 웬만하면 4~5성이잖아요. 그러다가 병이 준동을 하게 되면 또 아프기 시작합니다. 기경으로 넘겨서 좀 살다가 여기에서도 음양의 균형이 깨지고, 허실의 균형이 깨지면 머리가 터지는 것처럼 아프고, 눈알이 빠지는 것처럼 아프고, 괜히 허리도 아프고, 오줌발도 약해지고, 시력도 떨어지고, 귀도 멍멍해집니다. 그건 맥이 또 커지고 있다는 신호에요. 멈춰 있을 땐 안 아프고 커질 때 통증이 옵니다. 4~5성에서 더 커져서 6~7배로 되면 '기경'에서 '사해'로 가게 되는데, 그건 온 몸이 병마(病魔)로 뒤덮여져 있다는 걸 의미합니다.

진통제나 해열제의 부작용, 현대인들이 인영맥이 커진 이유

맥이 변할 때마다 아프거든요. 변화가 올 때마다 통증이나 무기력증이 생겨요. 그런데 진통제 먹어서 병이 고쳐진다? 그렇게 되면 얼마나 좋겠어요. 그리 되면 이미 병마는 다 없어진 거죠. 게보린 만들어 놨을 때, 사리돈 만들어 놨을 때 다 없어진 겁니다. 진통제 먹어서 통증이 없어지면서 병이 다 나으면 얼마나 깨끗해요? 그런데 그게 아니란 거죠. 병이 사라진 게 아니라 이놈이 내성(耐性)을 길러서 나중에 더 지독한 놈으로 변해서 덤벼들게 되거든요.

진통제는 소량의 마취제입니다. 소량의 마취제를 습관처럼 계속 먹으면 우리 몸의 자율신경계 즉 심포 삼초 생명력이 멍청하게 되고 감지능력이 더욱 상실되어서 사람이 둔해지게 됩니다. 그러면 그 둔해진 만큼 자기 내면에서 받는 충격은 커지게 돼요. 그러다가 나중에 큰 병이 생기게 됩니다. 통증이나 저림증 같은 것은 스스로 알게 되어 있는데, 그게 고통스럽고 힘들다고 해서 못 알아먹게끔 자율신경계를 망가뜨려

놓는 것이 진통제입니다.

감기는 몸에 냉기가 들어와서 생긴 겁니다. 그래서 냉기를 없애려고 우리 몸 안의 생명은 스스로 열을 만드는데, 그게 싫다고 해열제를 먹이면 열이 나다가도 도로 다 식어버리게 됩니다. 그냥 놔뒀으면 일주일이면 낫는데 해열제 먹여서 열을 떨어트려 놓으면 감기가 오래 지속되면서 폐렴으로 옮겨 가기도 합니다. 이치가 그래요. 그래서 우리는 순수하게 자연의 관점, 생명의 관점에서 보는 습관을 들여야 됩니다.

대맥에다 밑줄 치고 '기경팔맥의 병'이라고 썼죠? 이때는 '인영이 크니까 들숨을 길게' 해야 됩니다. 그리고 '하체운동을 많이' 해야 됩니다. 그런데 운동은 않고 맨날 책을 보고, 서류를 보고, 컴퓨터 보고, 게임하고 그러면 어디를 쓰는 겁니까? 눈을 쓰고, 귀를 쓰고, 머리를 쓰는 거죠? 그게 상부에 있는 양기를 쓴다는 소립니다. 양기를 쓰니까 인영맥이 더 커지게 되겠죠. 과거 농경시대 때는 사람들이 먹고 살려면 머리를 썼어요, 몸을 썼어요?

(몸요.)

몸을 쓰면 피가 상체와 하체 중 어디로 더 가게 돼요?

(하체요.)

하체로 가면 인영맥과 촌구맥 중 어디가 더 커지겠어요?

(촌구요.)

촌구가 커지면 그 병이 머리보다는 하체에 많이 생기겠죠. 옛날엔 육체를 하도 혹사를 시켜서 다들 빨리 죽었던 겁니다. 그러면 맥을 볼 때 인영을 봐야 돼요, 촌구를 봐야 돼요?

(촌구요.)

촌구맥을 우선으로 봐야 되죠. 옛날에는 자가용 타고 진안에 온 사람이 하나도 없었어요. 백이면 백 다 걸어왔어요. 그건 하체를 쓰는 것이기 때문에 에너지가 아래로 가는 만큼 촌구가 커지는 겁니다. 그래서 옛날에는 인영맥은 만질 것도 없었어요. 옛날 의원들은 다 촌구맥을 보고 알아냈습니다.

그런데 지금은 여기까지 강의 들으러 올 때 KTX를 타면 바로 오잖아요. 오면서 뭐하느냐? 머리를 쓰면서 옵니다. 앉아서 생각하고, 책이나 신문을 보고, 옆사람과 대화하고. 그러면 피가 어디로 가게 됩니까?

(머리로) 머리로 가니까 인영맥이 커지죠. 이런 판국에 촌구를 만지작거리면 뭐가 나와요, 안 나와요? 안 나옵니다. 생명을 보고 사람을 살피는 것이 의학인데 지금은 천지의 기운이 바뀌었어요. 문명의 기운이, 판도가 바뀌었다 그 말입니다. 그런데 그 바뀐 걸 모르고, 대학에서 배운 걸 갖고 먹고 사는데 정신이 없다 보니까, 판 안의 사람들은 과거의 것이 전부인양 거기에만 몰두하는 겁니다. 공부를 조금만 더 하면 되는데, 거기까지만 하고 밥 벌어먹고 산다고 정신이 없어요. 그러니까 안타까운 겁니다.

간이 허할 때와 실할 때의 처방, 약보다 음식이 좋다

대맥(帶脈)에 밑줄 쳤지요? (예) 기경팔맥을 다스리는 침법이 있습니다. 거기다 적으세요. '구궁팔괘침법'을 쓴다. 기경팔맥을 통제하는 혈자리를 어느 정도 굵은 침으로 다스리는 것이 구궁팔괘침법인데, 아주 간단합니다. 그러면 구궁팔괘침법으로 대맥을 통제하는 혈자리는 어디냐? 대맥을 통제하는 혈자리는 '담경의 임읍'입니다. 현맥이 나오고 인영이 4~5배로 큰 사람들은 담경의 임읍을 손가락으로 대기만 해도 아파서 자지러집니다. 아파서 입이 쫙쫙 벌어져요. 인영맥이 웬만큼 큰 사람들은 기경팔맥에 연결되어 있기 때문에 임읍을 누르면 아파요. 경혈학 할 때 그 자리를 전부 수성펜으로 표시해 드리겠습니다.

그 다음에 허실을 설명하겠습니다. 허하다고 하는 것은 여기서는 간담이 허약한 걸 말합니다. 간담이 허약해진 원인은 금극목을 당한 때문이죠. 그런데 간담이 실할 때는 어떻게 되느냐? 당연히 목극토를 하겠죠. 간이 실하면 목극토해서 홍맥이 나타나고, 간이 허약하면 금극목을 당해서 현맥이 나타납니다. 그래서 허할 때와 실할 때의 처방이 전혀 다릅니다. 간이 실할 때는 홍맥이 나타나니까 무슨 맛을 먹어야 돼요?

(단맛)

이때는 골고루에다가 단맛을 더 먹고, 허해서 현맥이 나타날 때는 골고루에다가 신맛을 더 먹는 겁니다. 그러니까 허약하다면 내가 부족한 만큼 외부로부터 에너지를 보충 받아야 합니다. 내가 갈증이 나서 목마르다면 단전호흡한다고 목마른 게 해결되는 게 아니고, 기도한다고 목마른 게 해결되는 게 아니고, 무슨 주문을 외운다고 목마른 게 해결되는 게 아니란 거죠. 그 때는 물 한 컵을 마셔야 됩니다. 외부에 있는 걸 내 몸통에다가 집어넣어야 된다 그거죠. 그게 진리입니다. 그러면 간이 허약할 때는 어떻게 해야 되느냐? 간을 영양하는 물질을 그 통(간)에다 집어넣어야 되겠죠. 그래야 허실이 조절되어서 균형을 이루게 됩니다.

먼저 시간에 말씀드렸듯이 우리가 약이 좋은 건 다 아는데 까불지 마라 그겁니다. 밥이 못 된 게 즉 '음식이 못 된 게 약'입니다. 약이 진짜 좋으면 그걸 매일 먹지요. 그렇잖아요? 약이 밥보다 우리 몸에 좋다면 매일 먹어야 되는 거 아닙니까? 그런데 진짜 좋은 건 누가 먹어도 탈이 안 난다는 거죠. 생명의 기본적인 질료인 물과 공기가 그런 것이죠. 그런 건 심포 삼초 생명력을 유지하는 기본질료로 봅니다.

여기에서 오곡(五穀)이 나옵니다. 우리가 오곡밥 먹잖아요. 오곡이 바로 오장(五臟)을 영위하는 겁니다. 또 오미(五味)가 있죠. 시고, 쓰고, 달고, 맵고, 짜고 하는 오미. 서양에서는 식품영양학에서 무슨 화학

기호 남발해 가면서 칼로리니 비타민이니 베타카로틴이니 하면서 떠드는 수준에 불과하지만, 우리의 과학적인 영양학은 오행론을 기초로 해서 오미론, 기미론(氣味論)을 말하고 있습니다. 그 기미론을 기초로 해서 만든 것이 다섯 개의 담근 음식입니다.

우리는 음식을 담궈 먹잖아요. 또 튀겨 먹고, 익혀 먹고, 삶아 먹고, 끓여 먹고. 물론 그냥 생식(生食)도 하죠. 사과를 따서 그냥 먹으면 그게 생식입니다. 또 무를 뽑아서 딱 쪼개서 씻어서 먹으면 생식이 되고, 그 놈을 찌고 익혀서 먹으면 화식(火食)이 되는 거죠. 그런데 어떤 사람은 그런 말을 해요. '생식 그거 아무나 하는 게 아니다.' 그런데 사실 그거 아무나 하고 있습니다. 참외 따서 그냥 다 먹잖아요. 아무나 생식하는 겁니다. 그러나 요즘 사람들 생각들이 겉 넘어 갖고 밥 먹을 줄을 모른다 그 얘기죠. 결국 사람들이 밥 먹는 법을 잃어버린 나머지, 건강하고 행복하게 사는 법을 다 잃어버리게 된 겁니다.

제가 보니까 우리에겐 그야말로 담그는 먹거리가 있더라 그겁니다. 김치는 담근다 그러잖아요. 식초를 담그고, 된장 담그잖아요. 간장 담그죠. 고추장 담그죠. 젓갈 담그죠. 천지기운을 담아 놓은 이러한 우리 음식들은 상온에서 수십 년씩 보관이 가능합니다. 그리고 우리는 먹거리를 빚어내기도 합니다. 도자기만 빚어내는 줄 아세요? 술을 빚잖아요. 거기에 천지기운을 끌어다가 인간의 재주가 같이 들어가는 거죠. 그래서 그걸 일러 '천지인 삼재(三才)'라고 하는 겁니다. '삼신(三神) 사상'도 여기에서 나왔어요. 그래서 사람을 알아야 삼신을 알게 됩니다. 과거엔 사람을 빼고 천지만 논하다 보니까 제대로 몰랐던 거죠.

자, 그래서 이제 음양이 뭔지, 허실이 뭔지를 알았습니다. 음양은 인영 촌구로 따지는 것이고, 허실은 그 맥이 현맥이냐, 홍맥이냐, 모맥이냐, 구맥이냐, 석맥이냐를 따지는데, 간이 허약할 때는 현맥이 나타나고 간이 실할 때는 홍맥이 나타납니다. 그건 금극목을 했느냐 목극토를 했느냐에 따른 결과물이니까 꼭 기억해야 됩니다.

현대인(특히 여자)들은 몸에 냉기를 켜켜이 쌓아놓고 산다

그 다음, 한열(寒熱)은 장부(臟腑)가 차거나 뜨거운 걸 말합니다. 찬 걸 먹으면 냉해지고, 따뜻한 걸 먹으면 따뜻해집니다. 생명이라는 건 항상 온기가 있어야 됩니다. 사람은 온열동물이잖아요. 그렇다고 무조건 뜨거운 게 좋고 찬 게 나쁜 게 아니라, 뜨거워도 병, 차도 병입니다. 열병이라는 게 있습니다. 그리고 추워서 덜덜 떠는 냉병이라는 것도 있어요. 그러면 그게 왜 생기느냐? 온기에서 뜨거워졌느냐, 온기에서 식었느냐 그 차이 때문에 생깁니다.

몸이 따끈따끈한 상태, 온화한 상태가 되면 생명도 온화하고 편안해집니다. 반면에 식으면 맥이 사나워지게 돼요. 왜 사나워 지느냐? 열을 만들기 위해서 심장이 격렬하게 박동을 해서 사나워 지는 겁니다. 냉기를 물리치기 위해선 뜨거운 피를 빨리 돌려야 됩니다. 그래서 교재에 보면 '맥이 급(急)하며' 라고 되어 있지요. 냉기가 차 있으면 맥이 '툭툭툭툭' 이렇게 급하고 사납게 뜁니다.

하늘의 이치를 보면 사람이 여름철엔 뜨거운 공기를 마시고 겨울철엔 찬 공기를 마시게 되어 있어요. 그런데 요즘에는 집을 이중창 삼중창으로 한 거기에다가 보일러까지 틀고 해서 한겨울에도 메리야스나 반팔로 생활합니다. 그런데 그렇게 하면 안 됩니다. 한로가 오고 상강이 와서 절기가 바뀌면, 수천 년 동안 축적된 정보가 유전되어 있는 우리 몸은 냉기를 막고 온기를 지키려고 알아서 땀구멍을 닫게 됩니다. 생명 시스템 자체가 그렇게 돌아가요. 그런데 겨울철에 난방을 세게 해서 실내를 덥게 만들면 방안에 있는 열기가 몸으로 들어오잖아요. 그러면 몸이 뜨거위지게 됩니다. 뜨거워지면 열을 배출시켜야 되니까 땀구멍이 열리고 속에 있던 열기가 빠져 나가게 되겠죠. 이렇게 땀구멍이 열린 상태에서 밖에 나가면 어떻게 되겠어요? 모공으로, 숨구멍으로 냉기가 확 들어오게 되겠죠.

학교에 다니는 여자 아이들을 보면 겨울에도 교복 치마를 입고 스타킹을 신잖아요. 그런데 그렇게 하면 냉기에 대한 내성이 약한 아이들은 다 골병들게 됩니다. 그리고 그걸 하루 이틀 하는 게 아니라, 사춘기 초경하는 그 중요한 시기에 몇 년을 그런 식으로 생활합니다. 그래서 그때 냉기가 흠뻑 다 들어와서 생리를 제대로 하는 여학생들이 드물게 되었어요. 사실 한국 여성들이 한겨울에는 내복 입고, 솜바지 입고 해서 몸을 따뜻하게 유지했어야 하는데, 그렇지 못하다 보니까 자궁이나 이런 쪽에 병이 엄청나게 많습니다. 그렇게 있다가 봄이 지나고 여름이 오면 뜨거운 공기를 흡수해서 내부의 찬 기운을 내보내야 됩니다. 한여름에는 날이 뜨거우니까 문을 열어놓고 시원하게 살아야 되는데, 문 다 닫고 에어컨 빵빵하게 틀어놓고 찬 공기 마시며 살죠. 전철 타도 에어컨, 버스 타도 에어컨, 사무실에 가도 에어컨, 집에 와서도 밤 열 두 시, 한 시까지 에어컨.

그런데 지난 겨울에 마신 냉기가 우리 몸속에 있잖아요. 이번 여름철엔 하늘로부터 더운 공기를 공급 받아서 지난 겨울철에 몸 안으로 들어온 냉기를 밖으로 내보내야 되는데 또 찬 공기를 들이마시니 몸 내부에서 한열의 순환이 제대로 일어나지 않게 됩니다. 그래서 계속 냉기가 쌓이게 되는 거예요. 그러면 세포가 어떻게 되느냐? 그 안에서 움츠려 들게 되겠죠. 냉기가 뭉치면 적 덩어리가 되는 거고, 그 놈이 커져서 더 사나워지면 암 덩어리도 되는 겁니다. 그런 사람들은 온기가 들어가서 찬 기운을 몰아내야 돼요. 그 차가워진 놈을 뜨거운 피가 가서 녹여야 되는데 살살 가서는 안 녹고 세게 가야 되겠죠. 그러면 맥이 부드럽게 뛰어야 돼요, 강력하게 콱콱 뛰어야 돼요?

(강력하게요.)

강력하게 온기를 집어넣어야 되니까 심장도 강하고 빨리 뛰어야 됩니다. 날씨가 추워지면 보일러를 세게 틀어서 뜨거운 보일러 물을 빨리 돌려야 방바닥이 빨리 데워지잖아요. 그것과 원리가 같습니다.

맥의 완급 변화, 맥은 나이에 맞게 정상적인 속도로 뛰어야 된다

맥이 천천히 부드럽게 뛰는 걸 완(緩)하게 뛴다 하고, 맥이 사납고 강하게 뛰는 걸 급(急)하게 뛴다고 합니다. 그 밑에 '완하며' 라고 되어 있죠. 장부에 열(熱)이 있으면 맥은 완해집니다. 그래서 열이 있는 사람은 열을 식혀야 되죠. 맥이 빨리 강하게 뛰면 열이 만들어지니까 이때는 천천히 부드럽게 뛰어야 식게 됩니다. 우리 몸에는 그걸 자연스럽게 조절하는 능력이 있습니다. 그런 것들을 살피는 것을 지금 현맥 안에서의 변화로 말씀드리는 겁니다.

그러면 다시, 장부가 차면(寒) 그 사람의 현재의 맥은 급(急)해지며, 이때는 더운 음식과 더운 약을 쓰며, 침을 쓰고 싶다면 보법을 써서 2시간 이상 유침(留鍼)을 한다. 유침에다가 동그라미 치고. 침을 찌르고 그냥 놔두는 것을 유침이라고 해요.

질문 : 침을 찌르고 2시간 동안 그냥 놔두는 겁니까?

대답 : 예, 두 시간. 보통은 맥도 안 보고 침통만 흔들어 대면서 찌르는 정도인데 희한한 건 그래도 맥하고 관계없이 좋아져요. 일시적으로 효과를 조금 보는 겁니다.

그 다음에 줄 바꿔서, '열(熱)'은 육장육부가 뜨거운 거죠. 이때는 찬 음식과 찬 약을 쓰고, 속자서발 한다. '속자서발'에 밑줄 치고. '속자', 침을 빨리 찌른다. '서발', 천천히 뺀다. 속자서발은 침을 빨리 찌르고 보사(補瀉)하면서 천천히 빼는 걸 말합니다. 그렇게 하면 열이 식게 돼요. 도장침이라든지 사혈침 같은 것들을 쓰면 강력한 사법(瀉法)이 되는 겁니다.

이건 간담이 뜨거운 경우를 말하는 거니까, 간담에 있는 열을 빼야 되겠죠. 이때 맥은 부드럽고 천천히 완만하게 뜁니다. 그렇게 뛰어야 기혈이 흐르는 속도가 느려져서 저절로 식게 됩니다. 우리 몸 안에 있는 생명이 그렇게 완급을 조절하고 있어요. 그래서 간담에 열이 있을 때는 현맥이 나오면서 맥이 '완(緩)'하게 뛰게 됩니다. 맥이 완하면 맥박이 벌렁벌렁 부드럽게 뛰고, 급한 사람들은 맥박이 사납고 강하게 뜁니다. 자기가 자기 맥박을 재서 75박 이상 뛴다면 몸이 무조건 냉한 걸로 보면 됩니다.

질문 : 어린 아이들은 맥박이 빠르던데요?

대답 : 아이들은 그래야 정상입니다. 그래서 아이들은 성질이 느긋하지를 못하고 급하고 파닥파닥하는 겁니다. 맥박수 만큼 생각도 같이 움직이게 되죠. 애들은 맥박이 굉장히 빨라요. 꼬맹이들은 100박, 밖에 있는 준혁이 같은 애들은 100박, 120박 이렇게 뜁니다. 돌 전후의 유아들은 그래야 정상입니다. 왜 그러냐하면, 아기들이나 어린아이들은 지금 생명이 해야 하는 일이 딴 게 아니거든요. 그 입장에서는 몸집을 키우는 것이 가장 시급합니다. 그러자면 에너지를 세포에 최대한 빨리 공급해줘야 되겠죠. 그래야 세포들이 그 에너지를 받아다가 세포를 분열, 증식을 시키잖아요. 성장을 시킨다 그 얘기죠. 그러니까 어린아이들은 맥박이 빨라야 정상이라고 하는 겁니다.

그런데 어떤 아이들은 맥박이 아주 느려요. 그래서 생각하는 게 노인네 같기도 해요. 그걸 보고 애가 의젓하다고 합니다. 그런데 의젓하긴

개뿔이 의젓해요? 그건 맥이 느려 갖고 애가 힘이 없는 겁니다. 어린 아이의 맥이 느리다는 말은 대사 속도가 느려서 병이 들었다는 걸 의미해요. 그건 정상이 아니거든요. 아이들 맥은 아이들답게 빨라야 됩니다.

그런데 50살, 60살 먹은 어른의 맥이 85박 띈다면 애들처럼 급하고 성격도 지랄 같아져요. 맥이 빠르니 가만히 있지를 못해서 모든 걸 다 참견하려 들고. 그러니까 '뭔 어른이 저러냐'는 소리를 듣는 겁니다. '뭔 어른이 애들 같다고, 애들만도 못하다'고 그래요.

그러면 몸이 차서 맥이 급하고 빠를 때는 어떻게 하느냐? 이때는 찬 음식을 안 먹어야 됩니다. 찬물이라든지 탄산음료, 찬 맥주, 아이스크림, 팥빙수 같은 것들은 먹으면 안 돼요. 특히 애들은 더 그래요. 보통 보리 같은 건 찬 성질이라 하고 쌀 같은 건 뜨거운 성질이라 하잖아요. 여름에 나오는 먹거리는 몸을 시원하게 하고 가을에 생산되는 먹거리는 몸을 따뜻하게 한다는데, 그냥 중(中) 정도로 보아도 무방합니다.

맥에 따라서 생각을 하고 행동을 하는 인간들

질문: 그러면 한여름에는 차가운 아이스크림 같은 게 좋은 건가요?

대답: 한여름에는 찬 것도 조금은 좋아요. 그런데 아이스크림은 안 됩니다. 왜냐하면 거기에는 식품첨가제가 어마어마하게 들어있거든요. 악질 첨가제, 유화제나 색소라든지 향신료 같은 맛내는 것 있잖아요. 이를테면 바나나우유에는 바나나가 하나도 안 들어 있다면서요? 그거 다 화공약품으로 만드는 거라면서요? 그러면 그런 건 먹이면 안 된다는 겁니다. 장차를 위해서 아이들과 싸움박질을 하든, 손을 묶어놓든 간에 먹지 않는 연습을 시켜 놔야 됩니다. 우리 김선미 선생은 준혁이를 그렇게 키워야 돼요. 절대 슈퍼 같은 데서 파는 독을 먹여서는 안 된다는 겁니다. 그건 알게 모르게 애들한테 다 독약을 먹이는 것과도 같아요. 그것도 돈

주고 말입니다.

뇌세포 이런 데 그런 악질 유화제 같은 독이 끼면 어떻게 되는 줄 알아요? 간담경으로 그 독기가 들어가면 사람이 폭력적이고, 사나워지고, 사람을 죽이고 싶어져요. 또 그것이 폐경이나 대장경으로 들어가면 세상을 비관하게 되고 자살하기도 하는 겁니다. 그게 심장경이나 소장경 쪽으로 가면 어떻게 되느냐? 그 땐 사생결단을 내리고 덤벼듭니다. 대구 지하철 참사 있죠? 그것처럼 다 죽이려 들어요. 그런 사람은 구맥 6~7성이 나오거든요.

그러니까 맥에 따라서 사람이 하는 행위가 다 다릅니다. 어떤 상황에서 표출되는 행동도 다 그 사람의 내면에서 나오는 겁니다. 착한 일을 하든, 악한 일을 하든, 살인을 하든, 불을 지르든 모든 행위가 그 사람의 육장육부에서 나옵니다. 첫 시간에 인간의 만사와 생사, 모든 병의 근원은 그 사람의 육장육부의 음양 허실 관계에서 나오고 또 한열 관계에서 나온다고 그랬죠. 바로 거기서 나와요.

그 다음에 간에 병이 있어서 현맥 4~5성이나 6~7성 있는 사람이 수행을 하고 참선을 하고 있으면 그 때는 일시적으로 마음과 몸이 다스려지죠. 그런데 하루 자고 나서 다음 날 맥이 또 요동을 치면 죽이고 싶은 놈이 생각난다니까요. 이를 뿌득뿌득 갈고 분노하고 보복하고 싶어져요. 맥을 다스려 놨을 땐 괜찮았죠. 그 병든 맥을 계속 다스려서 맥이 1~3성으로 바뀌면 괜찮아진 겁니다. 그래서 오랫동안 제대로 수행한 사람들은 맥이 순해져 있어요. 병들어 급하고 사나운 맥이 아니라 부드럽고 순한 맥이 나옵니다. 그런 사람들은 실제로도 온순하고 그래요.

그런데 현맥 인영 4~5성이 나오는 어떤 사람은 자기도 성격이 사납지 않고 온순하다 하더라구요. 그건 자기가 볼 때나 온순한 겁니다. 맥을 만져보면 그게 아닌데. 그런 사람은 제가 말을 안 해줍니다. 현맥 나오는 사람들은 몽둥이 들고 대들까 봐 말을 안 한다니까요. '괜찮습니다' 하고 기분 좋게 보내는 게 상책이지, 제가 그 사람한테 사실대로 이야기해서 싸울 일이 있습니까? 말 안 들어먹을 놈인데. 날 이겨 먹으려고 눈을 부릅뜨고 대드는데. 특히 현맥인 아이들은 눈을 곱지 않게 뜨고 엄마한테 막 대들고 그래요. 그 때는 신맛을 꾸준히 먹이면 성격이 저절로 온순하게 변하게 됩니다.

체외의 병을 다스려 놓지 않으면 병기(病氣)가 장부로 침입한다

다음은 부침(浮沈)에 대해서 하겠습니다. 부(浮)는 맥이 떠 있고. 만져 보면 벌렁벌렁 떠 있어요. 침(沈)은 깊이 있고. 맥이 안 잡혀서 꾹 눌러야 촉지 되는 사람들 있죠? 맥이 침하다는 것은 맥이 깊이 있다, 가라앉았다 그 얘깁니다. 흔히 경제가 부침(浮沈)한다고 하잖아요. 경제도 활성화 되다가 가라앉았다가 하면서 요동을 치고 그러잖아요. 그것처럼 맥도 부침이 심하면 심신에 문제가 생기게 됩니다.

어떤 사람은 맥이 부하고 어떤 사람은 침한데, 부(浮)할 때는 병이 체외에 있습니다. 체외에다 동그라미 치고. 체외라고 해서 몸 바깥을 말하는 게 아닙니다. 장부가 아닌 곳을 뜻해요. 현맥이 나오고 부하다면 간담이 지배하는 곳에 병이 든 것입니다. 눈병이 왔다든지, 목 디스크가 생겼다든지, 고관절에 이상이 왔다든지, 발에서 시큼한 냄새가 나고 무좀이 생겼다든지, 손발톱에 줄이 생기고 두꺼워졌다든지 하는 등의 간이 허약해서 생기는 제증상들 있죠? 발톱이 두꺼워지고, 깨지고, 썩어 들어가는 병, 이런 건 다 간이 허약해서 그런 겁니다.

생명이 그렇게 멍청한 게 아닙니다. 신체에서 제일 중요한 곳은 마지막까지 지켜 내려고 합니다. 그래서 병나게 되면 말초부위부터 아프게 해서 병이 났다는 신호를 보내게 되죠. 본인이 알 수 있도록 정보를 보내주는 겁니다. 그런데 그동안 여러 증상으로 알려줬는데도 감지를 못하고, 아는데도 모르는 척하고 그냥 놔뒀다면 끝내는 핵심 장부로 병이 들어오게 됩니다. 그러면 그 때부터 큰 병이 되는 거죠.

사람은 눈병, 목병, 발병으로는 안 죽어요. 간암, 간경화, 위암, 폐암, 대장암, 심장병, 이렇게 핵심 장부에 병이 들어서 생사가 갈리는 것이지 허리 아파서 죽은 사람 하나도 없고, 무르팍 아파서 죽은 사람 없습니다. 이치가 그래요. 그러니까 맥이 부할 때는 체외에 병이 있고, 맥이 침(沈)할 때는 어디에 있어요?

(체내에 있어요.)

체내에다 동그라미 치고. '장부에 병이 있다' 그렇게 적으세요. 그러니까 내장에 병이 있다는 뜻입니다. 현맥이니까 어디냐? 간과 쓸개에 병이 있는 거죠. 그래서 맥이 침하면 더 안 좋은 겁니다.

염증을 다스리려면

그 다음에 지삭(遲數). 지(遲)는 느리고, 삭(數)은 빠르고. 원래는 '셀 수, 셈할 수, 헤아릴 수(數)' 자인데 여기서는 '삭'으로 읽습니다. 자주 삭, 빨리 삭. 삭은 맥이 '톡톡톡톡' 이렇게 빨리 뛰는 것을 말합니다. 맥이 느리고 빠르고 하는 건 1분에 60박을 기준으로 합니다. 여기 있는 청원이 하고 준범군은 고등학생이니까 75박씩 뛰어도 돼요. 앞으로 2,3년 동안 육체적으로 갈무리를 잘 해야 할 나이거든. 집을 지었다면 마감을 잘 해야 돼요. 그때 깔끔하게 마감을 잘 하면 나라의 간성(干城)이 되고 인류의 간성이 되는 겁니다.

그런데 지금 갈무리 할 때 잘 못하고 창문을 잘못 달았다 그러면 사물을 삐딱하게 보게 되죠. 전기코드를 이상한 데 달아놨다 그러면 뭐가 불편해도 불편해지게 되겠죠. 여태껏 잘해 놓고 갈무리를 잘못하면 이상한 사람이 되고 맙니다. 그 시기는 아직 갈무리 공사가 덜 끝났으니까 75박 전후해도 되고, 나머지 어른들은 60박을 기준으로 하는 겁니다. 소형이도 서른 살이 안 됐으니까 아직 괜찮아요. 70박 정도로 좀 빨라도 됩니다.

　지(遲)는 염증이 없는 걸로 봅니다. 60박 미만으로 느리게 뛸 때는 염증이 없는 걸로 보고, 어른이 맥박이 빠르다면 어딘가에 염증이 있는 걸로 봐요. 각막염이 있든, 비염이 있든, 위염이 있든, 치주염이 있든, 잇몸에서 피가 나든, 여성들 냉이 있든 뭐가 있든 다. 만일 현맥이면서 빠르다면 간에 염증이 있을 수 있어요. 그리고 홍맥이면서 맥이 빠르면 위장에 염증이 있는 것으로 봅니다. 염증이 생겼다 할 때 '염(炎)'은 '농(膿)'하고는 다른 겁니다. 노란 고름을 농이라고 해요. 염이라고 하는 건 눈곱이 끼는 것도 염이고, 콧물을 자주 흘리는 것도 염으로 보고, 가래 같은 것 있죠? 끈적끈적한 것 또 잇몸에 피나는 것, 우린 이런 걸 다 염증으로 봅니다. 용어가 따로 다 있는데 그냥 염증으로 봐요. 염증은 짠 것 먹으면 다 없어집니다. 죽염을 먹는다든지, 간장을 먹는다든지, 다시마를 먹는다든지, 함초를 먹는다든지. 하여튼 바다에서 나는 게 제일 깨끗한 겁니다.

　짠 거 먹지 말라고 하는 놈들보고 까불지 말라고 해요. 지구에서도 바다가 가장 청정한 곳이에요. 거기서 난 미역이, 김이 왜 나쁜 겁니까? 석맥 나오는 사람들은 실제로 그런 걸 좋아해요. 김치찌개나 된장찌개 같은 것도 좋아하고, 김 먹을 때 간장에다 찍어서 먹으면 더 맛있다고 그래요. 그게 다 짜게 먹는 거잖아요. 짜니까 더 맛있다고 합니다. 맛있게 먹어야 힘도 생기고 기분도 좋아지거든요. 그런데 그걸 못 먹게 하니까, 잘못된 지식과 정보가 우리의 영혼과 육체를 병들게 한다 그겁니다.

　질문 : 맥이 급하고 완하다 하는 것은 알겠는데, 그것과 삭(數)이라는

것은 뭐가 다른 겁니까?

대답 : 삭은 맥이 순하든 뭐든 빠른 걸 얘기해요. 톡톡톡. 1분당 몇 번 뛰는가 시계를 놓고 잴 수가 있죠. 1분에 60박을 기준으로 해서 60박 미만이면 느린 것이고, 60박 이상이면 빠른 걸로 보면 됩니다.

제가 지난번에 숙제 낸 거 있죠? 자신의 맥이 1분에 몇 번 뛰는가 헤아려서 기록하라고 했죠? 조금 있다가 숙제 검사 다 할 겁니다. 만일에 숙제 안 해 오면 회초리 세 대씩 맞는다고 했어요. 좌우지간 숙제 안 해 오면 어른이고 애고 간에 선생한테 다 맞는 겁니다. 봐 달라고 할 것 같으면 아예 집에 가세요. 숙제도 안 하는 학생을 데리고 제가 왜 고생을 합니까? 수강료 낸 것 다 찾아갖고 오지 마세요. 자기가 자기 맥 세보는 것도 않는 사람이 무슨 맥 공부를 합니까? 그건 맥 공부 않겠다는 말과도 같아요. 내가 입만 아프지.

자, 보세요. 염증이 있을 땐 왜 맥이 빠르냐 하면, 내 안의 생명은 대사속도를 빨리 진작시켜서 염증을 제거해야 되거든요. 그러기 위해서는 콩팥으로 빨리 피를 가게 해서 나쁜 기운을 소변으로 내보내야 됩니다. 어딘가에 염증이 있다면 빨리 씻어내야 되잖아요. 그런데 그 염증을 씻어내는 놈이 소염제가 아니고 항생제가 아니란 말입니다. 그건 내 콩팥이 해요. 내 피를 맑게 해 주는 핵심 필터가 다른 게 아니고 내 신장(腎臟)이에요. 신장을 통해서 염증을 걸러내게 하려면 심장이 어떻게 뛰어야 돼요?

(빨리 뛰어야 돼요.)

그래서 단위 시간당 맥박수가 빨라질 수밖에 없는 겁니다. 생명력을 강하게 해서 몸속에 있는 염증을 제거해야 되는데, 지금 죄다 싱겁게 먹는 데다가 무슨 항생제, 소염제, 진통제 먹고 해서 생명이 고장이 나 버렸어요. 염증이 있는데 대사속도를 빨리 진작시켜서 그것을 제거하지 못하면 어떻게 되느냐? 그것이 여드름처럼 안에서 농이 되고 창이 되어서 터지게 됩니다. 고름이 터진 걸 등창 났다고 하죠? 그게 그렇게 되는 겁니다. 창이 났다는 것은 거기에 바이러스나 균이 생겼다는 말이 되겠죠.

태아에게 병이 생기지 않는 이유, 해인(海印)과 저항력

그 부패시키는 걸 막는 유일한 길은 소금에 절이는 거라고 했죠? 우리가 생선 잡아서 소금 뿌려 놓고, 깻잎장아찌 만들고, 오이장아찌 만들고 하는 건 짜게 만드는 거죠. 짜게 만들어야 썩지 않고 오랫동안 보관이 가능합니다. 그렇게 만들어 놓으면 균이나 다른 바이러스들이 침범을 못 합니다. 그것처럼 우리 몸에 있는 세포들에 다 염장(鹽藏)을 질러 놓으면 세포 하나하나가 충분히 소금기를 먹게 되겠죠. 천지기운에서 볼 때 그건 지기(地氣)를 끌어다 쓰는 건데, 지기 안에서도 어디 기운이냐? 정갈하게 걸러져 있는 바다 기운을 가져다가 우리 세포에 쓰는 겁니다.

우리 세포에는 수많은 유전자 정보가 들어있어요. 세포에 소금 기운이 적절히 배어 있으면 유전자 도장이 뚜렷하게 새겨지게 됩니다. 도장에 홍길동이라고 새겨져 있다면 홍길동이 뚜렷하게 찍혀 나오겠죠? 인주가 잘 묻으면 그렇게 됩니다. 그런데 인주가 덜 묻으면 호~~ 불어서 찍어야 되겠죠. 그 인주가 바로 염기(鹽氣)인 '소금(素金)'입니다. 우리가 어디에서 생겨났느냐 하면, 엄마 뱃속에서 난자와 정자가 처음 만나면 수정란이 만들어지죠? 그러면 그게 엄마 자궁으로 들어가는데, 거기서 아기가 될 수 있는 생명 덩어리로 클 때 태아를 보호하기 위해서 모체는 양수(羊水)를 만듭니다. 그 양수가 수돗물처럼 싱거우면 썩게 돼요. 그러면 태아가 열 달 동안 지낼 수가 없게 됩니다. 이치적으로 그렇겠죠?

열 달 동안 썩지 않게 하려면 어떻게 해야 하느냐? 양수가 바다와 같아야 됩니다. 바닷물만큼 짜야 썩지도 않고 또 세포에 유전정보(印=RNA, DNA)를 뚜렷하게 새길 수 있어서 복제를 해도 이상이 없겠지요. 수정란이 있으면 그 세포가 분열하면서 태아로 자라잖아요. 그러면 분열할 때 같은 유전자 정보로 복제를 하게 되는데, 정보가 뚜렷해야 똑같은 놈으로 복제가 될 것 아닙니까? 같은 도장으로 찍을 때 여기서 찍은 놈이나 저기서 찍은 놈이나 정보가 똑같아야 되겠죠. 그런데 그렇게 되려면 인주를 진하게 묻혀서 찍을 때처럼 짠 기운이 뚜렷해야 됩니다.

우리 몸이 너나 할 것 없이 탯집의 양수 속에서, 바닷(海)물과 같이 짠 곳에서 만들어졌기 때문에 그게 가능하다는 겁니다. 그 유전인자(印)가 자식에게 유전(印=~이라고 증명하는 것)되는 것이 바로 '해인(海印)'이에요. 그 도장이 뚜렷할 때는 각종 질병이나 바이러스 균에 대한 저항력이나 면역력이 강해지게 됩니다. 엄마의 모든 진기, 정수를 짜 가지고 양수를 만들거든요. 그런데 의사들이 자꾸 싱겁게 먹어라고 하니까, 산모들이 싱겁게 먹어서 엄마도 병들고, 아기도 골병들고 하는 겁니다.

아기들이 뱃속에서 자랄 때 뭘 갖고 자라냐 하면 일단 엄마 골수에 있는 걸 다 빼다 써요. 그 수기, 짠기가 골수에 가장 많이 저장되어 있거든요. 세포의 밀도가 가장 높은 곳이 어디냐? 근육이냐, 살이냐, 피부냐, 피냐, 뼈냐? 뼈입니다. 그런데 뼈의 밀도가 옅어지면 어떻게 되느냐? 뼈의 밀도가 엉성해지면 그게 바로 골다공증이 되겠죠. 이 시대에 하두 짠맛을 먹지 마라고 해서 어른은 물론이고 젊은 사람이나 애들까지도 다 골다공증이 생기는 판입니다. 바로 해인이 약해지면 그렇게 된다 이겁니다.

옛날 우리 엄마들은 가난하게 살았어도 반찬은 다 짜게 만들어서 식구들을 먹었습니다. 그게 왜 그랬겠어요? 우리 조상들은 옛날부터 해인을 알았거든요. 그래서 담궈 먹는 음식문화가 발달했던 겁니다. 김치, 간장, 된장, 고추장, 장아찌 담궈 먹죠. 젓갈 담궈 먹죠. 담그는 음식은 거의 그렇게 맵고 짠맛을 가지고 있습니다. 그런데 언제부턴가 그런 걸 안 먹고 서양에서 들어온 햄버거다, 피자다, 치킨이다, 스파게티다 하는 싱거운 음식. 거기다가 아이스크림, 과자, 탄산음료 같은 쓰레기 먹거리들이 횡행하고 있어요. 여자들이 그런 걸로 자기 몸을 만들다 보니까 아이들도 뱃속에서부터 엉성하게 만들어져서 나오게 되고, 그러다 보니 아토피다 뭐다 하는 것들이 생기는 겁니다. 오히려 가난하게 산 그때 아토피 같은 게 거의 없었어요. 그렇잖습니까? 그런데 잘 산다는 지금 시대에 오히려 아토피니 하는 괴질들이 창궐을 하고 있어요. 잘못된 음식으로 육체를 만들었기 때문에 그렇습니다.

우리가 먹는 음식으로 우리 몸을 만들기 때문에 우리의 생명은 먹거리의 영향을 절대적으로 받으며 살고 있습니다. 술 먹어 보세요. 당장 어떻게 돼요? 그 자리에서 헤롱헤롱 하잖아요. 먹은 대로 몸이 움직입니다. 무엇을 먹었다는 건 천지기운을 내가 받아들였다는 거잖아요. 당장 담배 연기 마셔 봐요. 담배 안 피는 사람들은 그거 한 번만 마셔도 콜록거리죠? 그래서 먹는 문제는 내 몸 속에 어떤 천지기운을 받아들이느냐 하는 걸 결정하는 문제기 때문에 굉장히 중요합니다.

병을 고치고 양생하는 순서

그 다음에 대소(大小). 대(大)는 맥이 크고, 소(小)는 상대적으로 맥이 작은 것을 말합니다. 맥이 클 때는 기와 혈이 왕성하기 때문에 이때는 약보다 침이나 뜸이 유리합니다. 이때의 기는 탁기를 얘기하는 거예요. 현맥이 뜨면 간담에 탁한 기운이 들어 있다는 거죠. 홍맥이면 비위장에 탁기가 들어 있다는 것이고. 현맥이 대(大)하다는 것은 간담에 묵은 기운이 왕성하다는 겁니다. 그러면 그 병의 기운을 작게 만들어야 되잖아요. 그래서 침법이 나오고 뜸법이 나오는 거예요.

그런데 인류는 침 맞고, 뜸 뜬 걸 먼저 한 것이 아니라 먹는 걸 먼저 했을 거라 이거죠. 순서가 그렇잖아요. 병을 고치고 양생하는 순서를 자연스러운 시각으로 한번 보자는 겁니다. 맥이 크면 기와 혈이 왕성하기 때문에 약보다는 침이나 뜸이 유리하다. 침이나 뜸 밑에다가 밑줄치고 대개 사법(瀉法), 이렇게 쓰세요. 또 거기다 적으세요. 약은 대개 보법(補法)이다. 기운을 끌어내리는 약은 거의 안 쓰고, 대개는 기운을 북돋우고 보충하는 약을 씁니다.

약(藥)은 두 가지를 보하는데, 여기에는 기를 보하는 보기제(補氣劑)와 혈을 보하는 보혈제(補血劑)가 있습니다. 기는 떠 있고 혈은 가라앉아 있어요. 그래서 혈은 물질이고 기는 비물질이죠. 기는 형체로는 존재하지 않습니다. 그러나 혈은 세포를 만드는 물질입니다. 이놈이 뼈도 만들고, 살도 만들고, 거죽도 만들고 하잖아요. 그래서 모든 의서에선 혈은 음이라고 하고, 기는 양이라고 했던 겁니다.

촌구가 큰 사람들은 혈이 풍부하고 기가 부족합니다. 그래서 탕제를 쓸 때 인영을 크게 하기 위해서 보기탕을 만들어 써야 되고, 반대로 인영이 크고 촌구가 작은 사람한테는 보혈제를 써야 되는데, 대부분 인영이 큰 요즘도 보면 거의 인삼이나 녹용 같은 걸 쓰고 있어요. 그러면 어떻게 되느냐? 상기(上氣)가 됩니다. 인삼이나 녹용이 강력한 보기제거든요. 그래서 인삼 녹용 먹고 효과 보는 사람이 이 시대엔 거의 없는 겁니다. 차라리 안 먹느니만 못합니다. 옛날 농경 시대 때는 대부분 촌구맥은 컸고 인영맥은 작았어요. 그러니 그때는 강력한 보기제인 인삼이나 꿀이 명약이 되었던 겁니다. 인삼 같은 건 상약(上藥) 중에 상약이었어요.

당시 그런 식으로 탕약을 처방했던 관행이 지금까지도 쭉 이어져 와서 오늘날 모든 한의대에서도 그렇게 가르치고 있어요. 그러다보니 정작 봐야 될 인영맥은 안 보고 촌구맥만 보게 되고, 다들 촌구가 약하니까 기를 보한다 해서 인삼, 녹용 잔뜩 집어넣고. 그러니 병은 병대로 못 고치고, 쓸데없이 약값만 비싸지게 되는 겁니다.

인영맥이 크고 촌구맥이 작을 때는 보혈제를 쓰고, 촌구맥이 크고 인영맥이 작을 때는 보기제를 쓰는 것이 원칙입니다. 음양을 따져서 간담이 허약해서 현맥이 나오고 촌구가 클 때는 쓸개의 기운을 보하는 보기제를 쓰고, 간담이 허약해서 현맥이 나오고 인영맥이 클 때는 간의 혈을 보하는 보혈제를 씁니다.

병을 고치는 이치, 사법과 보법

맥이 클 때는 기와 혈이 왕성하기 때문에 약보다는 침이나 뜸이 유리하고, 그 중에서도 사법이 강력합니다. 사법은 크거나 굵은 맥을 작거나 가늘게 하는 방법이죠. 맥이 커져서 생긴 병은 작게 하고, 굵어서 생긴 병은 가늘게 하면 됩니다. 병을 고치는 이치가 그렇죠? 탁기나 묵은 기운이 넘쳐나면 에너지를 많이 공급해야 되니까 맥이 커집니다. 그러면 어떻게 해야 되느냐? 병이 난 쪽을 건강하게 해서 커진 맥을 작게 만들면 돼요. 에너지가 잘 가도록 영양하고 운동하거나 또는 침으로 사법을 쓰면 맥이 작아지게 됩니다. 그런데 필요한 에너지를 안 넣어주면 내 몸의 모든 에너지를 꽉 짜서 그 놈에다 끌어다 주니까, 맥이 커질 수밖에 없는 겁니다.

그래서 현맥이 나와서 간담이 허약할 때는 간담을 영양하는 신맛을 탁 찝어서 넣어주면, 이 안에 있는 간담이 얼마나 고마워하고 좋아하겠습니까? 그런데 그걸 모르고 '이게 좋니 저게 좋니, 우리 아버지 아퍼 우리 어머니 아퍼' 해서 좋다는 온갖 것을 사다 주고 하니 그걸 다 먹다가 배 터져 죽는 겁니다. 뭔지도 모르고 식구마다, 아는 사람마다 좋은 것 다 사들고 오잖아요. 어떤 사람은 영지 사고, 누구는 뭐 사고 해서 집에 가면 가득 쌓여 있어요. 행세 깨나 하는 집일수록 누가 아파서 자빠져 있으면 집이 금방 그런 것들로 가득 차게 되는 겁니다. 우리는 그렇게 하면 안 되고 체질을 보고 맥을 봐서 해야 된다는 거죠.

그 다음에 보법. 보법은 맥이 작거나 가느다란 그러니까 힘이 없는 맥을 굵거나 크게 하는 걸 말합니다. 맥을 보고 난 뒤, '아이구 노인네 맥이네' 하는 소리 들어봤죠? 저보고도 그러더라구요. 20대 때 군대 있을 때 허리를 다쳐서 제기동에 갔어요. 허리를 다치니 운신을 못하잖아요. 그래서 어머니가 '야, 니 약 한재 먹자. 어디 용한데 있다더라' 해서 골목골목 찾아 갔는데, 어느 노인네가 촌구맥을 보더니 저보고 40대 맥이라 그래요. 그러니 어이도 없고 해서, '아, 내가 맛이 갔구나. 큰일 났다. 어떻게 하면 되나? 선생님 말을 잘 들으면 되겠지' 해서 약을 지어서 주길래 그대로 잘 먹었죠. 그런데 되냐구요? 안 되지. 그 때가 석맥 인영 4~5성이 벌떡벌떡 하고 있을 때라서 인영을 작게 하고 촌구를 보하는 약을 써야 되었는데, 그 할아버지가 그걸 알았어야죠.

작거나 가는 맥은 크거나 굵게 하는 방법을 써야 한다. 뜸을 통해서 보법과 사법을 쓰고, 침을 통해서 보법과 사법을 쓰고. 마사지 있죠? 경락마사지, 발마사지. 그건 거의 다 사법입니다. 그걸 받으면 막혔던 곳이 뚫어져서 기운의 순환이 잘 됩니다. 막히면 병목 현상이 일어나서 맥이 커지게 되죠? 고속도로 편도 1차선이라도 차가 술술 잘 빠지면 좁아 보이지 않지만, 편도 4차선이라도 차가 꽉 막히면 길이 좁아 보이게 돼요. 그러니까 막힌 곳이라도 잘만 소통시키면 작아지게 되겠죠.

그래서 큰 맥은 사법을 써서 작게 만들면 되고, 작은 맥은 보법을 써서 크게 하면 된다 그겁니다. 여러분들은 이번에 침으로 보하고 사하는 것도 다 실습을 해 볼 겁니다. 그러면 그 자리에서 맥이 커지는지, 작아지는지 실제 맥을 보고 확인할 수 있게 됩니다. 그러니 강의에 빠지면 안 되겠죠?

줄 바꿔서. 그래서 맥이 작을 때는 기와 혈이 소(小)함으로, 작으므로 침이나 뜸을 쓰면 되겠어요, 안 되겠어요? (안 됩니다) 사법을 쓰면 안 되고 당연히 보법을 써야 되겠죠. 그래서 이 때는 음식이나 약이 유리하다. 거기다 적으세요. 대소(大小)에다 괄호 열고 운동, 호흡. 이건 음양을 조절하는데 아주 좋은 겁니다. 운동은 몸속에 있는 에너지를 순환시키는데 아주 좋은 것이죠. 지금 사람들은 대부분 인영맥이 많이 커져 있기 때문에 촌구맥을 크게 하는 하체운동이 유리합니다.

비만은 해당 부위가 식어서 생긴다

그 다음에 활삽(滑澁)을 설명 드리겠습니다. 활(滑)은 맥이 미끄럽고, 삽(澁)은 껄끄럽고. 활은 일시적으로 열이 있음으로 해서 그 곳에 열이 흩어지게 하고, 삽은 기가 울체되어 있음으로 인해 맥이 껄끄러운 걸 말합니다. 신경통 같은 것, 저리고 쑤시고 하는 것 있죠? 맥이 껄끄러운 사람들은 여기저기 아픈 데가 많아요. 그래서 '여기 아퍼, 저기 아퍼'를 많이 합니다. 기가 잘 순환 되어야 하는데 울체 되어 있어요. 한마디로 속이 멍들었다 그 얘기죠. 그러니 기가 가다 서다, 가다 서다 하는 겁니다. 그러다 보면 기운이 잘 가는 곳은 에너지가 잘 공급되어서 따뜻해질 것이고, 잘 안 가는 곳은 에너지 순환이 잘 안 되어서 그만큼 식게 되겠죠. 식으면 수축되고, 수축되면 오그라진 만큼 에너지 공급이 더 안 됩니다.

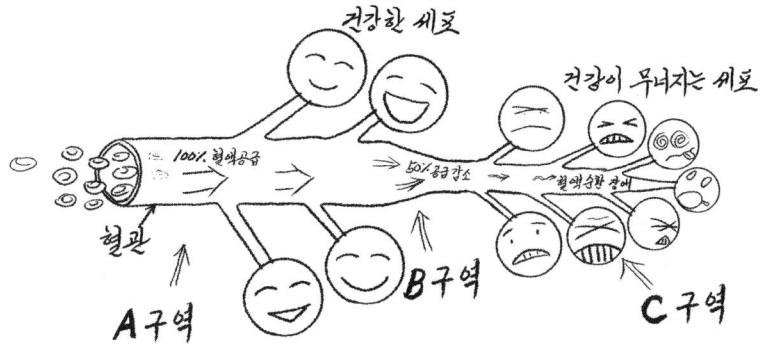

그림 세포에 공급되는 산소의 상태

　여기 갈 때는 100% 다 갔어요. 그러면 여기 A구역은 먹고 사는 데 지장이 없어요. 그런데 무슨 일인가 생겨서 여기 B가 이렇게 좁아졌어요. 그래서 여기 B로 빠져 나가는 놈들이 50% 밖에 못 갑니다. 그러면 여기 C구역에 있는 세포들한테선 어떤 일이 벌어지느냐? 난리가 나겠죠? 일단은 피가 50% 밖에 안 오면 이 동네는 무조건 산소공급이 50% 줄어들게 될 것 아닙니까? 그래서 제반 문제가 생기기 시작하고, 세포들도 멍해지는 겁니다. 또 산소뿐만 아니라 실제 에너지 공급도 줄어드니까 C구역에 있는 세포들이 난리를 치게 돼요. 먹어도 먹어도 배고파요.
　사람들은 많이 먹으면 에너지가 잘 갈 거라고 생각하지만 실제론 그 반대예요. 몸뚱이만 무거워지게 됩니다. 그래서 생긴 것이 이 시대의 비만이거든요. 지금 허벅지 이따만 해서, 배 이따만 해서 다니는 사람들 천지입니다. 그러면 무거워진 요 부분을 어떻게 해야 되느냐? 이렇게 막 두드려 줘요. 팔뚝이 아프다면 거기를 두드리세요. 일단은 자기가 자기 몸을 두드려 주세요. 그게 침 맞는 것보다 더 좋습니다. 그리고 자기 것이니까 매일 할 수도 있고. 또 어깨가 뻐근하면 어깨를 돌려요. 그렇게 여기를 계속 돌려주면 기혈 순환이 이루어져서 여기 세포들의 기능이 회복됩니다. 그런데 그렇게 변화가 올 때는 아프게 됩니다. 아프니까 사람들은 운동을 하다가 말아버리게 되죠. 그러면 그냥 그렇게 살다가 죽어야지 어떡합니까. (웃음 하하하) 그래서 이 동네(B와 C부위)가 잘 살려면 여기에 무엇이 필요한가를 알아서 필요한 맛(영양분)을 넣어준 후에, 운동과 호흡을 통해 요 A, B, C 부분 모두를 따뜻하게 잘 다스려 주면 된다는 겁니다.

체형(體形)과 체질(體質)

그러니까 각자의 체형(體形)이 있습니다. 몸이 이렇게 있으면 체형은 모습이나 모양을 이야기해요. 체형이 잘못되면 고치는 방법이 운동 밖에 없습니다. 허리가 삐뚤어졌다, 골반이 삐뚤어졌다 하는 건 바른 자세와 운동 말고는 고칠 수 있는 방법이 없어요. 그건 영양해서 완전히 고쳐지지가 않습니다. 요즘 아이들 척추측만증이다, 무르팍이 이상하다, 골반이 틀어졌다, 어깨나 등이 굽었다 하는데 이런 것들은 꾸준히 운동하고 움직여서 체형을 교정해야 합니다. 체형교정을 하기 위해선 거기에 맞는 운동을 해야 하는데, 그건 시간이 걸려서 그렇지 꾸준히 하면 무조건 되는 겁니다. 그런데 그것도 모르고 돈 들여서 카이로 가고, 추나요법 받고 그러는데 그것도 어느 정도 효과는 있지만 그걸로는 잘 안 돼요. 자기 스스로 운동해야 됩니다.

그러면 체질은 뭐냐? 체질은 몸의 바탕을 말하는 겁니다. 체질 분류법을 나중에 배우겠지만 형(形) 속에 들어 있는 것이 질(質)입니다. 그러니까 어떤 사람이 60킬로그램이라고 하면 60킬로그램 안에 어떤 기운이 들어 있는가, 그것을 따지는 것이 체질의 허실을 따지는 거죠. 그런데 그게 아니라 가슴 사이즈가 얼마다, 허리 사이즈가 얼마다, 방뎅이 사이즈가 얼마다 하는 거라든지, 몸무게 따지는 방법으로 체질 분류하는 건 말이 안 됩니다. 체형은 교정이 가능하고 체질은 개선이 가능합니다.

　이런 부분은 스스로가 할 수 있고 또 스스로 하지 않고서 좋아지게 하는 건 거의 불가능해요. 누가 내 체질을 개선시켜 줄 수 있겠습니까? 의사가, 부모님이, 내 스승님이, 내 어머니가? 불가능해요. 어머니도 본인 체질을 개선 못합니다. 그런데 어떻게 자식 것을 해 주겠습니까? 하지만 어린 아기들은 가능해요. 우리 준혁이는 생사가 엄마 손에 달려 있습니다. 부모가 대신 해주는 건 열 살 아래는 가능한데, 그 나이만 넘으면 어렵게 됩니다. 타인이 개입할 수가 없게 돼요. 더군다나 스무 살만 넘으면 독립하잖아요. 별개의 생활로 가기 때문에 본인이 하지 않으면 안 되는 겁니다. 그래서 아이들이 크기 전에 그 틀을, 질과 바탕을 잘 잡아줘야 됩니다. 그게 돈 버는 거지, 돈 버는 게 다른 데 있는 게 아닙니다.

　체형교정은 각자가 꾸준하게 해야 되는데 운동하는 방법, 부위와 요령을 제가 설명해 드릴 겁니다. 운동하는 순서가 있고 요령이 있어요. 내가 선도체조를 한다 그러면 그 체조를 어떻게 할 거냐? 요가를 한다 그러면 요가를 어떻게 할 거냐? 택견을 한다 그러면 택견을 어떻게 할 거냐? 그 택견을 통해서 내가 좋아져야 되잖아요. 그러니까 무엇이 제일 좋다 이런 건 없어요. 다 좋은데 그 좋은 것이 어떻게 하면 나를 더 좋게 해 줄 것이냐? 우리가 여기서 하는 공부는 그걸 따져보는 공부입니다. 그러니까 세상에 쓸모 없는 건 없습니다. 다만 그것들을 나한테 어떻게 유리한 방향으로 만드느냐 하는 게 관건이 되겠죠.

　어떤 수행이나 수련방법이 나한테 좋으니까 무조건 너도 나 따라서 하라고 하는 건 안 됩니다. 그 사람이 나와 맥이 다르고 체질과 체형이

다를 때는 어떻게 할 겁니까? 잘못되면 그 사람을 사지(死地)로 끌고 갈 수도 있어요. 제가 어떤 단체의 지도자를 모시고 있던 사람을 여기서 6년간이나 데리고 있었어요. 풍(風)까지 맞아서 사람이 못쓰게 되었는데 고쳐 놓았어요. 사실은 제가 고친 게 아니고 고치는 방법만 일러주고 행(行)은 그 사람이 다 했었죠. 그렇게 좋아지니까 복직이 되어서 다시 내려갔습니다. 그런데 잔소리 하는 놈 없고, 말하는 놈 없고 하니까 또 잘못됐다고 전화가 왔어요. '난 몰라' 그랬죠.

"니 몸뗑이니까 니가 알아서 해. 내가 어떻게 알아?"

밥상머리에서 같이 숟가락질이나 하는 사이면 참견도 하고 할 텐데, 밥상머리 따로 하고 보이지도 않는데 제가 뭔 말을 하겠습니까? 난 모른다고 그랬죠. 그 이후로 본인이 노력해서 다시 좋아졌다는 소식을 들은 바 있습니다. 전적으로 본인이 실천해서 이루는 겁니다.

서양의학의 본질과 그 한계

맥을 봤더니 부완삭(浮緩數)하면. 부(浮)는 떠 있고, 완(緩)은 부드럽고, 삭(數)은 빠르고. 맥이 빠르면 염증이 있는 것으로 본다고 했죠. 보통은 수로 읽는데 여기서는 '자주 삭'으로 읽는다고 그랬습니다. 맥이 부드러우면서도 60박보다 빨라요. 그럼 뭐냐? 부니까 체외에 병이 있으면서, 완이니까 열이 있고, 삭이니까 빠르죠? 그러면 그건 병이 체표에 있는데다가 열이 있고, 염증이 있어서 열이 올랐다 내렸다 하는 걸 의미해요. 열이 확 났다, 확 식었다 할 수 있죠? 그리고 맥이 침완삭(沈緩數) 이렇게 될 수도 있죠? 이건 장부 즉 체내에 열이 있고 염증이 있다는 말입니다. 그런데 만약 간에 열이 차 있으면 양치질 할 때 '욱욱'할 수도 있겠죠? 그러면 그때 맥이 어떤가를 인영 촌구를 먼저 따져보고 그 다음 허실, 이것이 현맥인지, 구맥인지, 홍맥인지, 모맥, 석맥인지를 따져봐야 된다는 겁니다.

　잠시 후에 생식으로 점심식사 맛있게 하시고 나면 맥 보는 실습을 할 건데, 네 개의 맥을 다 봐야 되잖아요. 촌구맥 좌우 두 개, 인영맥 좌우 두 개. 그런데 이 네 군데 중 하나가 없다 그러면 무슨 맥이라 그랬어요? '사맥(死脈)'이라고 했죠? 살기 힘들다 그 얘깁니다. 죽어가는 사람의 맥에는 여섯 종류가 있는데 인영 촌구 네 곳 중 하나가 없는 것도 사맥 중 하나입니다. 맥이 가다가 한 번씩 거르는 것도 있는데 그건 부정맥이라고 하지 사맥은 아니에요. 그런데 인영 촌구 네 곳 중 한 곳이 무맥(無脈)이라면 몸 전체에서 4분의 1에 기운이 안 간다는 걸 의미합니다. 인체의 4분의 1에 에너지 전달이 안 되기 때문에 어느 장기인가는 알게 모르게 엄청나게 망가지고 있다고 봐야 됩니다. 이런 사람은 통증을 못 느낍니다. 죽어가는 사람은 죽을 만큼 아파서 죽는 건데, 그 고통과 공포를 다 느끼게 되면 그걸 감당하지를 못하기 때문에 우리 생명은 알아서 통증을 차단시키기도 합니다. 그래서 맥이 6~7성이 되면 오히려 아픈 데가 없다는 사람이 많습니다. 옛날에는 내가 머리가 터질 정도로 아팠는데 어느 날부터 아픈 데가 싹 사라졌다 그래요. 그러면 자신이 건강하다고 착각하며 그냥 삽니다. 그런데 그건 병이 없는 게 아니고 느끼지 못할 뿐이죠.

　맥을 고치고 체질을 개선시키는 과정에서 감추어져 있던 과거의 병이 다 드러납니다. 그 때문에 생식 잘 먹고는 와서 또 아프다고 하는 사람들이 많은 겁니다. 생식을 꾸준히 하면 힘이 생기게 되는데, 힘이 생겨야 통증을 감지할 수 있거든요. 그런데 요즘은 그 통증을 나쁜 걸로 인식해서 싸그리 청소해야 된다고 떠들고 있어요. '통증 클리닉', '통증 마취과' 그런 것 있잖아요. 그게 얼마나 무지막지한 소립니까? 통증을 빨래하듯이 싸그리 씻어내겠다 그래요. 할 테면 하라고 해봐요. 어떤 사람은 약으로 안 되니까 아예 신경을 끊어버리기도 하잖아요. 여기로 내려가는 신경을 끊어요. 두통 없애려면 어떻게 하면 된다 그랬습니까? 목을 자르면 두통 안 생긴다고 했죠. 무좀을 완벽하게 없애는 방법이 뭐예요? 발목 자르는 거죠. 그런데 그렇게 하면 안 된다는 겁니다. 통증을 고마워할 줄 알아야 합니다. 우리가 7,80 먹고 늙어서 그런 게 오는 건 고통이지만 50대, 60대까지는 아픈 걸 고마워해야 됩니다. 통증을 느낀다는 건 내 생명력이 아직 건재하다는 걸 입증하는 거니까. 그건 내 몸 어디가 무지 아프니, 나의 일부가 더 큰 나한테 거기를 개선시켜 달라고 신호를 보내는 거예요.

아까 얘기했잖아요. 뭔가가 살아서 움직인다(丿). 살기 위해서 힘쓴다(丨). 그것을 거듭한다(二). 살아서 거듭 움직이며 힘쓰는(月) 생명체 안에서, 그것을 끊임없이 새롭게(辰) 하기 위해서 동기부여를 한다. 그게 맥(脈)입니다. 그런데 이 맥줄이 끊어지면 어떻게 돼요?

(죽어요.)

그래서 죽은 사람은 맥이 안 뛰는 겁니다. 서양의학은 무엇을 기초로 한다고 했어요? 해부학(解剖學)이죠. 그렇다면 그 해부는 살아있는 사람을 놓고 한 겁니까, 송장을 놓고 한 겁니까?

(송장요.)

그렇죠. 그래서 서양의학은 근본적으로 생명을 건강하게 할 수 없는 학문이죠. 해부할 때 해(解) 자를 파자하면, 각을 뜬다 할 때의 각(角) 자에, 칼 도(刀) 자에, 소 우(牛) 자를 합친 글자잖아요? 이것을 그대로 읽으면 소(牛) 한 마리를 칼(刀)로 부위별로 각(角)을 뜬다는 말이 됩니다. 해부를 해서 사람 몸이 구조적으로 어떻게 생겼다 하는 건 알 수 있겠죠. 그러나 칼 갖고는 본질적으로 한열을 조절할 수가 없고, 허실을 조절할 수가 없고, 음양을 조절할 수가 없습니다. 시체를 놓고 하는 학문으로는 맥을 알 수가 없어요. 그런데 우리 공부는 지금 현재 뛰고 있는 맥을 갖고 하는 공부입니다. 살아있는 공부죠.

맥의 여러 양상과 그에 따라 나타나는 변화

증상의 변화는, 맥이 급하면 대개 간질과 같은 발작이나 적취 등이 있고, 부산하고 산만합니다. 간질 밑에다가 정신질환이라고 쓰세요. 정신질환이 있는 사람들은 그게 발병되어서 드러날 때는 맥이 굉장히 급하고, 사납게 나타납니다. 그것도 몸이 식어서 생기는 건데 나중에 간질에 대해서 강의할 때 설명해 드리겠습니다. '적(積)'에 대해서는 지난 시간에 얘기했죠? 몸이 식어서 몸 안에 딱딱하게 뭐가 뭉친 것이 적입니다. 취 등이 있다 그러면 어떻게 해야 되느냐? 일단은 몸을 따뜻하게 해야 됩니다. 그리고 현맥이 나오면서 급하니까 신 것을 먹어야 되겠죠.

다음, 맥이 완(緩)하면, 맥이 부드럽게 완만하게 벌렁벌렁 뛴다면 농이 든 종기가 있거나 구토 등이 있다. 맥이 완하면 열사(熱邪)가 들어있는 겁니다. 냉기와 마찬가지로 열사도 병이거든요. 실제로 몸속에 열이 있으면 소변이 뜨겁게 느껴집니다. 그리고 뜨거우면 부패가 촉진됩니다. 1년 중에서 제일 잘 썩는 계절이 언제죠?

(여름입니다.)

여름이죠. 여름은 뜨겁죠. 그래서 쉽게 부패되는 겁니다. 몸에 열이 있으면 맥이 완해진다고 그랬죠? 완해지는 건 정상 이상으로 열이 있다는 걸 말합니다. 그러면 몸 속 혈관도 이완되므로 대사 속도가 느려지게 됩니다. 대사 속도가 너무 느려지면 가장 허약한 곳에 뭐가 썩거나 농이 든 종기 같은 게 생기게 됩니다. 농은 염증을 뛰어넘는 거죠. 그래서 이 때는 일단은 짠 것을 먹는 것이 굉장히 중요합니다. 오행에서의 짠맛은 수기(水氣)에 들어가기 때문에 화기(火氣)를 이깁니다.

다음 맥이 소(小)하면 즉 맥이 작으면 식욕이 항진되는 것이 보통이고. 그래서 비만인 사람들 맥을 보면 보통 사람들보다 작아요. 왜 식욕이 항진되느냐 하면 살찐 사람들은 마른 사람에 비해서 자기 몸 안에 먹여 살려야 할 개체수가 많아집니다. 지방세포도 내가 먹여 살려야 할 세포잖아요. 그 숱한 놈들을 다 먹여 살려야 되니까 마른 사람보단 많이 먹어야 됩니다. '나는 왜 이렇게 살이 안 빠지는지 몰라요' 하는데, 왜 안 빠져요? 많이 먹으니까 안 빠지는 거지, 적게 먹고 많이 움직여 보세요. 열이 만들어지면 살이 빠지면서 먹는 게 저절로 줄어들게 됩니다.

맥이 작을 때는 식욕이 항진되는 것이 보통이고, 극소(極小)하면 먹지를 못한다. 맥이 아주 작으면 어떻게 되느냐? 소화시킬 능력이 없어지면서 먹지도 못하게 돼요. 그래서 집안에 어른들 돌아가실 때 보면 기력이 쇠약해지면서 맥도 아주 작아집니다. 죽기 직전이 되면 모든 장부의 기능이 지우기 모드로 들어갑니다. 우리가 컴퓨터를 사용하다가 끄면 바로 탁 꺼지는 것이 아니라 일정한 시간이 걸리죠. 그것처럼 죽을 때가 되면 맥도 그런 상태로 들어가면서 하드웨어가 꺼지게 됩니다. 숨이 멈춰도 온기는 일정 시간 남아 있게 되는데, 그 온기마저 완전히 식으면 혼(魂)도 빠져 나가고 백(魄)도 흩어지게 되는 겁니다.

그 다음에 활(滑)하면 대개 생식기에 이상이 있고. 괄호 열고, '임신했을 때 그리고 생리할 때'라고 쓰세요. 또 남자들 성병(性病). 지금은 많이 없어졌지만 임질이나 매독 같은 병 있잖아요. 그리고 여성들도 냉이 많으면 맥이 미끌미끌합니다. 삽(澁)은 껄끄럽다는 뜻이죠. 껄끄러우면 부종이나 저림증이 생깁니다. 쑤시고 땡기고 여기저기 아픈 것 있죠. 그래서 여기 아퍼, 저기 아퍼 하면서 침 맞으러 다니죠. 그런 사람들 맥을 보면 다 촌구가 껄끄러워요. 괄호 열고, 쑤시고 땡기고 뻐근하고, 각종 신경통 이라고 적으세요. 여기까지 하고 잠깐 쉬겠습니다.

자하의 의미, 자하생식이 세상에 나오게 된 비화(秘話)

질문 받겠습니다.

질문 : 저, 선생님. 자하생식원이라고 하셨는데 자하가 무슨 뜻이에요?

대답 : 아! 굉장한 질문을 하셨네요. 자하(紫霞). 이게(紫) '붉을 자, 자주색 자' 자죠. 요건(霞) '노을 하'. 태양이 날 좋은 날 보면 노을이 장엄할 정도로 온 세상을 붉게 물들이잖아요. 노을은 하루의 시작(아침 노을)이 될 수도 있고 끝(저녁 노을)이 될 수도 있죠. 하루 입장에서 보면 이게 종시(終始) 관계입니다. 하루의 종시 관계라는 건 낮과 밤의 중간에 일출과 일몰이 있다는 뜻입니다. 하루를 이렇게 보면 여기가 자시(子時)고 여기가 오시(午時)라면 노을이 묘시(卯時)와 유시(酉時) 이쯤에 걸려있다 그 얘기죠. 이때쯤 자줏빛이 더 진해집니다. 자줏빛, 자색, 자금성, 자궁(紫宮). 자궁 할 때도 원래는 이걸 썼는데 지금은 잘못 알려져서 '아들 자(子)' 자를 쓰고 있어요. 그런데 이 색깔이 생명체 입장에서는 어떤 의미가 있을까요?

옛날에 저 빛이 무슨 빛인지 알아보기 위해, 밤에 불을 끈 뒤에 손전등을 입에 꽉 물고 거울을 쳐다봤어요. 그러면 여기 양볼에 비춰 나오는 빛이 있죠? 그게 무슨 빛이죠? 적색은 아니죠. 홍색도 아니고. 그러면 뭡니까? 그게 이 자줏빛이에요. 해가 쨍하고 떴을 때 요렇게 보면 피부를 뚫고 햇빛이 통과하잖아요. 살을 통과한 빛. 그래서 옛날에 중국의 황제는 그 색으로 융단을 깔고, 지금도 중국의 자금성이나 인민대회의장 그런 곳에 가보면 다 저 색으로 장식이 되어 있습니다.

제가 엄마의 자궁으로 들어가서 태아의 입장에서 그 빛을 한번 봤어요. 제가 지금 마흔아홉 살이니까 49년 6개월 전으로 가서, 그러니까 49년 6개월 전에는 제가 어디 있었어요? 엄마 뱃속에 있었잖아요. 제가 거기로 가서 엄마 뱃속에서 요렇게 앉아서 밖을 봤는데, 밤에는 캄캄해서 아무 것도 보이지 않지만, 한낮에 이렇게 엄마 배를 통해서 하늘을 보니까 이 붉은 자줏빛이 보이더라구요. 그렇겠죠? 해가 뜰 때, 진짜 아름답게 뜰 때 그런 찬란하고 장엄한 빛을 볼 수 있습니다.

이건(霞) 해가 뜰 때죠? 하루의 시작, 요건(紫) 하루의 마침. 해가 그냥 지고 뜨고 하는 것처럼 보이지만 저런 빛이 된다는 얘기는 해가 뜨고 질 때 이 천지에 그 어마어마한 기운이 쏟아진다는 걸 의미합니다. 그러니까 우리는 알든 모르든 매일같이 그 장엄한 기운의 영향을 받으며 살고 있습니다. 우리는 태어나기 전에도 그런 기운을 받으며 자궁 속에서 자라고, 죽을 때도 그냥 죽는 게 아니죠. 사람이 죽으면 다 우주로 돌아가게 됩니다. 어떤 특별한 사람만 화천(化天)하는 게 아니라 우리가 죽으면 다 우주가 되는 겁니다. 본래 자리로 돌아가는 거죠. 그러니 실제 한 생명이 우주가 될 때, 죽을 때는 이런 장엄한 빛을 발하지 않겠는가 하는 생각이 들어요.

그래서 자색은 거시적으로 보면 하루의 시작과 끝을 얘기하고, 일생에서 보면 탄생과 죽음을 의미합니다. 처음 엄마 뱃속에서부터 그 에너지를 받고 그리고 지금 여기 삶의 한복판에서도 마찬가지입니다. 이 하루를 살 때, 하루 안에서도 해가 뜰 때와 해가 질 때는 대략 보면 묘시와 유시잖아요. 그래서 이걸 잘 생각하면 내가 하루를 어떻게 살아야 되는가? 또 이런 장엄한 기운을 받으며 시작하고 끝맺는 우리의 이 한평생을 어떻게 살아야 하는가 하는 걸 생각 안 해 볼 수가 없겠죠. 내가 곧 우주니까.

알아보니 조선조 때 '자하선인'이라는 신선(神仙)도 있었더라구요. 호가 '자하'였어요. 그런 이름 들어봤죠? 그래서 '아, 그 분도 이런 걸 알았겠구나' 생각하는 거죠. 저도 통밥으로 이걸 알았으니까. 그러면 우리가 자하생식 한 알갱이를 으깨서 먹을 때도 그런 기운이 형성되지 않겠어요? 우리가 생식 한 봉지를 뜯어서 먹을 때 그런 기운이 우리 몸과 정신에 다 배여라고 제가 이름을 그렇게 지은 겁니다. 자하생식 먹는 사람들은 그걸 알고 먹으면 좋겠죠. 그러면 자하생식을 제일 먼저 먹은 사람이 누구에요? 이름을 붙여서 제일 먼저 먹은 사람이? 바로 표상수죠. 우리 선생님은 오행생식이라 이름 붙였고, 저도 원래는 오행생식 원장이었거든요. 그런데 사부님 돌아가시고 난 뒤에 제자들끼리 막 삐그덕삐그덕 하면서. 원래 삐그덕삐그덕 하잖아요.

그때도 저는 바로 이 자리에서 생식원을 했었거든요. 이 집은 현성 선생님이 오셔서 직접 강의도 해주신 곳입니다. 선생님은 살아생전에 지역연수원에 거의 안 다니셨어요. 그리고 말년에는 안면도로 내려가셨기 때문에 자연의 원리를 공부하고 싶으면 거기까지 가야 했습니다. 그런데 거기 가서 한 두 달간 먹고 자고 하기 힘든 사람은 '봉천동으로 가' 하면서 여기로 보내셨어요. 그때 선생님 친구 분들이라든지 가족 분들 중에서 여기 와서 공부한 사람이 몇 분 있었습니다. 그런데 선생님이 돌아가시고 여러 가지 문제가 생기고 하니까 할 수 없이 생식을 새로 하나 만들어야 됐던 겁니다. 그러면 이름을 어떻게 지어야 되느냐 몇날 며칠을 고심하다가 '자하생식'이라고 짓게 되었어요.

곡식 알갱이 하나에 들어있는 우주

자하생식을 먹는다는 것은 그 안에 든 곡식 알갱이를 먹는 겁니다. 천지의 장엄한 기운을 받아 생겨난 곡식 알갱이 하나가 땅에 떨어져 싹을 틔우고, 자라서 꽃을 피우고, 열매를 맺고, 결실을 보는데, 그 결실된 소우주를 오롯이 담아놓은 것이 우리가 먹는 곡식입니다. 곡식은 이 씨(氏)를 얘기하는 거죠. 땅 위에다가 뿌렸을 때 새로운 생명을 잉태할 수 있는 생명력은 오직 씨만이 갖고 있습니다. 뿌리나 줄기나 꽃은 안 돼요. 오직 씨만이 갖고 있는데, 그 씨 알갱이 하나에는 천지의 정보가 다 들어 있습니다.

씨는 소우주로서, 무극으로서 존재합니다. 씨 하나가 땅에 뿌려지면 땅의 지기(地氣)와 수기(水氣) 그리고 하늘로부터 온기(溫氣)와 빛을 받아서 껍질을 뚫고 나오게 되는데, 나오는 그 놈이 태극이죠. 씨의 겉껍질이 찢어져야 싹이 나오잖아요. 그 뚫고 나오는 게 태극이 시작되고 음양이 생겨나는 겁니다. 노자가 말한 것도 다 이런 얘기거든요. 그래서 '천지의 어미요, 천지의 시작이요' 그런 얘기를 했던 겁니다. 그런데 그런 실상은 못보고 추상적으로만 해석하려 드니까 오리무중이 되어 버린 거죠.

사실은 그 분들이 그렇게 어려운 얘기를 한 게 아니었거든요. 부처님이 미쳤다고 어렵게 말씀하셨겠어요? 3천 년 전에 부처님이 많은 대중들을 모아놓고 설법을 할 때 그때 설법을 들었던 많은 제자들이 지금의 대학 교수들, 박사들 이런 급이 아니었습니다. 물론 그런 사람들도 있었지만 그 중 많은 사람들은 그냥 동네 얼뱅이들이었어요. '낫 놓고 기역자도 모르는' 무지랭이들을 모아다 놓고 얘기한 적도 많았어요. 그런데 그 사람들이 부처님 한 말씀에 다 깨쳤잖아요. 그렇다면 과연 부처님이 어렵게 얘기했겠느냐? 어렵게 얘기했으면 그 법이 여기까지 전달이 안됐을 겁니다. 이치적으로 그렇잖아요. 결국은 생명을 얘기하고 생명을 담고 있는 그릇을 얘기한 거니까 여기까지 전달될 수 있었던 거라고 봐야겠지요.

그 우주의 정기, 순수한 생명 기운을 담아 놓은 그릇이 바로 우리들 아닙니까? 지금 우리 몸에 다 담겨 있습니다. 그 생명을 이런 씨라는 그릇에도 담아놓았다 그 얘깁니다. 그렇게 담아놓은 대표적인 먹거리가 오곡(五穀)입니다. 그러면 오곡을 먹으면 그 기운이 어디로 가느냐? 우리 몸속에 있는 오장(五臟)으로 들어갑니다. 오곡을 먹으면 곡식 한 알 갱이에 들어있는 우주가 내 몸으로 들어오는 겁니다. 그것을 '기의 원천이다, 으뜸이다' 해서 '기원(氣元)'이라고 이름을 붙였어요. 그러니까 그 이름에는 제 나름대로의 엄청난 공력(功力)이 담겨져 있는 거죠. 이제 자하생식 설명이 됐습니까?

(예)

하여튼 그겁니다. 시작인 것 같은데 시작이 아니고, 끝인 것 같은데 끝은 아니에요. 『천부경』의 '무시무종'하고 일맥상통하는 말입니다.

『부도지』 이야기

질문 : 선생님, 『부도지』에 보면 마고성에 살던 사람들은 지유(地乳)를 먹고 살았잖습니까? 그때 지유를 먹고 살던 시절엔 사람의 본성을 잃지 않았지만 포도, 즉 오미를 먹고 나서부터 본성을 잃었다는데, 제가 항상 궁금했던 부분이 '오미(五味)의 변(變)'이 나오잖아요. 그 오미의 변은 어떻게 봐야 합니까?

대답 : 『부도지』에 보면 태시에 사람들이 지유(地乳)를 먹었다는 말이 나옵니다. 지유는 맛이 생기기 이전의 음식을 상징한 거예요. 그렇다면 오미가 생기기 이전의 지유는 뭐냐? 그게 '상화(相火)'입니다. 지유를 먹었다는 건 무미(無味)를 먹었다는 말과도 같아요. 오미가 아닌 무미(無味)인 텁텁한 맛. 이 상화가 오미를 만들거든요. 지유를 먹고서 포도를 먹기까지는 무량한 시간, 무량한 역사가 흘렀을 겁니다.

그 때는 사람들의 심성이 우주와 같고 천지와 같았다가, 사람들의 개체수가 늘어나고 무량한 역사가 흐르면서 어떤 지역에서는 먹거리가 넉넉하지 않게 됐을 겁니다. 그 많은 사람들이 먹고 살려면 어떻게 해야 됐겠어요? 흩어져야 했겠죠. 흩어져서 각자 다른 지역에 정착해 살다가 어떤 사람이 포도를 먹게 되었어요. 그건 신맛을 먹은 거니까 목기(木氣)를 먹은 거죠. '목'이 뭡니까? 간담이죠. 신맛을 먹으면 간담의 기운이 강해집니다. 간이 눈을 지배하죠. 그러면 그게 눈을 뜨게 한 겁니다. 사람들로 하여금 사물의 이치를 보게 한 거죠. 『부도지』에서는 그것을 '오미(五味)의 변(變)'이라고 하는데 그 '변'이라는 것이 나쁜 게 아니라 그 당시 상황에서는 발전적인 방향으로 가는 변(變)이었거든요.

「창세기」에도 사과를 먹었다고 나오잖아요. 그러니까 그때 비로소 처음 신맛을 먹었다는 이야기는 우리의 역사서인 『부도지』에만 나오는 게 아니라 전 세계 웬만한 전승이나 경전에는 다 나옵니다. 신맛은 눈을 밝게 하는 거죠. 인류가 신 걸 먹게 되니까 그 때부터 분별력이 생겨나게 된 겁니다.

『부도지』는 박제상 선생이 쓰신 건데 그건 우리 고대 역사를 기록한 책 아닙니까. 거기에 나오는 내용들을 깊이 살펴볼 필요가 있습니다. 결국은 보세요. 지유라는 것은 지금 식으로 표현을 하면 땅거름이죠. 그 지유를 먹고 초목이 자라고 곡식이 자랍니다. 물(水)과 유(乳)는 다른 겁니다. 유는 더 익은 걸 뜻해요. 물이 익어서 발효되면 유가 되거든요. 초목들이 그런 지유를 먹고 햇빛을 받아 오미를 만들어냅니다. 그렇게 보면 『부도지』는 태초에 무극에서 태극이 만들어지고, 그것이 삼태극이 되고 오행으로 발전되는 그런 전체 역사를 몇 줄로 압축해서 기록한 것 같습니다. 그것을 단순히 문자로만 보지 말고, 문자를 토대로 해서 그 상황 전체를 한번 살펴 볼 필요가 있다 이거죠. 제가 역사학자도 아니고 그냥 몇 번 읽어봤는데, 그런 뜻이 아닌가 싶어요.

땀을 많이 흘려서 몸이 식게 되면, 더위에 대응하기 위해서는

질문 받겠습니다.

질문 : 우리 애가 둘이 있는데 한 아이는 잠이 들자마자 땀이 나기 시작해요. 옷이 젖을 만큼 나서 옷을 갈아 입히거든요. 땀이 많이 난 아이를 만져보면 얼굴, 손발, 몸이 차고 땀이 안 난 아이는 따뜻하거든요. 그리고 체온계로 재봤는데 땀이 나는 아이는 34도에서 5도 정도 나오고, 땀이 안 나는 아이는 37도 정도 나오거든요. 왜 그런지요?

대답 : 땀이 난 아이는 체온이 낮고, 땀이 안 난 아이는 체온이 높죠. 그러면 땀이 왜 났느냐? 체온을 낮추려고 난 게 아니라 체온을 올리려고 땀이 난 거죠. 땀은 오행에서 보면 화기(火氣)에 속하거든요. 심장과 소장이 허하면 땀이 많이 납니다. 화기가 허약해서 열이 부족하면 무조건 열을 만들어야 되잖아요. 열을 만들려면 심장이 어떻게 뛰어야 합니까? 더 많이 뛰어줘야 되죠. 심장이 많이 뛰니까 땀이 나겠어요, 안 나겠어요? 땀이 나야 되고 그러면 옷이 젖게 되겠죠. 몸이 젖으니 결국 몸이 식게 되는 겁니다.

그걸 그냥 키우면 어떻게 되느냐? 나중에 큰 문제가 됩니다. 나중에 비만이 될 수도 있어요. 왜 그러냐? 열이 부족하면 열 생성을 해야 되잖아요. 낮에는 움직이니까 열이 만들어집니다. 그런데 밤에는 가만히 누워서 자잖아요. 그러면 아무래도 열이 덜 생산되겠죠. 이치적으로 보면 그렇죠? 그러니까 밤이 되면 생명체가 더 식게 되는 겁니다. 그러면 그 아이는 자기가 살기 위해서 보온덮개를 만들게 됩니다. 몸 안에 있는 열이 못 빠져 나가게 두껍게 만들어요. 우리 몸이 만드는 보온덮개가 뭐예요? 지방질이 보온덮개입니다. 그래서 어려서 땀을 많이 흘린 애들은 나중에 살이 찌게 됩니다. 살이 찌면 가죽 두께도 굉장히 두꺼워져요. 반대로 따끈따끈한 애들은 지방을 분해하는 힘이 좋아서 살이 잘 안 찝니다. 분해력이 약한 애들은 열을 가둬야 되니까 가죽 두께를 두껍게 만들어야 되는 반면 항상 열이 있는 애들은 열을 굳이 더 만들 필요가 없는 거죠. 그러니까 얇은 가죽 갖고도 충분히 살 수 있다 그 얘기죠.

그러면 땀 많이 흘리는 애들에겐 뭘 먹이면 되겠어요? 쓴맛을 먹이면 됩니다. 쓴맛을 꾸준하게 먹이면 심장이 건강해져서 땀이 안 납니다. 화기가 많은 계절이 1년 중에 언제죠? 여름이죠. 그러면 여름철에 하늘로부터 화기가 많이 내려오니까 거기에 대응하는 힘을 길러야 되잖아요. 몸이 화기에 대응하다 보니까 심장이 힘들어지고 땀을 비 오듯이 흘리니까, 그 더위를 이겨내기 위해서 우리는 옛날부터 뭘 먹었어요? 익모초, 쑥떡, 인진쑥, 구절초, 더덕, 도라지, 씀바귀 같은 것들을 먹었죠. 그게 다 무슨 맛입니까? 쓴맛이죠. 지금도 그렇게 하면 됩니다.

그런데 쓴맛을 안 먹이고 그냥 막 키운다면 문제가 생기게 되겠죠. 이미 문제가 발생했는데 그것을 해결 안 해 주면 그 자체에서 더 큰 문제를 만들어서 스스로 해결하려고 그럽니다. 스스로 해결하려고 하는 그것이 병이에요. 그때 해결을 했으면 지금 우리가 이런 병에 안 걸립니다. 강의 시작한지 얼마 안 돼서 이런 얘기를 못 알아들을 수도 있지만, 알아듣는 사람은 알아들어요. 모르겠으면 거두절미하고 어린아이가 잠자면서 땀 흘릴 때는 쓴맛(火)과 떫은맛(相火)을 먹인다는 것만 알아 두시면 됩니다.

한재(문자)는 우리 조상들이 사용하던 문자 체계

그러면 우리가 무엇 때문에 멀리서 와서 이걸 듣고 앉아 있느냐? 여기서 공부하는 것이 바로 자연섭생법인데, 이 자연섭생법을 다른 말로 '육기섭생법'이라고도 합니다. 여섯 가지 기운을 취해서 먹는 법이 바로 육기섭생법이에요. '섭(攝)'이라는 글자를 보면 귀때기(耳)가 많죠. 섭생법. 한자 쓰기가 어렵다는 분은 그리세요. 그러다 보면 나중에 무슨 뜻인지 알아집니다. 우리 조상들이 문자를 만들 때 그냥 만들지 않았다고 얘기했죠?

우리가 쓰고 있는 이 문자는 지금 중국인의 조상이 만든 게 아니에요. 중국 사람들 주장대로 이 문자가 자기네 것이라면 간자를 만들어 쓸 이유가 없어요. 천 년 전, 2천 년 전에 기록된 정자체(正字體) 있죠? 그걸 정식으로 해독하고 번역하고 읽어낼 수 있는 능력자는 장차 우리 조선 사람밖에 남지 않을 겁니다. 지금의 중국 사람들은 알아먹지를 못하니까 정자체를 안 가르치거든요. 그런데 우리는 우리 것이 아니고 중국 거라고 박박 우기면서도 죽어라고 '정자(正字)'를 고집해서 쓰고 있어요. 왜 그럽니까? 그건 우리 뇌세포에, 생명세포에 그것이 우리 것이라고 인식되어 있기 때문에 그렇습니다.

그런데 우리나라 사람들 머리에는 열등감과 사대주의가 아주 골수에 박혀 있어서 우리 것이라고 하면 안 알아주고, 뭐든지 서양, 미국 것이라고 해야 알아 줘요. 침, 뜸, 약초 같은 건 중국 거라고 해야 알아줍니다. 우리 조상들이 남긴 기록을 보면 백년 그 이전에는 모든 공문서가 한글로 안 되어 있었습니다. 딱 백년 이전에 기록된 문헌들의 90프로 이상이 문자로 쓰여져 있었어요. 한문으로 되어 있는 게 아니라 문자(文字)로 되어 있었다 이겁니다. 문자가 우리 것인지 아닌지 한번 볼까요?

보통 '한자(漢字)'라고 말하죠? 그건 이 글자가 한나라 때 만들어졌다는 걸 뜻한다고 생각하죠? 한나라 때 발명된 문자. 다 그렇게 알고 있어요. 그래서 지금도 우리는 '한자 배우자, 한자 공부 한다' 그러잖아요. 지금 글방이나 학교 이런데서 다 한자 가르친다고 하잖아요. 그런데 그 '한자(漢字)'가 아니라 원래 '한국(桓國)'할 때의 '한' 자를 써야 됩니다.

한나라가 대략 서기 전 220년에 세워졌어요. 그러면 한자도 이때 만들어졌느냐 하면 그게 아니라는 거죠. 이때 만들어졌다면 공자님이 무엇으로 사서삼경을 정리하고, 『논어』를 쓰고, 『주역』을 설했겠어요? 공자님은 뭐 갖고 했어요? 한자(漢字)로 했어요? 『논어』에 쓰여진 글자가 됩니까? 그게 한자(漢字)입니까? 한나라는 공자님 돌아가시고 200년이나 뒤에 나오는 유방이 세운 나라죠. 그러니까 공자님이 쓴 그 글자는 유방이 하고는 아무 관련이 없는 글자입니다. 그렇죠? 그렇다면 공자님이 쓴 글자는 무슨 글자죠? 그래도 한자라고 할 겁니까? 그래서 우리나라 사람들은 아주 뼛속 깊이까지 열패감과 사대주의에 찌들어 있다고 하는 겁니다. 공자님 앞에서 뭐 쓰지 말라고 해요?

(문자요.)

그러니까 '문자'를 쓴 거다 이겁니다. 한자를 쓴 게 아니라 문자입니다. 그래서 우리는 오늘 이후부터는 공자님이 쓰신 글자를 무조건 문자라고 해야 됩니다. 공자의 조상은 동이족이라는 말도 있고, 공자가 죽을 때까지 흠모했던 곳이 어디였어요? 동방이었죠? 그러면 그 동방 땅에 살던 사람들이 누구였겠습니까? 엉덩이에 파란 점 있는 사람입니까, 없는 놈입니까? 엉덩이에 파란 점 있는 사람들이었어요. 지금 우리가 애들 낳으면 다 엉덩이가 파랗잖아요. 순수한 지나인은 엉덩이에 파란반점이 없어요. 갸들은 우리랑은 종자가 달라요. 그런데 그 동안 우리는 공자님도 지나인들에게 뺏기고, 노자도 뺏기고 다 빼앗겨 버렸어요. 역사는 승자에 의해서 기록되는 법이거든요. 그래서 공자도, 노자도 중국 사람이 돼 버린 겁니다.

고구려가 망할 때 이세적이 하고 설인귀가 지금으로 치면 고구려의 국립도서관에 쳐들어 왔는데, 8백년 역사를 기록한 그 문헌이 어마어마 할 것 아닙니까. 거기에 불을 질러서 책들을 모조리 태우는데, 야사(野史)에 보면 다 타는데 6개월 걸렸다고 나와 있어요. 고구려 역사 불 지르는데 자그마치 6개월이나 걸렸다는 겁니다. 그래서 우리 역사가 다 망실되어 버렸어요. 그리고 그 후에도 신라가 망할 때 후백제 견훤이 가서 신라 것 다 불 지르죠. 우리가 우리 것을 다 불 지르고 또 일제 때 몇 권 안 남은 것도 총독부에서 조선의 민속문화를 정리한다는 미명하에 전국 방방곡곡에 고서 수집령을 내려서, 쓸 만한 주요 사서(史書)는 열도로 다 가져가고 남은 60여만 권을 다 불 지르고. 그렇게 해서 우리 역사가 송두리째 사라져 버렸어요.

소리와 말씀과 글월과 글자

제가 어렸을 때만 해도 글공부라고 했지 한자공부라고 하지 않았어요. 학교에서 우리 선배들은 문자를 배웠지만, 우리 때부터 한글 전용으로 바뀌면서 문자가 없어지게 되었어요. 그렇지만 그 전까진 서당에서 다 글공부라고 했습니다. 서당에서 배운 그 글이 원래 우리글이었습니다.

문자를 알아야, 한문을 알아야 조상이 기록한 문헌을 통해서 그분들의 정신세계에 다가갈 수 있습니다. 그런데 지금의 우리는 그동안 문자 공부를 소홀히 한 나머지 조상들이 기록해 놓은 그 문헌들에 접근하는 것이 거의 불가능하게 되어 있더란 거죠. 한자 1800자를 아무리 외우면 뭐 합니까? 해석도 못하는데. 조상들이 남긴 기록과 문헌을 읽고 해석을 못하면 그것이 바로 문맹(文盲)입니다. 그러니까 우리는 엄밀히 따지면 이 시대에 문맹인으로 살고 있다고 해도 과언이 아닙니다. 그래서 우리한테는 문자가 음양으로 두 가지가 있었던 겁니다. 그럼 이 문(文)이 뭐냐? 이게 뭐예요?

(글월 문)

'글월 문'이죠? 이걸 학교에서 시험 볼 때나 한자라고 하지, 시험 보는 것하고 관계없으면 그냥 말을 기록한 메모리칩입니다. 말을 기록한 메모리칩이 문자라면 말은 뭐예요? '말씀 언(言)'이라고 하면 맞나요? 사람의 생각이나 뜻이나 감정을 표현한 것이 말이죠. 그렇게 보면 말(言)은 그 사람의 내면에 있는 생각이 밖으로 표출된 것이거든요. 화가 나면 말이 통제가 안 되고 그냥 막 나와요. 엄마한테도 막 나오고 친구한테도 막 나오고. 그런데 본래 말이라는 건 가지런하게 정제되어 있는 내 뜻을 상대방한테 전달하는 거잖아요. 의사소통을 하는 수단이 말인 거지요.

질문 : 소리와 말은 어떻게 다른가요?

대답 : 말과 소리는 달라요. 소리는 음(音)이잖아요. 모든 음은 본질적으로 파동을 띠고 있어요. 이렇게(音) 쓰죠. 그리고 소리(素理)라고 하면 우주의 본질적인 이치를 담고 있다는 걸 뜻해요. 소리도 각각 다 달라요. 새소리, 물소리가 다르고. 소리 속에 정보가 들어 있죠. 그런데 제가 지금 떠드는 소리는 뭐냐? 사람이 떠드는 소리(言)는 동물이나 사물이 내는 소리와는 또 다릅니다. 그 속에는 사람의 기운과 본성이 들어 있기 때문에 그래요.

정리하면, 우주의 본질적 바탕(素)을 끄집어내서 펼쳐놓은 이치(理)가 소리이고, 본질을 세워서(立) 밝히는(日) 것이 음(音)이고, 근본(亠)을 거듭(二) 펼치는(口) 것이 말(言)이고, 깨달아(五) 펼쳐(口) 낸 것을 말(言)하는 것을 언어(語)라 하는 것이고, 근본 또는 머리(亠)를 다스리(乂)는 것을 문(文)이라 하고, 위에 이러한 것들을 보호(宀)하고 깨닫고(了) 갈라서(一) 기록한 것이 글자(字)라고 할 수 있습니다.

문(文)은 이게 '대가리 두(亠), 머리 두' 자잖아요. 그리고 '다스릴 예(乂)' 자. 이걸 겹치면 '점 효(爻)' 자가 되잖아요. 옛날엔 점괘로 국가를 다스렸습니다. 국가통치의 수단이 점이었어요. 그러니까 옛날에는 문자를 아는 사람이 통치 권력을 갖고 있었던 거죠. 지금 우리가 영어라는 말과 글을 배우려고 그렇게 야단이잖아요. 그걸 조금이라도 더 아는 사람들이 대한민국을 지배하니까. 그래서 어떤 정신없는 사람이 대통령 되고 나니까 무슨 몰입교육인지 뭔지 이런 소리나 하면서 자빠져 있고. 우리 것을 가르쳐야지. 이런 건 나중에 날 잡아서 따로 이야기하구요. 진도 나갑니다.

그래서 섭생법이 역사적으로 언제부터 시작되어서, 어떻게 변화 발전되어서 지금까지 왔느냐? 그 과정까지도 역사적 근거를 제시하면서 말씀해 드릴게요. 그러니 그게 공짜로 되겠어요, 안 되겠어요?

(안 돼요.)

그럼 박수를 쳐야죠. (일동 박수 짝짝짝) 이제 박수를 받았으니까 열심히 할 일만 남은 겁니다. 가끔 가다가 박수를 치면 내가 더 잘하고, 박수 안치면 그냥 진도만 나가 버릴 겁니다. (웃음 하하하)

문자와 문명, 한글 전용 주장은 민족의 정신을 팔아먹는 짓이다

문자에도 음양이 있습니다. 뜻을 표하는 표의문자(表意文字)를 음(陰)이라 한다면, 소리를 표하는 표음문자(表音文字)는 양(陽)이라 할 수 있습니다. 그러니까 지금 바람소리, 빗소리가 난다, 자동차 소리가 난다, 종달새가 운다, 낙엽이 굴러 간다, 이런 소리는 문자로는 표현이 거의 안 되는 것들입니다. 그건 음을 표하는 훈민정음으로 나타낼 수밖에 없어요. 그런데 뜻은 문자로써 정확하게 나타낼 수 있습니다. 그래서 진서(眞書) 또는 문자라는 글자체계도 필요했던 겁니다. 가령 지(地)라는 문자에는 땅이라는 뜻이 들어 있어서, 천년 후에 음이 어떻게 변하는가에 상관없이 그 뜻을 알 수 있습니다.

문자는 일종의 기호(記號)거든요. 그러면 기호가 뭐냐? 요렇게 '?' 하면 무슨 뜻이죠? '궁금한 게 많다. 좌우지간 나 알고 싶다' 그런 뜻이잖아요. 요렇게(?) 물어봤는데 누가 대답을 했어요. 그때 요렇게 '!' 하면 뭡니까? '나 알았다'는 뜻이죠. 이게 기호입니다. 그렇게 보면 한자라고 부르는 문자도 다 기호였겠더라 그겁니다. 점(.)을 찍으면 주(丶) 자가 되죠. 이게 '있을 주' 자죠. 이건 존재한다는 것을 뜻해요. 모든 존재는 표시할 때 점으로부터 표시하잖아요. 그렇다면 이 점(.)이 제일 먼저 만들어진 문자가 아니었겠습니까?

여기서부터 천지를 가르는(一) 겁니다. 하나의 가름으로부터 음양이 만들어져요. 사실 모든 문명은 가름으로부터 만들어지게 됩니다. 그 다음에 만들어지는 게 뭐겠어요? 가름을 거듭한다. 그럴 수 있죠? '두 이(二)'. 그러니까 갈라진 것이 또 쪼개지는 거죠. 거기서 거듭한다는 뜻이 나와요. 그리고 이건(丨) 세운다는 뜻이죠. '세울 곤(丨)'. '뚫을 곤'이라고 하는데 뚫는 게 아니라 세운다는 뜻입니다.

허신(許愼)이라는 사람이 문자를 설명하고 해석할 때 자기 깜냥 것 했을 것 아닙니까? 그러니까 허신이라는 사람은 자기 실력 범위 내에서, 들은 범위 내에서, 본 범위 내에서 문자를 해석하고 설명한 것에 불과했던 겁니다. 문자를 처음에 만들어 썼던 사람들의 경지까지 갔어야 했는데, 허신은 자기 수준에서 해석했기 때문에 한계가 있었던 거죠. 그리고 허신 이후의 후학(後學)들 중에도 허신을 능가하는 공부를 해 본 사람이 없었어요. 사실 허신이 문자를 해설한 『설문해자(說文解字)』를 보면 안 맞는 게 많아요. 우리가 밝은 눈으로 보면 허신의 『설문해자』는 문자의 본래 정신을 난도질한 것이 아닌가 하는 생각도 드는 겁니다. 저는 공부가 설어서 안 되고, 우리 준범이하구, 청원이, 소형이 이런 청년들이 공부를 해야 됩니다. 제대로 사람공부 하고 우주공부 한 사람이 문자공부도 제대로 해서, 허신이 보다도 수 천 년이나 앞서 살았던 선각(先覺)들이 도달한 경지까지 가서 문자를 해석하면 뭐가 나오지 않겠는가 보는 거죠.

질문 : 우리가 학교에서 배운 역사 기록은 정확하지 않을 수도 있겠네요?

대답 : 그렇죠. 그러니까 서지학이나, 금석학이나, 고고학은 100% 믿을 게 못 되는 거죠. 거기까지 발견한 것에 불과한 것이고, 발견한 내용마저도 현재의 패권국들이 오롯이 공개하지 않으면서 자기들에게 불리한 내용은 감추고 있기 때문에, 기존 교과서에 수록된 역사가 일부 사실일 수는 있지만 진실을 전부 포함하고 있지 않다는 것은 자명한 겁니다.

지금까지 발견된 가장 오래된 유물이라고 해도, 그건 그 앞 시대 것은 발견 못했다는 말과도 같잖아요. 그 앞에 것을 못 봤기 때문에 뭐라고 확정적으로 말하면 안 된다는 겁니다. 그럼에도 불구하고 학자들은 발굴된 것 중 가장 오래된 유물을 갖고 하나의 틀을 만들어서 정설화시켜 버립니다. 정설화 시키는 그것이 뭐냐 하면, 한 시대의 헤게모니를 장악한 사람들이 피지배층들을 지배하기 쉽도록 하기 위해서, 역사를 자기네들 맘대로 주물러서 역사적 사실이나 역사관을 조작하는 것을 의미해요. 그러니까 역사의 주도권을 쥐고 있는 자들이 자신들에게 불리한 고고학적, 서지학적 내용은 공개하지 않기 때문에 그걸 그대로 믿어서는 안 된다고 말하는 겁니다. 그러면 지금 여기(강의실)는 뭐냐? 기록된 역사에서는 말하지 못하는, 그야말로 판 안에서는 상상도 못할 이야기를 하는 곳입니다.

그래서 기호라는 것이 있는데 그것 말고 표음문자도 있어요. 소리를 나타낸다는 차원에서 보자면 훈민정음은 인류사적으로도 굉장한 문자입니다. 그건 단순한 소리글자가 아니에요. 백성들을 가르쳐서 문자의 음을 정확하게 표시하게끔 하는 문자체계가 훈민정음이잖아요. 그러니 문자(한자)는 중국 것이니까 배척하고 한글만 쓰자고 우기면 안 된다는 겁니다. 한글 학자들이 그렇게 주장하는데 그건 정신 나간 사람들입니다. 한글전용을 주장하는 놈들은 일본에 나라 팔아먹은 이완용이 보다 더 나쁜 놈들이에요. 문자를 내다 버리는 것은 정신과 혼을 팔아먹는 것과 같습니다. 우리는 문자를 이렇게 음양으로 갖고 있었던 민족입니다.

가림토 문자, 만사지 문명이 열릴 수 있는 조건이 마련되었다

훈민정음의 전신(前身)이라고 할 수 있는 이전의 문자체계가 있었어요. 단군 할아버지 때부터 있었던 '가림토 문자'라는 게 훈민정음의 전신입니다. 그 때는 '38개의 정음(正音)'이 있었다고 해요. 서른여덟 자의 정음체계. 그래서 세종대왕 때 성삼문, 신숙주 등 그 젊은 선비가, 그들이 처음 집현전학사로 발탁될 당시의 나이가 우리 준범이와 청원이 나이였어요. 세종대왕이 그 젊은 학자들을 발탁해서 가림토 문자를 연구하게 해서, 당시의 음 체계에 따라서 10개를 정리하고 28자로 축소해서 공표한 것이 훈민정음 아닙니까. 그런데 이 28자 중에서도 현재 네 자는 어디로 갔는지 없어졌어요. 네 자는 안 쓰잖아요. 그래서 현재 우리는 음가체계를 24자로 쓰고 있는 겁니다.

질문 : 그럼 현재의 언어나 음가 체계는 오히려 퇴보한 것으로 볼 수 있겠네요?

대답 : 그렇죠. 어떤 의미에서는 퇴보했다고 봐야 되겠죠. 태곳적 사람들은 영이 맑아서 지금 우리가 낼 수 없는 소리도 냈을 겁니다. 그리고 지금 우리가 듣지 못하는 그런 소리까지도 들었다고 봐야 되겠죠. 그 진동과 파동을 느끼고, 듣고 해서 38개의 문자로 정리했는데 훈민정음을 정리할 때 이르러선 그 중 열 자 정도를 빼먹어 버렸죠. 그래서 고대에 문자를 만든 사람들은 서른여덟 자를 다 수용할 정도의 수준 높은 음가체계를 갖고 있었다고 봐야 됩니다. 지금 우리는 가림토정음의 38자 음가체계에 비해 대폭 축소된 24자의 훈민정음 자모체계를 쓰고 있기 때

문에, 그만큼 미세한 파동을 듣는 능력과, 소리를 내는 혀와 성대의 기능이 당시 사람들에 비해서 상대적으로 퇴보됐다고도 볼 수 있습니다.

그러니까 지금 최고로 문명이 발달됐다고 하지만 어떤 의미에선 아니라고 보는 거죠. 전기 만들어 쓰고, 공구리 치고 아스팔트 까는 기술은 발달했을지 모르겠지만, 문자와 언어는 다른 동네니까. 그래서 '우리는 굉장한 조상을 두었다.' 전 그렇게 보고 있어요. 그리고 이런 말(언어)을 자기 엄마로부터 배운 우리 자손들은 대단한 엄마를 뒀다는 거죠. 외국 사람들 중에도 여기 강의를 들어본 사람도 있는데 개들은 못 알아먹어요. 네덜란드 사람, 일본 사람들이 와서 자꾸 듣겠다고 하니 '그렇다면 들어봐라'고 해서 와서 들었어요. 그런데 제가 지금 하는 이런 말은 하나도 못 알아듣고 고작 '무르팍 아플 때 뭐 먹어요?' 하는 것만 배워가더라고요. '눈곱 낄 때는 어떻게 해요, 허리 아플 땐 어떻게 해요?' 이런 것. 또 '편두통일 땐 어떻게 해요, 후두통일 땐 어떻게 해요, 당뇨병 있을 땐 어떻게 해요?' 이런 것. 이제는 만사지 문명이 열리기 때문에 그런 건 초등학교 1학년 아이들도 다 알 수 있는 겁니다.

'만사지(萬事知)'란, 인간이 우주의 모든 사물과 이치에 대해서 다 안다는 걸 말합니다. 그렇게 알 수 있도록 하는 조건이 지금 열려 있어요. 지금 사람들은 거의 다 인영맥이 커지면서 머리가 열려있거든요. 요즘 애들을 보세요. 태어나자마자 다 알아요. 옛날에는 타자기 자판 두드리려면 타자학원을 몇 달을 다녀야 했습니다. 우리 때는 타자학원을 다녔다니까요. 그런데 우리 아이들은 지금 어떻게 하고 있어요? 컴퓨터 자판 두드리려고 학원 다닌다고 하면 이상하게 생각하잖아요? 지금 애들은 맨날 컴퓨터랑 놀아서 여섯 살만 되면 이메일 보내고 받고 그러죠? 여섯 살만 먹으면 별 걸 다 해요.

그래서 그런 생각도 해 봅니다. 신숙주와 같은 분들이 살았던 500년 전의 눈으로 보자면 지금 네 살, 다섯 살짜리가 자판기를 두드려서 이메일을 보낸다는 건 이건 신동 정도가 아니라 그에 따블감이다. 그러니까 우리 스스로 '나는 별거 아니다, 나는 배워도 모르겠다, 나는 뒤떨어졌다, 나는 모지리다' 하는 열패감을 정리하는 것이 급선무다 그겁니다. 지금은 문명이 바뀌고 우주의 기운 판도가 바뀌어 있기 때문에 제 말씀을 들으면 그냥 척! 다 알아 먹게 되어 있어요. 그럴 것 같지 않아요?

(그럴 것 같아요.)

좌우지간 무슨 구라인지는 몰라도 그럴 것 같죠?

(일동 웃음 하하하)

무엇을 섭생할 것인가, 물과 음식, 오곡(五穀)과 오장(五臟)

육기섭생법 첫 번째, 그럼 여기서 우리가 알아야 되는 것이 이제 '섭(攝)' 자와 '법(法)' 자를 알아야 되겠죠. '섭'은 내 안에 있는 걸 밀어내는 게 아니라, 내 밖에 있는 걸 안으로 끌어들이는 걸 뜻해요. '내가 동서고금에 있는 모든 양서를 섭렵했다, 경전을 섭렵했다' 그런 말 하죠? 내가 그것을 읽고 내 것으로 만들었다는 겁니다. 끌어들였다 그 얘기죠. 섭취, 그런 말 있죠? 현성 선생님이 정립한 육기섭생법이라는 것은 우주에 있는 여섯 가지 기운을 내 생명체 안으로 잘 끌어들이는 방법을 얘기한 거예요.

그러니까 정력을 좋게 하려면 뭘 먹어야 되는가 하는 것 따위를 이야기한 게 아니라 건강하게 잘 사는 법을 말한 겁니다. 인간이 인간답게 잘 사는 법. 잘 사는 법이니까 돈 많이 벌고 그런 거냐? 그런 건 모르겠고, 잘 살려면 먼저 정기신이 발라야 돼요. 육체가 발라야 되고, 기운이 발라야 되고, 생각이 발라야 된다는 거죠. 그러면 육체와 기운과 생각이라는 것이 어디서 만들어지느냐? 만들어지는 공장이 있죠. 바로 그 사람의 육장육부 안에서 만들어집니다. 그런데 그 육장육부를 좋게 하는 방법이 있다 그겁니다.

　첫 번째, 자기 몸 안으로 끌어들이는 것으로는 물과 음식이 있어요. 좋은 물과 좋은 음식, 좋은 공기. 공기는 저절로 마시니까 시골에 살면 좋은 공기 마시는 거고, 서울에 살면 덜 좋은 공기를 마시는 거고 그렇게 되는 거죠. 물도 좋은 물이 있고 덜 좋은 물이 있지 나쁜 물은 거의 없어요. 폐수 같은 건 어차피 못 먹잖아요. 그러니까 우리가 나쁜 쪽으로 표현하지 말고 좋은 물과 덜 좋은 물로 표현하자 그겁니다. 수돗물 같은 건 덜 좋은 물이겠죠. 그래서 사람들이 마음 놓고 못 마십니다. 더 좋은 물을 구하기 위해서 생수도 사먹고, 정수기도 설치하고 그러잖아요. 좋은 물을 먹어야 되는 이유는, 우리 몸의 7,80%가 물로 되어 있고 그 물이 피를 구성하기 때문입니다. 그래서 건강을 유지하기 위해서 좋은 물을 먹어야 된다는 것은 아주 자명한 이치입니다.

　음식에는 '주식(主食)'과 '부식(副食)'이 있는데, 주로 먹는 음식이 뭐냐? 먹거리 중에서 사람 몸 안에 가장 좋은 기운을 만드는 것이 밥이잖아요. '밥(食)'이라는 글자를 잘 보세요. 우리 조상들은 '사람(人)에게 가장 좋은(良) 것'을 밥(食)이라고 했어요. 밥 중에서도 좋은 기운을 형성하는 주체적인 것이 주식(主食)이고, 보조적인 역할을 하는 것이 부식(副食)입니다. 부식에는 육류와 채소류, 과일류가 있죠. 육류에는 땅을 걸어 다니는 고기도 있고, 패류도 있고, 어류도 있고 많이 있겠죠. 과일도 보면 귤은 신맛이고, 감은 단맛이고. 채소도 생강이나 마늘은 매운맛에 속하고, 더덕이나 쑥이나 구절초나 씀바귀는 쓴맛에 속하고. 그런 것들이 바로 우리 몸 안, 육장육부로 들어와서 천지 안에서 사람을 실질적으로 살려내는 영양소 역할을 하게 됩니다.

　그러면 간이 허약하면 주식은 뭘로 하고 부식은 뭘로 할 거냐? 또 위장이 허약할 경우에 위장을 영양하는 주식과 부식을 알아두면 좋겠지요. 약을 찾을 게 아니라 음식을 통해서 해결한다 그겁니다. 그래서 앞으로는 밥장사만 잘해도 떼돈 벌지 않겠는가? 그런데 격변이 온다니까 다 틀렸어요. (일동 웃음 하하하) 이건 웃자고 한 소리고.

 주식은 곡식이에요. 그래서 곡식으로 영양하게 되면 허약해진 육장육부에 힘이 생기게 됩니다. 주체적으로 힘을 만드는 게 주식인데, 사람들은 그건 빼고 부식 쪼가리 갖고 영양학을 논하고, 섭생을 논하고 그러잖아요. 채식이 좋으냐, 육식이 좋으냐 하면서. 그런 소리를 자기나 알고 말면 되는데 텔레비전에 나와서 떠들고, 신문에 나와서 떠들고 하니까 사람들은 그 영향을 받게 되는 거죠. 그리고 떠든 사람도 뭔 소리인 줄도 모르고 자기를 따라 하라고 난리치고 있고. 그래서 우리는 이것을 구분할 줄 알아야 됩니다.

 아까 주식 안에서도 오곡이 있다고 그랬지요. 그 오곡이 바로 우리 오장을 영양합니다. 건강한 장부에서 나오는 제대로 된 기운이 제대로 된 행동을 만들어요. 사람이 병드니까 누구를 죽이고, 괴롭히고, 뺏고 그러는 거잖아요. 의심하고, 억누르고, 괴로워하는 마음들은 왜 생기느냐? 번뇌 망상이 왜 생기느냐? 이번 공부를 통해서 오욕칠정이 생겨나는 아주 근원자리까지 가보는 게 가능하다는 겁니다.

 도대체 이 간댕이가 뭐길래? 이놈이 뭔지만 알면 여기서 뭐가 나오는지도 알 수 있겠죠. 간은 이렇게(肝) 쓰잖아요. 그걸 '간 간(肝)'이라고 하는데 그래 갖고는 간이 뭔지 모릅니다. 『설문해자(說文解字)』 썼다는 허신이 맥을 볼 줄 알았을까요? 맥을 모르고 기운이 뭔지도 모르는 사람이 골방에서 그냥 끄적거린 건데, 그것이 원전(原典)이 됐단 말입니다. 그래서 맥을 볼 수 있는 학자가 다시 『설문해자』를 써야 돼요. 그래서 제가 볼 때는 그걸 우리 김 선생님이 하실 거다. 우리 김 선생님이 어떤 분이냐 하면, 한국 고전 문헌 있죠? 그걸 번역하고 해석하는 기관에서 일하는 대한민국 당대 최고의 기라성 같은 연구원이에요. 그래서 내가 속으로 '다 안 와도 된다. 김 선생님만 오면 된다. 야, 둘이 공부하면 재미있겠다.' 그런데 객꾼들이 많이 껴갖고.

(일동 웃음 하하하)

그러면 곡기를 내 안으로 끌어 들이면 기력(氣力)이 생겨요, 안 생겨요?

(생깁니다.)

기력을 만들었으면 병을 고치는데 쓰면 되겠죠. 만들어진 기력으로 병을 고치는 겁니다. 병이 있는데 기력을 확보하지 않으면 병은 못 낫겠죠. 그게 기도(祈禱)한다고 낫습니까, 굿한다고 낫습니까? 안 되는 겁니다. 허약해져서 생긴 병은 음식을 먹어서 영양분을 넣어주지 않으면 해결이 안 돼요. 이건 밤이 되면 캄캄해지고, 해가 뜨면 환해지는 이치와도 같습니다. 아주 간단하죠.

운동을 해야 묵은 기운이 빠지고 새 기운을 돌릴 수 있다

육기섭생법 두 번째는 '운동'을 한다. 음식을 통해 확보된 기운과 힘을 내 몸 안에서 제대로 쓰기 위해서는 운동을 해야 됩니다. 내 어깨가 굳었다면 확보된 에너지를 어깨에다 보내줘야 되겠죠. 그러자면 어깨를 꾸준히 움직여 줘야 합니다. 오십견 환자는 어깨를 지배하는 심포 삼초를 영양하고 어깨를 움직이고, 무릎 아픈 사람은 무릎을 영양하는 단맛을 먹고 무릎 운동을 해주면 무릎이 튼튼해지겠죠. 튼튼해지면 낫게 됩니다. 간단해요.

허리 아픈 사람은, 허리를 부드럽고 튼튼하게 해 주는 핵심 장부가 신장 방광이거든요. 그러면 먼저 신장 방광을 영양하는 주식과 부식을 먹어야 되겠죠. 영양을 통해 기력을 확보함으로써 약해진 곳을 해결할 수 있는 힘을 만드는 겁니다. 그리고 확보된 힘이 그곳으로 갈 수 있도록 그곳을 움직이세요. 가만히 있어도 피가 도니까 가긴 가요. 하지만 허약해진 세포 곳곳에 충분히 보내기는 어려워요. 왜? 묵어서 탁해진 기운이 거기에 잔뜩 들어 있거든요.

이 묵은 기운을 빼내려면 어떻게 해야 되느냐? 거기를 움직여서 운동해야 됩니다. 열이 날 때까지 움직이면 닫혀 있던 통로가 열려서 묵은 기운들이 빠져나갑니다. 빠져나가면 새로운 정기(精氣)가 그 자리로 들어가겠죠. 허리에 병이 났다, 어깨에 묵은 기운이 많다, 머리에 묵은 기운이 있다 그러면 그곳이 가벼워요, 무거워요? (무거워요) 무거워지죠. 그렇게 무거운 상태에서 계속 살면 어떻게 됩니까? (병납니다) 병나게 되겠죠? 그 병이 커진 걸 보고 '중병(重病)'이라고 합니다. '무거울 중(重)' 자, 병이 중해졌다. 제 말이 아니라 우리 조상들이 그렇게 말씀을 했어요.

그러면 내가 비록 몸속에 묵은 기운이 많아서 무거워지더라도(重), 확보된 에너지를 가지고 힘써(力) 그곳을 움직이면(動) 어떻게 되겠어요? 그게 '움직일 동(動)' 자죠. 허리가 아픈데 이렇게 꾸준히 움직이면 여기 있는 세포들이 좋아지겠죠? 그리고 부드러워지겠죠? 부드러워지면 아까는 무거웠고, 칙칙했고, 뻐근했고, 묵은 기운이 쌓여서 아팠던 세포들이 기운이 도니까 새로운 생명력을 만나게 되겠죠? 그러면 그 세포들 입장에서는 운명이 바뀌는 겁니다. 병들었던 생명체가 건강해졌다면 그 세포들의 운명이 바뀌는 거죠.

그래서 운명(運命)을 바꾸기를 원한다면 뭘 하라고 그랬어요? 거두절미하고 두 자만 딱 쓰면 '운동(運動)을 하라' 그 얘기입니다. 영어로 스포츠, 게임 이렇게 하면 안 돼요. (일동 웃음 하하하) 우리 조상들이 사용했던 언어를 그대로 쓰는 겁니다. 선조들의 말씀을 알아듣는 말귀를 가져야 돼요. 그리고 말을 잘 써야(用) 됩니다. 어른들이 하신 말을 '말(言) 씀(用)'이라고 하잖아요. 선생님 말씀, 부모님 말씀. 그래서 이렇게 하면 운명이 저절로 바뀌게 됩니다.

기운은 가만있지 않고 기운줄을 타고 몸 안을 도는데, 그 도는 통로가 바로 경맥입니다. 흔히 12경맥이라고 하는데 그러면 12경맥은 뭡니까? 음경맥 여섯 개, 양경맥 여섯 개 해서 육장육부마다 경맥이 하나씩 있어요. 간담에도 각각 간경맥과 담경맥이 있어서 그걸 통해서 기운이 돕니다. 그 기운이 조금 막혀서 생긴 병을 '정경의 병'이라고 하고, 그 병이 더 커진 것을 '기경팔맥의 병'이라 합니다. 그리고 기경팔맥의 병이 더 커지게 된 걸 '사해(四海)의 병'이라고 해요.

질문 : 노동(勞動)도 운동에 속합니까?

대답 : 노동도 몸을 쓰는 거니까 운동에 속합니다. 그러나 특정 부위만 반복하는 육체노동을 오래 하다 보면 여러 부위들 간의 균형이 깨져 병이 생기는 경우가 있는데 그걸 직업병이라고도 합니다. 그래서 직업을 고를 때는 누가 뭐라고 하건 몸을 골고루 적당히 쓰는 직업이 좋습니다. 우리는 지난 과거 수천 년 동안 먹고 살기 위해 몸을 썼잖아요. 몸을 쓰니까 되게 힘들어요. 그러다보니 앉아서 펜대 굴리는 건 편케 보이잖아요. 그래서 사람들이 '우리 새끼는 펜대 굴렸으면 좋겠다' 해서 전부 머리 써서 먹고 사는 직업만 강요하는 겁니다. 그런데 그 자리는 찾아 먹기가 힘들고, 올라가려고 해도 너무 경쟁이 심하고 또 올라가도 자리보전하기가 힘들어요. 그렇다면 일찌감치 몸을 적당히 쓰는 일자리로 눈을 돌려봐라 그겁니다. 그런 건 얼마든지 있으니까. 그러니까 앞으로는 앉아서 머리만 쓰는 게 아니라 적당히 몸도 쓰면서 돈도 벌 수 있는 직업이 훌륭한 직업이 되지 않겠는가 보는 거죠. 하루 종일 서류만 본다거

나, 컴퓨터 모니터만 봐야 되는 직업은 앞으로는 사망으로 가는 직업이 될 겁니다. 결국 섭생을 통해서 에너지가 만들어지는데, 몸도 같이 움직이면 기와 혈이 잘 돌아서 저절로 건강해지게 되겠죠.

호흡도 맥에 따라서 행해야 한다

그러면 먹고 종일 운동만 하느냐? 호흡도 해야 됩니다. 육기섭생법 세 번째는 맥대로 호흡하는 것입니다. 대한민국엔 호흡법만 가지고 병을 고쳐주겠다고 하면서 간판을 내건 집이 많습니다. 그런데 호흡만 죽기 살기로 해 보세요. 뭐가 될 것 같습니까? 안 됩니다. 옛날에 산속에서 도 닦던 사람들도 숨쉬기만 했던 게 아니었어요. 몸도 썼어요. 그리고 거기에 걸맞게 섭생도 했습니다.

호흡을 잘해야 되는데 숨 쉬는 법에도 음양이 있습니다. 들숨인 '흡(吸)'은 음이고, 날숨인 '호(呼)'는 양입니다. '흡(吸)'은 하늘에 있는 기운들을 내 안으로 끌어들이는 거죠. 먼저 들어온 하늘 기운이 무거워지고 탁해지면 호~~하면서 그 묵은 기운을 내보냅니다. 들숨을 통해서 끌어들인 공기를 갖고 미리 몸 안에 확보되어 있는 영양분을 태워서 쓰고는, 그 과정에서 생겨난 탁한 기운을 날숨으로 호(呼)~~ 하고 내쉬는 겁니다.

맥을 보면 어떤 사람은 인영맥이 크고, 어떤 사람은 촌구맥이 큽니다. 인영 촌구가 같은 사람은 들숨과 날숨을 1대1로 같게 하면 됩니다. 가령 들숨을 10초 했다면 날숨도 10초 하면 됩니다. 10초가 길다 싶으면 들숨을 5초만 하고 날숨도 5초만 하면 되죠. 길게 할 수 있는 사람은 들숨을 20초 하고, 날숨을 20초 해서 1대1로 하시면 돼요. 인영맥이 크다는 것은 상대적으로 촌구맥은 작다는 것이고, 촌구맥이 크다는 것은 상대적으로 인영맥이 작다는 걸 의미합니다.

인영이 큰 사람은 호흡을 어떻게 하면 좋으냐? 인영맥이 커졌다는 건 음양의 균형이 깨졌다는 말과 같습니다. 그러면 이때는 냇숨을 짧게 하고 들숨을 길게 해야 됩니다. 음기가 작고 양기가 커졌으니까 음기를 강화시키는 들숨을 길게 하라는 겁니다. 전철 타고 오신 분들은 오늘 끝나고 봉천역까지 가면서 열 발짝 걷는 동안 들이마시고 다섯 발짝 걷는 동안 내쉬는 연습을 해보세요. 처음 연습할 때는 숨구멍을 작게 만들어서 아주 조금씩 들이마셔야 됩니다. 천천히 힘들이지 말고. 힘을 빼고 들이쉴 때 조금씩 조금씩, 내쉴 때도 조금씩 조금씩. 내쉬는지 마는지 모르게 내쉬어야 됩니다. 들숨 할 때도 들숨 하는지 마는지 모르게 들숨 해보세요. 그러면 길게 할 수 있겠죠. 연습을 해서 점차 늘려나가면 1분도 할 수 있습니다.

우리가 수영장 가서 잠수를 하면 물속에선 들숨을 못하니까 그땐 냇숨을 합니다. 물속에서 아껴서 조금씩 냇숨을 하면 1분도 할 수 있어요. 그런데 급하게 하면 10초도 못해요. 그러면 안 되겠죠. 길게 천천히 편안하게 할 수 있는 만큼. 인영맥이 크다면 책을 읽을 때도 두 줄 들숨하고 한 줄 냇숨 하고. 촌구맥이 큰 사람은 반대로 하면 되겠죠. 촌구가 크다면 냇숨을 들숨에 비해 길게 해야 돼요. 그걸 오래 하다보면 인영촌구가 같아집니다. 그러면 호흡법만 가지고도 병의 3분의 1은 고칠 수 있습니다.

옛날 사람들이 행했던 수행법이 지금 안 맞는 이유

어떤 사람은 맥도 안보고 들숨을 길게 하라 또는 냇숨을 길게 하라 그럽니다. 만약 냇숨을 길게 하라고 한다면, 촌구가 큰 사람 같은 경우는 그게 맞아요. 옛날 육체를 갖고 밥벌어먹고 살 때는 다 걸어 다녔어요. 그래서 피가 아래로 많이 내려갔습니다. 그 때는 피가 자꾸 아래로 가니까 촌구맥이 커지고 인영맥이 작아져서 양기가 부족해지게 됩니다. 그래서 낼숨 위주의 수행(소리 내어서 하는 염불, 주문, 시조, 창, 판소리 등)을 많이 했고 그게 또 이치에도 맞았어요.

사실 염불 같은 것도 다 낼숨이거든요. 천주교 같은 데도 다 주문수행을 했어요. 옛날에는 기도를 '신공'이라고 했습니다. 저녁신공, 아침신공. 지금도 시골가면 어머니께서 진지 드시고 나서는 '애야, 신공하자' 그래요. 왜? 시골에서 농사짓고 살면 몸을 많이 쓰게 되어서 기운이 자꾸 내려가게 됩니다. 그러면 끌어올려야 되겠죠. 사실 천주교에도 기도문 수가 굉장히 많아요. 주기도문부터 해서, 사도신경해서 열두 가지를 다 하려면 한 시간은 족히 걸립니다. 그걸 다 하면 인영맥이 커지게 돼요. 에너지가 머리 쪽으로 올라오니까 몸을 많이 쓰는 사람들은 머리가 맑아지게 됩니다. 그래서 옛날 어른들은 기도하고 나면 머리가 맑아졌다고 하는 겁니다.

그런데 지금은 생명의 기운판이 변했습니다. 우주의 판이, 사람 내면에 있는 기운줄이 바뀌었어요. 그래서 이제는 수천 년 간 내려왔던 낡은 방법으로 해서는 안 됩니다. 다 좋은데 어떤 법에 사람을 맞추는 것이 아니라, 법을 사람한테 맞추자는 겁니다. 요즘은 전부 인영맥이 커져 갖고 소리 내어서 기도하면 머리가 왠지 아프다고 합니다. 인영맥이 큰 사람이 낼숨을 더 많이 하니까 머리가 더 아플 수밖에요. 절에 스님들도 염불을 계속하면 알게 모르게 머리가 아파지거든요. 눈도 뻑뻑해지고. 인영맥이 큰 스님이 계속 염불을 하면 그렇게 될 수밖에 없습니다. 염불도 이치적으로 보면 낼숨을 길게 하는 게 되봐서 그런 겁니다. 촌구맥보다 인영맥이 크다는 것은 양기가 넘친다는 것인데, 양기를 강화하는 낼숨을 더 길게 계속하면 저절로 상기상충이 되어 버려서 안 되겠죠.

그러면 어떻게 해야 되느냐? 수행에는 소리 내어서 하는 수행(통성기도, 염불 등)이 있고, 소리 안 내는 묵언 수행이 있어요. 묵도(默禱) 같은 거라든지 참선, 명상 같은 것이 다 묵언 수행에 들어갑니다. 들숨을 길게 하면서 마음속으로 기도하면 됩니다. 옛날에는 '음기 시대'니까 소리를 내어서 하는 양적인 수행이나 기도가 맞았지만, 이제는 '양기 시대'라서 사람들의 머리가 다 열려 있어요. 다 양기가 크니까 이제는 '음적인 수행이나 기도'를 해야 됩니다. 모두가 그런 게 아니라 대개 그렇다는 거죠. 사실 맥대로 하면 가장 정확합니다.

우리가 지금 밥 먹는 처방 뿐 아니라 운동과 호흡 처방까지 배우고 있잖아요. 그러면 덮어놓고 호흡하고 운동할 게 아니라, 간담이 허약해서 현맥이 나왔다면 기왕이면 간담을 튼튼하게 하는 섭생을 하면서 운동이나 호흡을 병행하면 더 좋겠죠. 위장이 허약한 사람은 위장을 튼튼하게 하는 섭생을 하면서 운동과 호흡을 같이 하면 좋겠고. 내 몸 좋게 하는 방법이, 허리를 좋아지게 하는 방법이 내 몸 1센티 밖에 존재하지 않아요. 다 내 몸 안에 있습니다. 그런데 우리가 그걸 모르고 죄다 외부에서, 엉뚱한 데서 구하고 있으니 문제죠. 예수님은 분명히 '니 안에서 구하라'고 했습니다. 부처님도 '니 안에 불성(佛性)이 있다'고 했고. 사실 세포 하나하나 속에 불성이 다 들어 있어요. 다 자기 안(정기신)에서 찾으라고 했습니다. 그런데도 현재의 학문과 가르침은 그걸 모르고 2천 년, 3천 년 동안이나 바깥에서 헤매고 있다니까요.

니 안에서 구하라고 했으니, 췌장에서 인슐린이 안 나오는 환자는 어떻게 먹고, 어떤 호흡을 하면 좋아질까를 생각해야죠. 인슐린을 왜 외부에서 사다가 넣어야 됩니까? 자기 몸에 인슐린을 만드는 공장(췌장)이 있는데, 그 놈을 다시 가동시킬 생각을 왜 안 합니까? 사람들로 하여금 그 방법을 알게 하면 인슐린 만드는 제약회사나 그것을 공급하는 병원, 약국은 다 망하겠죠? 사실 그 사람들이 다 기득권자들입니다.

그들이 이제껏 사람들을 상대로 계속 혹세무민해 왔습니다. 그러다가 이제 때가 되니까 이러한 문제점들이 들춰지게 되고, 해결할 수 있는 법방이 나타난 것입니다.

냉기의 주범 냉장고, 몸 안의 효소를 활성화시키는 숭늉

그 다음에 뭘 배우느냐? 육기섭생법 네 번째는 '체온 유지'입니다. 인간은 온열동물이기 때문에 온기를 상실하면 만병이 들어옵니다. 몸이 차면 대사작용이 제대로 안 될 뿐만 아니라 면역력도 떨어져요. 뱃속이 차면 소화도 못 시킵니다. 우리 몸속에는 수많은 효소들이 있습니다. 음식물을 소화시키는 효소, 분해하는 효소, 무엇을 전달하는 효소, 합성하는 효소 등등. 그런데 몸이 식으면 이놈들이 다 활동을 제대로 못합니다. 사람이 죽으면 금방 부패하죠? 그렇지만 나이가 구십 먹고 백 살 먹어도 숨이 붙어 있으면 살이 썩지 않죠. 그게 생명력을 유지시키는 미생물이나 효소가 우리 몸 안에서 살아있기 때문에 그런 겁니다.

호흡줄이 딱 끊어지면 몸이 식게 되고 그러면 몸이 부패합니다. 부패가 안 되도록 해 주는 것이 바로 체온입니다. 우리가 먹은 영양분의 약 70 내지 80%는 체온을 만드는데 씁니다. 그런데 요즘 사람들을 보면 허구헌날 냉장고에서 찬 음료수 꺼내 먹고, 찬 우유 꺼내 먹고, 찬물 먹고, 아이스크림 먹고 그러잖아요. 그걸 먹은 것에 대처할 정도의 강력한 열 생산 능력이 있는 사람은 괜찮아요. 일생 중 가장 생명력이 왕성한 청년 시절, 힘이 좋을 때는 그 냉기를 어느 정도 감당합니다. 그러나 어린 아이들이라든지 나이 먹은 노약자들이 찬 걸 먹으면 반드시 문제가 생깁니다.

어떤 놈이 사람을 다 병나게 하려고 그랬는지 몰라도 찬물 먹어야 건강해진다고 구라를 친 이후로 찬물을 꼬박꼬박 먹는 사람들이 많아졌어요. 어떤 학자가 육각수인지 뭔지 하는 게 찬물에서 생긴다는 이론을 발표했습니다. 그러면 우리가 찬물을 어디서 구하겠습니까? 지난 역사를 살펴보면 인류가 출현한 이래 겨울철을 제외하곤 찬물을 먹은 적이 없었어요. 그냥 상온(常溫)에서 먹었죠. 그리고 솥단지를 걸고 산 이후로는 숭늉을 만들어서 먹었잖아요. 이제껏 우리는 밥 먹고 나면 숭늉을 먹어왔는데 왜 그랬느냐?

깍두기도 먹고, 열무김치도 먹고, 야채도 먹고, 뭣도 먹잖아요. 그러면 여기 솥단지(위장) 안에 음식물이 잔뜩 들어오게 됩니다. 이러한 음식물을 소화시키기 위해서 내 몸이 제일 먼저 해야 할 일이 바로 곤죽을 끓이는 일입니다. 열무김치나 과일이 들어왔다면 이 위장 안에서 다 곤죽을 만들어야 됩니다. 그런데 곤죽을 만들 때 열이 필요해요, 안 필요해요?

(필요합니다.)

열을 만드는 게 다 미생물, 효소들이거든요. 그런데 그놈들만으로 곤죽을 만들 정도의 열을 못 만드니까 옛날엔 어떻게 했느냐? 숭늉을 먹은 겁니다. 그렇게 열을 보충해 주면 소화 효소들이 활성화 되어서 곤죽이 더 잘 만들어졌던 겁니다.

질문 : 옛날에 어른들이 숭늉 먹으면 소화가 잘 된다고 하신 것이 바로 그거였군요.

대답 : 그렇죠. 뜨거운 물이 들어가서 뱃속을 따뜻하게 하니까 효소들이 활발히 움직여서 문제없이 소화시킬 수 있었던 겁니다.

그런데 지금은 어떻게 됐느냐? 냉장고 팔아먹으려고 했던 놈들이 처음에 냉장고 만들어서 저기 부평 공장에다가 잔뜩 쌓아놨어요. 그런데 우리가 지난 수천 년 동안 냉장고 없이 살았잖아요? 그런 판에 냉장고를 팔아먹으려다 보니 겨울철 같은 때는 소비자들하고 대화가 안 되잖아요. 그러다 보니 공장이 망하게 생겼어요. 그래서 전문가 하나를 불러서 사전작업에 들어가는 겁니다.

"야, 내가 연구비를 얼마 지원해줄 테니까 찬물 먹으면 건강해 진다는 썰을 하나 발표해 줘라."

그러면 그 내용이 신문에 대서특필 되어 가지고 텔레비전에 막 나오고, 그걸 다른 기자가 저쪽 신문에 옮기고 저쪽 잡지에 옮기고, 미용실에 꽂혀 있는 여성지까지 다 실리게 되는 겁니다. 그러면 돈 있는 사람들은 건강을 위해서 어떻게 해야 되겠어요? 냉장고를 사야 되겠어요, 말아야 되겠어요?

(사야 돼요.)

사야 됩니다. 안사면 촌놈 되고, 안사면 쪽팔리는 겁니다. 그래서 그때부터 다 건강해지려고 온가족이 합동으로 얼음을 아작아작 씹어 먹기 시작했던 겁니다.

물을 제대로 잘 마시는 법

지금 사람들은 물 마시는 법도 다 잃어버려서, 어떻게 마시느냐? 어떤 학자가 2리터 마셔야 건강해진다고 해서 2리터를 마시다 보니까 너무 많은 것 같아요. 그러면 어떤 학자가 다시 논문을 써요. 아니다 1.8리터가 적당한 것 같다. 그러니까 2리터가 부담이 가는 사람은 그 학자 말이 맞는 것 같아서 줄여서 1.8리터를 마셔요. 1.8리터를 마시다 보니까 어떤 학자가 나와서 아니다 1.5리터가 적당하다. 그래서 지금은 거의 1.5리터가 된 것 같더라구요. 그런데 1.5리터를 마시려면 그거 먹다가 하루 다 갑니다. 그걸 다 마셔야 된다고 하니까 어떤 사람은 양을 채우기 위해서 자다가도 벌떡 일어나서 물을 마셔요. 그러니까 제가 볼 때는 물 마실 줄도 모르는 놈이 그 논문을 쓴 겁니다.

거기다 적으세요. 물은 언제 마셔야 하는가? 그리고 얼마만큼 마셔야 되는가? '목마를 때' 또는 '마시고 싶을 때'라고 적으세요. (웃음 하하하) 목마르지 않으면 마시지 않아도 되는 게 물이거든요. 왜냐하면 수박 한 통을 잘라서 먹었어요. 그게 다 물이잖아요. 수박 한 통을 잘라서 다 먹어서 충분히 수분이 들어왔는데 2리터를 또 마신다? 그게 말이 되는 소립니까? 사과를 하나 먹었어요. 사과도 90% 이상이 물입니다. 무를 하나 갈아 먹고, 당근을 하나 갈아 먹었다면 95%가 물이라니까요.

된장국을 먹고, 미역국을 먹고, 콩나물국을 먹었어요. 다 물 마신 것 아닙니까? 커피를 마시고, 주스를 마셨어요. 그것도 다 물입니다. 그러면 충분히 수분 공급을 했는데도 불구하고 어떤 놈이 또 2리터 마셔야 된다고 떠드니, 세상 사람들이 똥인지 된장인지도 모르고 그냥 막 마시는 겁니다. 그러고도 안 죽는 걸 보면 사람 목숨이 얼마나 질긴지 몰라요.

물을 몇 리터 마시는 게 좋은가 하는 건 말이 안 되는 소리고, 수분을 얼마만큼 어떤 형태로 공급받느냐 이걸 따져봐야 됩니다. 그러니까 목마를 때 마시는 물맛이 제일 좋고, 목마르지 않으면 안 마시는 게 각 장부 입장에서도 제일 편해요. 물을 하도 마셔 갖고 아랫배가 늘어져 있는 사람도 봤습니다. 위장이 늘어져서 위하수까지 되어 갖고 온 사람도 있더라니까요. 그래도 자기는 지금도 2리터를 마셔야 된다고 그래요. 그렇게 드시지 말라고 해도 말을 안 들어 먹습니다. 하여튼 가방끈 긴 게 죄지. 가방끈 짧아 봐요. 학교 안 다닌 할머니는 목마를 때만 드실 것 아닙니까? (웃음 하하하)

숭늉을 먹지 않게 된 뒤로 암이 창궐하기 시작했다

지금 사람들은 숭늉 만드는 법을 다 잊어 버렸어요. 그리고 밥 먹을 때도 찬물만 마십니다. 그런데 밥 먹고 왜 찬물을 집어넣어서 이 놈(위장)을 식힙니까? 뱃속에서 곤죽 만들려고 실컷 열을 생산하면 찬물 집어넣어서 홀랑 식히고. 그래서 여기(위장)에 자꾸 문제가 생기는 겁니다. 구취 나고, 썩은 내 나고, 몸뚱이가 무거워지고, 어깨가 무거워지고. 찬물을 계속 먹다보니 체온이 떨어진 거예요. 그리고 그 때부터 암이 창궐하기 시작했고, 고혈압이 창궐하기 시작했고, 당뇨가 창궐하기 시작했고, 피부병이 창궐하기 시작했고, 천식이 창궐하기 시작한 겁니다. 숭늉 먹었을 땐 뱃속이 따뜻해서 지금처럼 암이 창궐하지 않았습니다.

우리 회원들 보면 차가워진 몸을 따뜻하게 하려고 뜨거운 물을 마시고, 열심히 운동하고, 곡식자루 올려놓고, 돈 무지하게 많이 들여서 효소통에 들어가거든요. 그동안의 잘못된 식습관을 따른 대가(代價)를 지금 치루는 겁니다. 그렇게 하지 않고 체온을 확보하려면 엄청난 운동과 호흡을 하고, 무지 공력을 들여야 됩니다. 체온의 확보가 얼마나 중요하냐 하면, 쇼크가 일어났다든지 해서 사람이 자빠지게 되면 담요 같은 걸로 덮어 주잖아요. 왜 그럽니까? 체온이 떨어지면 죽으니까 그걸 방지하기 위해서 그러는 겁니다. 내부가 계속 저체온 상태가 되면 장기들이 오그라들게 되죠? 모든 물질은 차면 수축되고 뜨거우면 늘어나게 됩니다. 물질의 본성이 그렇잖아요.

원래 우리에게는 식사할 때 뜨겁게 해서 먹는 식문화가 있었어요. 김칫국, 콩나물국, 미역국 등 해서 국이 다 뜨끈뜨끈하잖아요. 애기 낳으면 엄마들 다 뜨끈한 미역국 먹잖아요. 그리고 탕도 설렁탕, 갈비탕, 매운탕, 추어탕, 보신탕 그런 거 있죠. 찌개도 다 뜨겁게 해서 먹었습니다. 탕제 약도 데워서 먹었고. 세포 입장에서 보면 그 세포 속의 생명온도 만큼 뜨겁게 해서 먹어야 흡수와 배설이 잘 됩니다. 그 애긴 뭐냐 하면 지금 심장에서 뿜어져 나오는 피의 온도, 그 온도만큼 뜨거워야 흡수가 빠르다 그 얘기죠. 그런데 거기다가 찬물을 집어넣으면 어떻게 되느냐? 뱃속이 급격히 식겠죠? 내 생명은 식은 만큼 열을 만들어서 뱃속의 세포 온도만큼 올려놓아야 됩니다.

그런데 찬물 먹어야 좋다는 것이 아주 틀린 건 아니에요. 개네들이 논문을 발표할 때 비판을 피해가기 위해서 어떻게 했냐 하면, 국가대표 선수들 모아서 훈련시키는 태릉선수촌 있죠? 거기에 가보면 올림픽 앞두고 선수들이 하루 종일 고난도의 훈련을 하잖아요. 운동을 하면 몸에서 열이 생깁니다. 열이 생기면 늘어나요, 수축 돼요?

(늘어납니다.)

늘어나죠. 늘어나면 근육이 땡겨지지가 않아서 힘이 빠지게 됩니다. 그러면 늘어난 이놈을 수축시키려면 뭘 해야 되겠어요?

(차게 해야 돼요.)

찬물 마시면 늘어난 것이 다시 수축되니까 그때는 찬물을 마시는 게 맞아요. 학자들이 그런 걸 계속 통계를 내고 해서, 선수들한테 찬물을 마시게 하니 경기력이 향상되더라. 경기할 때 뜨거운 물 마시게 하는 것보다, 찬물 한 컵 주니까 달리기가 잘 되더라 하고 썰을 푼 겁니다. 찬물 마시니까 경기력이 향상되고, 힘을 다시 쓸 수 있다는 그걸 논문으로 써서 크게 낸 뒤부터 어린이고, 젊은이고, 노인들도 따라서 다 찬물을 마시게 되었어요. 그런데 할아버지가 무슨 국가대표 선수라도 됩니까?

(일동 웃음 하하하)

아니 일반 국민이 국가대표 선수에요? 정신이 없어요. 그런 식으로 사람들을 다 병나게 만들어 버린 겁니다.

불치병은 거의 몸이 냉한 데서 온다

옛날 어른들은 숭늉이나 차를 드셨는데 사실 그게 체온 유지에 큰 역할을 합니다. 뜨거운 걸 먹는다는 것은 생명을 유지하는 것과 같은 거예요. 일반적으로 배가 고프면 몸이 빨리 식게 돼요. 그러면 뜨거운 물에다 밥 말아서 먹으면 금방 열이 나는데, 그게 체온을 만드는 겁니다. 영양분을 다른 말로 에너지라고도 하는데 그게 열이에요. 열을 만들어 내기 위해서 음식을 먹었는데 그 열을 식히면 되겠어요, 안 되겠어요? 안 된다 그겁니다. 특히 애기 엄마들은 절대로 애기한테 찬물이나 찬 우유 주지 마세요.

왜 찬 우유를 먹으라고 하느냐? 유심히 살펴봤더니 유통기간 문제더라 그겁니다. 우유 장사하는 사람들이 많이 팔아먹으려면 차게 해서 보관해야 유통기간을 더 길게 확보할 수가 있어요. 우유를 상온에서 보관하면 금방 부패하죠. 그러면 장사 못하는 겁니다. 반품 들어오고 해서 감당을 못해요. 그래서 부패를 막으려고 항상 냉장차로 옮겨서 냉장실에 보관하게 되었고 또 그걸 구입한 소비자도 냉장고에 보관하잖아요. 그러니 그 찬 우유를 뱃속에다가 바로 넣으면 안 되겠죠. 부패를 막기 위한 유통시스템에 더 이상 속지 말자는 겁니다.

엄마 젖꼭지에서 나오는 따뜻한 모유(母乳)의 온도가 있습니다. 생명이 만들어 낸 온도. 아기한테 가장 좋은 온도는 생명이 만들어낸 온도입니다. 그 온도를 재면 참 좋을 텐데, 그거 재는 놈은 여태껏 한 놈도 못 봤어요. 딴 건 다 재면서 왜 그건 안 잽니까? 그러면 그 온도만큼 데워서 아기한테 주면 아기 뱃속이 편해질 것 아닙니까?

생명을 유지하기 위해선 열을 계속 써야 되니까 그 소모한 만큼 열을 만들기 위해서 우리가 호흡, 운동, 영양을 하는 겁니다. 그런데 그 열 보충을 안 시켜 주니 문제가 되는 거죠. 사실, 지금 오는 병 대다수가 체온 유지가 안 되어서 오는 겁니다. 요즘 불치병은 거의 한열관계에서 오는 거예요. 허실관계는 사는 게 풍요로워져서 돈 조금만 써서 뭘 사다 먹으면 금방 보충이 됩니다. 그런데 한열관계는 돈으로 해결되는 게 아닙니다. 그건 몸이 따뜻해져야 해결되는 겁니다. 몸을 따뜻하게 만들려면 지속적인 노력이 필요해요. 왜냐하면 여태껏 우리들이 계속 몸을 냉하게 만드는 쪽으로 살아왔잖아요. 그러니 차가워진 몸이 하루아침에 따뜻해질리가 없다는 거죠. 우리는 감기를 예방하기 위해서도 몸을 따뜻하게 해야 되고, 암을 예방하기 위해서도 몸을 따뜻하게 해야 됩니다.

준범이나 청원이 저 나이 때는 일생에서 화기(火氣)가 가장 강할 때거든요. 에너지를 생성하는 능력이 가장 왕성할 때입니다. 저 때는 열이 펄펄 나서 주체를 못할 정도니까 찬 걸 좀 먹어도 돼요. 그런데 저 나이 밑의 어린아이나 그 위의 어른들은 습관적으로 찬 걸 먹으면 탈이 나게 됩니다. 그래서 옛날 어른들은 술을 드실 때는 따끈따끈하게 데워서 드신 겁니다. 술을 따끈하게 데우면 조금만 먹어도 열이 확 퍼져 나가죠.

그런데 지금 사람들은 술집에 가면 어떻게 먹어요? 양주에다가 얼음 넣고 먹으니 그 놈이 들어가도 확 퍼지지가 않죠? 찬 놈이 뱃속에 들어가면 어떻게 해야 된다고 했죠? 데워야 된다고 했잖아요. 그런데 데우는 시간에 찬술이 계속 들어오는 겁니다. 그러니 술이 안 취한다고 그래요. 그러다가 나중에 늦술이 한꺼번에 데워지면 그 땐 골로 가게 되는 거죠. 하지만 따뜻하게 해서 마시면 술기운이 초반에 확 퍼지기 때문에 많이 먹을래야 먹을 수 없게 됩니다. 그러니 그렇게 조금 먹는 술은 약이 되어서 '약주(藥酒)'라고 했던 겁니다. 어른들이 했던 방법대로 하자는데, 왜 하라는 대로 않느냐 이 말입니다. 그러니 병이 나도 싸지요.

(일동 웃음 하하하)

우리는 조상님들이 하라는 대로 하자구요. 그렇게 해서 체온유지도 하고.

천기(天氣)에 맞춰서 살아라

육기섭생법 다섯 번째는 '천기(天氣)'를 알아야 되겠습니다. 천기를 알려면 일단 하루를 알아야 돼요. 낮에 하늘을 보면 환하잖아요. 낮은 밝은 기운이 있어서 환하다고 하고, 밤은 어두운 기운이 있어서 캄캄하다고 그럽니다. 그건 척 보면 압니다. 또 하늘기운이 겨울에는 춥죠? 그걸 한기(寒氣)가 있다고 합니다. 한여름에는 덥죠? 그걸 열기(熱氣)가 있다고 해요. 장마철에는 축축하죠? 그건 습기(濕氣)가 있다고 그래요. 가을에는 건조하죠? 그걸 건기(乾氣)가 있다고 그러죠. 그러니 겨울엔 겨울에 맞게 살고, 여름엔 여름에 맞게 살면 되는 겁니다. 밤에는 밤에 맞게 살고, 낮엔 낮에 맞게 살고. 그런데 직업을 구했는데 반대로 구한 사람들, 밤에 일하고 낮에 잠자는 직업을 구한 사람들. 이건 천기를 거슬려서 하루를 보내는 거니까 병이 날 수 밖에 없습니다. 여름은 시원하게 하고 겨울은 따뜻하게 하고, 낮에는 일하고 밤에는 잠자는 것이 천기에 맞게 사는 겁니다. 우리는 지난 수천, 수만 년 동안 그렇게 천기, 천도(天道)에 맞춰서 살아 왔어요.

천기가 다른 게 아니에요. 그게 천기에요. 다른 천기가 있으면 내놔 봐라 이겁니다. 자축인묘진사오미? 사주학? 그건 코에 걸면 코걸이고 귀에 걸면 귀걸이예요. 그런 건 참고만 해야 되는 겁니다. 딱 떨어지는 게 아니잖아요. 그런데 겨울엔 춥고, 여름엔 덥다. 이건 딱 떨어져요. 추우니까 따뜻하게 해야 되고, 더우니까 시원하게 해야 됩니다. 그리고 간이 병나서 현맥 나오는 사람은 봄이 더 힘들고, 위장이 허약해서 홍맥 나오는 사람은 한여름이 더 힘듭니다. 또 신장 방광이 허약해서 석맥 나오는 사람은 한겨울이 더 힘들고. 그 사람들은 추위도 더 많이 타고 더 아파요. 천기가 변하는데 내 몸의 적응력이 떨어지니까 고통을 더 느끼게 되거든요. 그러니 하늘기운에 맞춰서 먹는 법과, 운동하는 법과, 숨 쉬는 법을 알아야 된다는 겁니다.

남자와 여자는 구별을 해야 한다

육기섭생법 여섯 번째, '체질'을 알아야 됩니다. 앞의 다섯 가지도 다 좋은데 진짜 중요한 것이 있어요. 그건 바로 내 자신의 체질을 알아야 된다는 겁니다. 내가 여자인지 남잔지는 알아야 돼요. 초경하려는 여자 아이가 있는데 남자처럼 몸을 함부로 굴리면 안 된다는 겁니다. 또 임신한 새댁이 비행기 운전을 한다든지, 처녀가 무슨 금녀의 벽을 무너뜨린다고 해서 고공에서 점프하는 그런 건 하면 안 됩니다. 미쳤나? 왜 그런 짓을 해요? 임산모가 애를 뱃속에다 넣어 놓고 비행기 승무원을 한다든지 그런 것 하지 말고, 진짜 아기와 자신을 위해서 잘해야지. 만약에 애가 잘못되면 나중에 그 업보를 어떻게 감당할 겁니까?

지금은 여성들이 다 똑똑해져서 사회에 진출하잖아요. 그러면 여성들이 더 행복해지고 살기 편해졌느냐? 천만의 말씀입니다. 보니까 힘든 게 두 배로 늘어났어요. 요즘 엄마들이 다 대학 나오고 해서 밖에 나가서 일하면 사회적으로 뜰 줄 알았는데 임신을 탁 하네. 일 좀 해보려 하는데 시집을 가는 바람에 임신도 하게 되고, 살림살이는 살림살이대로 전과 똑같이 감수해야 되잖아요.

또 여성들은 남성과는 달리 매달 생리를 하잖아요. 그때 몸의 균형이 안 맞으면 엄청 고생하거든요. 스트레스 엄청 쌓이고 전신통이 생기고. 나중에 생리통 해결하는 법도 다 설명할 텐데, 생리통이 심할 때는 출근하기도 힘들고, 여학생들은 학교 가기도 힘듭니다. 그렇다고 통증이 눈에 보이는 것도 아니고 해서, 그걸 누가 이해하겠어요? 그래서 체질을 잘 이해해서 여자와 남자가 각기 사는 법도를 현실에 맞게 짜야 된다는 겁니다. 경우와 사리에 맞게. 여자라고 봐 주는 게 아니죠. 여자라고 봐줄 필요도 없고 또 그걸 여자들이 원하지도 않잖아요.

그러나 제가 볼 때는 엄마가 되는 몸은 단순한 여자가 아닙니다. 아기를 낳아서 젖을 먹이는 여자는 단순한 여자가 아니라 생명을 낳아서 기르는 엄마입니다. 엄마들에 대해서는 국가 차원에서 따로 관리하거나 마을과 공동체 차원에서 돌봐주는 뭔가가 있어야 됩니다. 그런 것들도 이제 나와야 되지 않겠는가 하는 거죠. 차별을 하는 게 아니라 여자와 남자는 본질적으로 똑같을 수가 없어요. 그건 똑같지가 않아요. 팔씨름 해보면 다르다니까요. 똑같이 무거운 짐을 지고 십리를 가게 해 보세요. 똑같지가 않습니다. 근육과 뼈마디가 다르고 몸의 질적인 바탕이 달라요. 남녀가 같지 않다고 그러면 그게 무슨 남녀차별이라고 하는데, 그게 아니라 구별을 하자는 겁니다.

자신의 몸과 체질을 알아야 개선시키는 것이 가능하다

그 다음에 내 체질이 음체질인지 양체질인지도 알아야 됩니다. 여자면 여자인 상태에서 비만한지 왜소한지, 인영맥이 큰지 작은지를 알아야 합니다. 또 나이를 따져야 되겠지요. 10대인지, 30대인지, 50대인지를 구분해야 됩니다. 이제 막 초경하는 아이와 50세가 넘어서 폐경하는 여자가 같은 여자라고 하면 안 되잖아요. 그건 같지가 않아요. 같은 여자라도 내가 임신한 상태인지 해산한 상태인지에 따라 같지 않습니다. 현재의 상황을 따져 봐야 됩니다. 그래야 나이에 맞게 영양하고 그 체질에 맞게 운동하는 법이 나올 수 있거든요.

임신한 몸으로 올림픽 나가고 그러면 안 되잖아요. 선수라고 해서 생리할 때 뭘 막 하면 안 되는 겁니다. 생리 중에 무리하게 운동하면 몸의 질서가 깨져나갑니다. 그렇게 되면 생명은 난자의 방출을 포기하기도 합니다. 생리할 때는 더욱 몸을 편안히 하고 따뜻하게 해서 묵은 기운이 깨끗이 잘 빠져 나가도록 해야 합니다. 생리라는 것은 이번에 생겨난 난자가 정자를 못 만나서 죽는 거잖아요. 그러면 뒤에 다른 놈이 쭈~욱 대기하고 있어요. 여성은 태어나서 초경 할 때부터 폐경 할 때까지 평생 쓸 걸 몸 안에 미리 만들어놨어요. 그러면 이걸 어떻게 정갈하게 가져가야 되느냐? 그걸 옛날엔 '정숙(貞淑)'이라 했어요. 남자하고 관계 않고 조신(調身)한 척 하는 것이 정숙이 아니라, 건강하게 이놈들을 잘 관리하는 걸 정숙이라 한 겁니다.

그런데 몸을 함부로 하고, 생리 중에도 막 담배 피고, 그런 몸에다 찬물, 찬술 막 집어넣고, 아이스크림을 입에 달고 살면 되겠습니까? 말이 안 되지. 자기 하나면 괜찮아요. 문제는 몸 안에 대기하고 있는 아기씨(난자)들이 다 망가지게 된다는 겁니다. 그 중에서 어떤 놈이 내 아들 딸이 될지 모르잖아요? 매월 한 놈씩 빠져 나오잖습니까? 무조건 한 달에 하나씩 순서대로 나갑니다. 그러니 그 중 어떤 놈이 사람이 될지 몰라요. 그래서 항상 성인(聖人)들은 '깨어 있으라, 준비하라'고 가르쳤어요. 사람 안에 천지기운이 들어 있기 때문에 그렇게 해석해도 됩니다.

우리가 공부하는 이 책이 오행체질분류법과 맥진법을 배우는 책이죠. 체질분류법이 나와야 내가 무슨 체질인지 알고 그 아는 것을 바탕으로 해서 체질을 개선할 수 있게 됩니다. 만약에 내가 목형(木形)이라고 하면 간담이 그 사람의 오장 중에서 제일 크다고 할 수 있겠죠. 그래서 목형들은 항상 목극토를 하니까 토기인 비위장에 늘 문제가 생깁니다. '아! 그럼 목형은 신 것보다는 단 것을 좋아 하겠다' 하는 것도 알 수 있겠죠. 건강한 목형은 곶감도 먹고 싶고, 연시감도 먹고 싶고, 꿀도 먹고 싶고, 고구마도 먹고 싶고, 대추차도 먹고 싶고, 엿도 먹고 싶고 그러거든요.

그런데 느닷없이 누가 TV에 나와서 '단 것 먹으면 당뇨병 걸리고, 단 것 먹으면 비만이 된다' 이랬죠? 사실은 단 것 먹어야 살이 안 찌는데 단 것 먹으면 살찐다고 했죠? 반대로 얘기해 놨어요. 그런데 그게 진리인 줄 알고 다 따라 하잖아요. 나중에 살 빼는 방법에 대해서도 강의를 할 겁니다. 목형 체질에 맞는 섭생법도 강의할 거고요. 목형은 위장만 병나는 게 아니라 나중에 가면 토극수 해서 신장 방광도 병이 납니다. 그러면 허리가 아플 수 있고, 뒷골이 아플 수 있고, 귀에서 소리가 날 수도 있습니다.

자신의 체질만 안다면 현재 나오는 맥을 바탕으로 내가 어떻게 먹을 거냐, 내가 어떻게 운동할 거냐, 내가 어떻게 호흡할 거냐 하는 걸 알 수 있다는 거죠. 그러니까 그걸 알아서 자기한테 맞추어서 이 다섯 개를 실천하는 것이 잘 사는 길입니다. 그래서 이건 이론학이 아니라 무조건 실천하는 실천학입니다. 따라하세요. 실천학.

(실천학)

자연의 원리를 공부하고, 체질분류법과 맥진법을 배우는 건 실천할 수 있는 근거를 확보하기 위한 겁니다. 나와 내 가족은 어떻게 실천할 것인가? 그걸 가르쳐 주기 위해서 제가 여러 잡다한 이야기도 하면서 강의를 진행하는 거죠.

인영과 촌구가 균형을 이루면 잠재능력을 계발하는데 유리하다

음식을 먹어야 에너지가 보충되기 때문에, 육기섭생법을 위주로 처방을 합니다. 우리가 환경 대란, 에너지 대란, 경제 대란, 식량 대란 등을 대비한다고 했을 때, 가장 먼저 의식주를 준비해야 되잖아요. 일단 집과 옷은 있다고 보고요. 집과 옷은 한 번 마련해 놓으면 5년도 쓰고, 10년도 쓰고, 좋은 집은 100년도 가잖아요. 그런데 먹거리는 한 번에 5년 치, 10년 치를 마련 못합니다. 매 계절마다, 매년마다 새로운 먹거리가 나오기 때문인 것도 있지만, 보관하기도 어렵고 또 보관을 잘못하면 썩기 때문입니다. 그래서 먹는 걸 준비하는 것은 굉장히 중요한 문제가 됩니다. 병을 이겨내고 예방하고 고치는 요체도 먹거리에 있습니다. 약(藥)도 사실은 먹거리의 하나죠. 먹는 것과 운동, 호흡, 몸을 따뜻하게 하는 이런 것. 맥을 봐서 맥이 급하거나 빠르면 몸이 차가워진 거니까 몸을 따뜻하게 해 주는 것이 최우선입니다.

그래서 육기섭생법을 잘 터득해서 실천을 하면 뭐가 되느냐? 먼저 좋은 사람이 됩니다. 맥도 조절해서 인영 촌구를 같게 만들면 일단 음양이 같아진 거니까 건강해졌다고 할 수 있겠죠. 그러면 건강해지게 되면 뭐가 좋으냐? 어떤 상황에 적응을 잘하고, 난관을 타개(打開)하고, 고비를 넘기는데 유리한 능력을 확보하게 됩니다. 돈을 번다 하더라도, 촌구와 인영이 비슷한 사람하고 차이가 많이 나는 사람 중 누가 돈을 많이 벌 것 같아요? 촌구와 인영이 비슷하거나 같은 사람이 돈을 더 많이 벌 수 있습니다. 그런 사람은 뭘 해도 싫증을 안 내고 꾸준히 할 수 있기 때문입니다. 건강한 사람은 일을 한 번 시작하면 5년도 하고, 10년도 합니다.

그런데 인영 촌구맥의 차이가 많이 나는 사람은 조금만 일해도 지치고 금방 싫증을 내게 됩니다. 인영맥이 크면 환상적이고, 추상적이고, 비현실적인 상황을 계속 떠올리게 되고, 경우에 따라서는 잠도 안 올 정도로 공상망상들이 꼬리에 꼬리를 물고 일어나게 됩니다. 또 촌구가 인영보다 훨씬 큰 사람들은 뭐냐? 머리로 피가 덜 가니까 위기의식이 없고 판단이 느려집니다. 또 몸이 무거우니까 만사가 귀찮아지고 게을러지게 됩니다. 촌구맥이 훨씬 큰 사람은 굼뜨고, 인영맥이 훨씬 큰 사람은 생각이 겉 넘고, 너무 앞서가고 그렇게 되는 거예요. 그래서 인영이 큰 사람은 현실을 직시하는 힘이 떨어져서 시행착오를 많이 하게 되는 겁니다.

 사물을 보는 주체는 자기 자신이죠. 과거를 보는 것도, 미래를 보는 것도 자기 자신이 보는 겁니다. 판단하고 결정내리는 것도 자기 자신이고. 그러니 자기 내면의 기운을 잘 만드는 것이 매우 중요한 과제라고 할 수 있습니다. 현재 만들어져 있는 내면의 기운으로 내가 생각하고 마음을 먹고 일을 하니까 그렇습니다. 그러면 인영맥과 촌구맥의 균형을 잡아 놓으면 어떻게 되느냐? 그런 사람은 사물을 볼 때도 균형 잡힌 시각에서 볼 수 있게 됩니다. 또 자신의 내면에 있는 무한한 잠재능력을 끄집어내는데도 유리합니다. 잠재능력을 끄집어내기만 한다면 영어를 하나도 모르던 사람이라도 조금만 노력해도 영어를 잘 할 수 있게 되고, 문자를 몰랐던 사람도 잘하게 됩니다. 지금 현재 맥을 볼 줄 모르죠? 인영맥이 큰지 촌구맥이 큰지, 이게 현맥인지 구맥인지 구분을 잘 못하잖아요. 그건 아직까지도 잠재능력을 끄집어내지 못해서 그렇습니다. 그 끄집어내는 방법을 여기서 제가 말씀드릴 겁니다.

잠재능력의 발현

 그러면 꺼내는 건 누가 꺼내요? '각자(覺者)'가 꺼낸다 그 얘깁니다. 이 각(覺)은 어떻게 얻는다고 그랬어요? 삶(生)을 통해서 얻는다고 그랬죠. 삶을 통해서 깨닫는다고 했습니다. 그걸 줄여서 뭐라고 해요? 생각(生覺)이라고 하잖아요. 생각해 보면 다 압니다. 그런데 생각을 지랄맞게 자꾸 씽크(think)라고 하니까 답이 안 나오는 거예요. 영어로 해야 잘 나 보이고, 유식한 줄 아니까. 그렇잖아요?

우리는 무량한 과거 생으로부터의 삶을 통해서 엄청나게 많은 지식과 정보를 내 몸에 내재시켜 놨습니다. 그건 어마어마한 자산입니다. 우리들 안에 내재되어 있는 지식과 정보는 가히 예수를 능가하고, 부처를 능가하고, 공자를 능가할 정도입니다. 공자님이 컴퓨터를 한 번이나 켜 봤겠습니까? 부처님, 예수님이 인터넷을 해 봤습니까? 그러니까 우리가 엄청난 사람이라는 걸 자각(自覺)해야 되고, 깨달아야 됩니다. 그러한 바탕 위에서 우리는 우리가 원하는 걸 하면 된다는 겁니다.

그러면 마지막 일곱 번째가 뭐냐? 잠재능력 계발입니다. 육기섭생법을 실천해서 건강을 되찾은 다음에는 각자가 갖고 있는 무한한 잠재능력을 계발하면 됩니다. 여기까지 도달하면 현성 선생님께서 정립하신 7대 완전한 자연섭생법을 완벽하게 실천하게 되는 겁니다. 침놓고 싶은 사람은 침법을 계발해서 쓰고, 뜸뜨고 싶은 사람은 뜸뜨고, 맥보고 싶은 사람은 맥을 보고, 영어 배우고 싶다면 영어 그까짓 것 계속 배우면 언젠가는 될 거 아닙니까. 돈 없다면 그 상태에서 돈을 벌어요. 왜 돈이 없다고 한탄을 합니까? 가서 벌면 되는데. 제가 여기 회원들한테 그러거든요. "가서 파지만 주워 봐라." 리어카 조그만 거 구해서 파지만 모아서 갖다 줘도 먹을거리는 생깁니다. 그렇지만 그런 일 보다는 생식을 팔고, 운동이나 호흡을 지도하는 것이 몇 십배, 몇 백배 훌륭한 일입니다. 돈도 벌고 사람을 건강하게 이끄는 일이 되니까요. 몸 건강한데 뭐가 걱정입니까? 돈 벌 수 있는 능력이 분명히 있는데도 그것을 안 꺼내서 쓰니까 문제지요.

그런 능력들이 다 자기 안에 잠재하고 있습니다. 우리한테는 뇌세포가 이렇게 있는데, 일생을 통해서 요놈의 5~10%만 쓴다고 합니다. 뇌세포 전체 중에서 10% 정도 꺼내서 말도 배우고, 글도 배우고, 살림하는 것도 배웁니다. 그러니 거기에서 조금만 더 끄집어내서 쓸 수만 있다면 그것이 성공의 관건이 될 수도 있다는 겁니다. 그걸 끄집어내어서 쓴 어떤 사람은 천지공사도 했고, 어떤 이는 말로 천지를 창조했다고 하고, 어떤 이는 해탈도 한 거죠. 그리고 그런 능력으로 부처님은 불법을 설하고 예수님은 강론하고 했던 겁니다.

성인들이 망치를 들고 집이라도 지었습니까? 이치를 말만 했던 겁니다. 그걸 당대 사람들과 후세 사람들이 진리라고 받아들여서 따르게 되자, 나중에 종교가 되었던 거죠. 그런데 성인들은 종교를 만든 적이 단 한 번도 없습니다. 공자가 유교 만든 적 있어요? 부처님이 불교 만든 적 있습니까? 부처님은 불교 만든 적 없습니다. 언제 부처님이 금불상 만들어 앉혀 놓고 절하라고 그랬어요? 예수님이 언제 십자가 걸어놓고 사람들 모아서 소리 질러 가면서 기도하라고 그랬습니까? 오히려 네 이웃을 네 몸과 같이 사랑하라고 했고, 모든 살아있는 생명에게 자비를 베풀라고 했습니다. 그런데도 지금 사람들은 성인(聖人)들이 한 말을 못 알아먹고 엄한 짓이나 하고 있어요.

맥을 보기 위해서는 고도로 집중해야 한다

그래서 잠재능력을 계발하는 단계로 이제 서서히 진입을 해야 되는데, 잠재능력은 막 설레발치면서 계발하는 것이 아니라 편안하고 차분한 상태에서 계발을 해야 됩니다. 그러자면 먼저 기운을 잠잠하고 고요하게 만들어야 돼요. 잔잔한 호수에 돌멩이를 던지면 파문이 일어나잖아요. 그러면 고요가 깨지게 되겠죠. 그게 뭐냐면 파동이 일어나니까 그 때부터 힘이 만들어지는 겁니다. 지금 제가 하는 이야기는 제가 발생시킨 에너지로 여러분들에게 파동을 일으키는 거죠. 제 안에 있는 에너지가 파동을 일으키고, 일어난 그것이 여러분 귀에 전달되는 거잖아요.

우리가 맥을 보고 체질분류를 제대로 하려면 과거에 일으켰던 에너지, 그 힘을 잠시 다 놓아야 됩니다. 모든 생각을 놓으세요. 어떤 사람은 버리라고 합니다. 그런데 버려집니까? 안 버려져요. 또 끊으라고 합니다. 그런데 끊으려고 해도 쉽사리 안 끊어집니다. 그게 얼마나 질긴지 제가 끊어 보려고 전기톱 갖다 대고 해도 안 끊어지더라니까요. 그런데 힘을 빼고 탁 놓으니까 되더라구요. 맥 볼 때는 모든 생각을 잠시만 놓으세요. 놓는 연습을 하고 잡는 연습을 하고, 생각을 놓은 후에 다시 한 생각을 잡아서 그 놈을 쓰는 겁니다. 그것을 집중된 정신이라고 합니다.

다 놓으면 고요해지고 잠잠해집니다. 잠잠해져야 정리가 잘 됩니다. 우리가 일상생활에서 혼란스러운 것, 골치 아픈 것, 보고 듣는 게 너무 많잖아요. 하루에 보고 들은 그 정보들을 다 지우면 잠잠해 지겠죠. 그러기 위해서 우리가 밤에 뭘 해요? 잠을 자잖아요. 잠을 자야 지우기 모드로 들어가서 쓸데없는 것들을 다 지워 버릴 수 있어요. 우리는 낮에도 단 1,2분 만이라도 잠잠해져 볼 필요가 있습니다. 맥 보는 건 단 1,2분 안에 다 끝납니다. 그 1분 내지 2분 안에 고도로 집중된 기운을 써야 된다는 거지요. 그래서 오늘은 정신 집중하는 연습을 해볼 겁니다.

한 장만 넘기세요. 이 교재 뒷장에는 간경맥과 담경맥이 나오는데, 내일 공부할 걸 미리 나눠 드린 거예요. 요 글씨(확철대오確哲大悟, 대자대비大慈大悲, 환골탈태還骨奪胎, 전지전능全知全能)는 정신을 집중하는 연습을 할 때 쓰는 겁니다. 맥 공부를 할 때는 정신을 가지런하게 집중해서 맥을 살펴야 맥의 상을 알 수 있습니다. 결국 그 맥을 짚는 것은 자신이잖아요. 엄지손가락으로 맥을 촉지해서 올라오는 정보들을, 맥의 상을 읽는 거예요. 맥을 짚어서 음양을 보고, 허실을 보고, 한열을 보고, 부침을 보고, 대소를 보고 또 활삽을 보고, 지삭을 보는 겁니다. 이렇게 얘기하면 막연해서 '내가 저걸 어떻게 다 보나?' 하고 생각할 수도 있는데 걱정 안하셔도 됩니다. 다 알게 되어 있어요. 정신만 모을 수 있으면 다 볼 수 있습니다.

내 안에 하느님이 들어 있어요. 내 안에 신이 있습니다. 정(精)은 몸이고 신(神)은 생각입니다. 그래서 어떤 분은 네 생각을 다하고 네 몸을 다하면 태산도 움직일 수 있다고 했던 겁니다. 내 안에 있는 마음을, 정신을 하나로 모읍니다. 그 상태를 어떤 분은 '일심(一心)'인 상태라고도 말했어요. '일심 가진 자(者)'라는 말 들어봤죠? 그 일심으로, 그 하나의 마음과 생각으로 맥을 살피는 겁니다. 그런데 일심을 가지는 게 쉬운 일은 아니겠죠. 그게 쉬우면 산을 옮기는 놈이 여기저기서 나타나게 될 것이고, 그러면 격변보다 더 정신없어질 게 아니겠습니까?

(수강생들 폭소 하하하)

그런데 일심을 만드는 일에 우리가 도전해보겠다 그 얘기죠. 그 언저리까지만 가도 맥은 볼 수 있지 않겠는가. 그리고 경맥을 살펴서 혈자리를 찾아낼 수 있지 않겠는가 하는 거죠.

월남전 참전, 고엽제 피해 그리고 목숨을 건 49일간의 단식

'정신을 집중하세요. 잡생각을 끊으세요. 번뇌 망상을 놓으세요' 하는 말들을 하잖아요. 그것들도 다 맞는 말입니다. 그런데 거기로 갈 수 있도록 훈련하는 방법이 없어요. 그러면 우리 선생님은 우리를 어떻게 가르쳤느냐? 우리 선생님은 원래 기독교 신자였습니다. 신학대학을 다니시다가 젊어서 월남전이 일어났을 때 학사장교로 월남전에 다녀오셨어요. 소대장으로 임관을 해서 갔다 오셨는데, 소대장이 뭐하는 사람이에요? 군대 갔다 오면 다 알죠. 제일 앞장서는 사람이잖아요. 소위 말하는 총알받이. 위험한 곳에 제일 먼저 가는 게 소대장입니다. 중대장만 되어도 1소대는 어디로 가라, 2소대는 어디로 가라 지시하게 됩니다. 그러니까 중대장부터가 지휘관이고, 소대장은 지휘관이 아니라 지휘자죠. 지휘자로서 소위로 임관해서 월남전에 가서 나라를 위해서 싸웠는데, 가서 무슨 일을 당했느냐?

(고엽제 피해)

그렇죠. 고엽제를 맞았을 것 아닙니까. 청룡부대, 백마부대 하는 파월 장병들 머리 위로 미군들이 제초제를 뿌린 겁니다. 미군들은 별로 안 맞고 한국 군인들만 옴팡 뒤집어 써 버렸어요. 그 독 바가지를. 그때 저는 어려서 광만 팔고 있었는데…

(수강생들 폭소 하하하)

파월 장병 아저씨들한테 위문편지 쓴 걸 광 팔았다고 한 거예요. 아무튼 그걸 뒤집어쓰니 그 후유증이 생겼겠죠. 그때 증상이 심한 사람은 미국에서 불러서 치료까지 받게 했나 봐요. 그래서 우리 선생님도 미국에 갔다 오셨다고 하더라구요. 얼마나 치료 받으셨는지는 모르겠는데 거기 가도 결국 안 됐어요. 미국 사람들도 치료가 하나도 안 됐잖아요. 그렇게 독한 약을 뒤집어썼으니 치료가 될 수 있습니까? 그래서 한국으로 다시 건너왔는데 미국 양방이 안 되면 한국 양방은 무조건 안 돼요. 미국의 그 좋은 약을 써도 안 됐다면 우리는 더 안 되는 겁니다. 우리는 복제약을 쓰잖아요.

양방으론 안 되니 고심을 하시다가 한방으로 고쳐야 되겠다 싶어서 그 때부터 목숨을 걸고 한방에 매달리셨어요. 다행히 선생님 집안이 학자 집안이셨다고 그래요. 큰 형님이 대학 학장도 지냈고, 아버님도 그때 당시에 교장 선생님을 하시기도 했고. 그런 집안 분위기 때문에 선생님도 어려서부터 한학을 하셨다고 해요. 그래서 우리 선생님은 신학대학을 다녔지만 한문으로 된 옛날 원전을 볼 수 있을 정도로 그 쪽에도 조예가 깊었습니다.

그런데 한의원에 가서 물어보면 자꾸 이상한 소리만 하니까, 안 되겠다 싶어서 당신 스스로 병을 고쳐보려고 오만 노력을 다 하셨던 겁니다. 몸속에 있는 독기를 빼내려고 목숨을 걸고 49일간 단식 수련도 여러 번 하셨습니다. 단식은 외부로부터의 에너지를 차단하고 몸속에 있는 걸 다 빼내는 거잖아요. 그것 하고 나면 그냥 뼈하고 가죽만 남게 됩니다. 그러니까 죽기를 각오하고 하신 겁니다.

금산사에 가서 49일간 단식하고, 남해 보리암에 가서도 단식하고. 보리암 거기가 우리나라 불교 3대 기도처 중에 하나라고 하는 곳입니다. 우리 선생님 행적이 있어서 저도 거기를 갔다 왔다는 것 아닙니까. 도대체 얼마나 좋은 자리길래 거기 가서 49일을 굶어가며 했는가 싶어서 가봤는데 진짜 좋데요. 남해바다가 다 내려다보이고. 진짜 어떻게 그런데 다 그런 절집을 지어 놨는지! 제가 불교 선전하는 게 아닙니다. 전 천주교 신잔디. 말하자면 그렇다는 거죠.

사실 그런 수행을 하고 몸을 닦고 하는 건 천주교나 기독교 같은 데서는 산만해서 잘 안 돼요. 그래서 선생님도 절에 가셔서 스님들의 도움도 받아 가면서 당신 몸을 도구로 삼아서 도 아닌 도를 닦으셨던 거죠.

49일 동안 단식한 경지에서 모든 곡식과 음식의 맛을 보다

그래서 49일을 굶은 상태에서 이제 행(行)을 하신 겁니다. 마지막으로 김해인가 밀양인가에 있는 어느 암자에서는 65일 단식을 하시면서 거의 목숨이 위태로울 정도까지 가셨는데, 그걸 회복하는데 3년이 걸렸답니다. 이러한 초인적인 집중력으로 백곡(百穀)과 백초(百草)의 맛을 다 보시면서 그 약성(藥性)을 다 확인하셨어요. 그래서 우리 선생님 별호가 '김 신농(神農)'이었습니다. 제기동에 가면 김 신농이라 했다니까요. 우리가 옛날에 생식원을 내면 사람 많이 살려라는 의미에서 배달국의 한웅 할아버지 있죠? 그 한웅 할아버지 그림 밑에 선생님 함자를 써서 액자를 하나씩 만들어 주시곤 했습니다.

그렇게 선생님이 약성 쪽으로 정리를 하시게 되었는데 맥진을 하려니 제대로 된 게 없나 봅니다. 옛날 의서(醫書)를 보면 맥진하는 법이 나오잖아요. 그런데 기존의 맥학, 이제마 선생님이 봤던 맥, 허준 선생님이 얘기했던 맥. 또 왕숙화, 이시진 등등이 쓴 걸 다 봐도 정확하지 않았던 겁니다. 그러니까 할 수 없이 현성 선생님은 12정경의 365혈, 십이모혈, 유혈, 육합혈 등 당신 몸을 도구로 삼아서 맥도 일일이 다 확인을 하시고 정리 하셨습니다.

이 책(요법사 교재)에 보면 모든 먹거리가 목화토금수로 분류가 다 되어 있죠. 그게 우리 선생님이 전부 혀로 맛을 봐서 분류해 놓은 겁니다. 거기 밑에 보면 약재(藥材)가 나오죠. 그것도 우리 선생님이 전부 몸으로 체크해서 기록해 놓은 것들이에요. 그리고 '사관침법'도 전수 받기 위해서 92살 먹은 할아버지를 찾아가서 전수 받아서 터득하고. 그런 식으로 '구궁팔괘침법'이니 『황제내경』에 기록되어 있는 그 '황제내경 침법'까지 다 재현해 놓으셨습니다.

선생님은 제자들 보고 항상 '니들은 굶지 말아라. 해 보니 죽겄드라. 굶으니까 진짜 죽겠데' 그러셨어요. 말이 그렇지 49일 동안 단식하면 몸이 그냥 천지와 하나가 될 것 아닙니까. 선생님은 그 경지에서 맥을 보시고, 곡식을 맛보시고, 야채를 맛보고, 우유를 맛보고 하신 거죠. 우유가 맵다는 게 이해가 갑니까? 이해가 안 가죠. 우유가 왜 맵습니까? 고소하기만 하죠. 그런데 3일만 굶은 후에 우유를 따끈따끈하게 데워서 먹어보세요. 소 젖꼭지에서 나오는 그 온도로. 그러면 맵다고 그럽니다.

그런 이치를 전부 정리해서 저희들한테 다 전해 주신 겁니다. 그래서 저희들도 거의 공짜로 전수 받았어요. "니들은 함부로 굶지 말아라. 이대로 하면 된다." 그래서 저희들은 저희 몸에다 그대로 쓰면 바로 결과가 나왔죠. 제자들 중에도 선생님 따라서 굶은 사람들이 꽤 있었어요. '굶으니까 어떻데?' 물으니까 다들 '배고프더라' 그러더라구요. 선생님의 다른 행적에 대해서는 나중에 다시 말씀을 드리겠습니다.

피의 상태가 맥상을 만든다

이제 여러분들이 맥을 한 번씩 촉지를 해보셨는데 분명한 것은 맥이 뛴다는 거예요. 맥이 뛰는데 어떤 맥은 없는 것 같고, 어떤 건 모양이 단단하게 뭉쳐져 있잖아요. 왜 그러냐? 단단한 맥은 뭉치는 기운이 강해서 그런 것이고, 없는 것 같은 맥은 흩어지는 기운이 강해서 그런 거죠. 예를 들어 밀가루를 만져보면 부드럽잖아요. 그 부드러운 상태를 목(木)기운이라 볼 수 있습니다. 그런데 밀가루를 입으로 후~~하고 불면 그 가루가 흩어지게 되죠. 그 흩어지는 기운이 화기(火氣)입니다. 거기에 물을 넣어서 반죽을 하면 뭉쳐지죠. 뭉쳐지면 그게 토기(土氣)죠. 또 뭐가 있느냐 하면 팽팽하게 잡아당겨서 긴장시키는 기운(金)이 있고, 연하게 해서 말랑말랑하게 하는 기운(水)이 있어요.

그러한 기운이 맥상(脈像)을 만듭니다. 지금 피가 혈관을 흐르잖아요. 그 혈관을 흐르는 피의 상태가 맥상을 만들거든요. 심장은 일정하게 박동을 합니다. 그때 피 속에 부드럽게 하는 목기가 많으면 혈관이 굵고 넓어져요(洪). 화기는 그걸 더 확산시켜서 퍼지게 하는 기운이고. 그래서 화극금을 하면 모맥이 나타나게 되죠. 아까 솜털(毛) 만지는 느낌 있잖아요. 모맥은 확 흩어지는 모양을 띱니다. 토기는 흙덩어리니까 뭉치는 기운이고. 흙을 반죽해 놓으면 걸쭉하게 뭉쳐지잖아요. 더 뭉치면 바둑돌(石) 같은 모양이 되고. 또 금기가 많으면 잡아당겨서 긴장시키는 기운이 나와요. 계속 긴장시키면 가늘고 길어지다 못해 팽팽한(弦) 느낌의 맥이 나오게 되죠. 그리고 수기가 많으면 맑고 연해지겠지요? 그러면 연하고 말랑말랑하면서도 꼭꼭 찌르는(鉤) 듯한 느낌의 맥이 나오게 됩니다. 맥상은 이렇게 다섯 가지로 나눌 수 있습니다.

어떤 사람은 맥을 만져보면 못 느끼겠다고 그럽니다. 그러면 못 느끼는 그 상태에서 느껴봐야 돼요. 처음부터 다 알려고 하지 말고 그냥 뛴다, 안 뛴다만 알면 된다는 거죠. 확 퍼진 놈은 퍼진 대로 맥이 뛰고 있어요. 약한 게 아니라 퍼지는 기운이 강한 겁니다. 밀가루를 후~~ 하고 강하게 불면 흩어지잖아요. 그런데 살짝 불면 안 흩어지죠.

서양에서는 단순히 힘이 강하다 약하다 하는 것만 보는데, 우리는 혈관 안에서도 뭉치는 기운이 강하냐, 긴장시키는 기운이 강하냐 또는 연하게 하는 기운이 강하냐 부드럽게 하는 기운이 강하냐 하는 걸 따져요. 고무도 다 똑같은 게 아니죠. 아기 기저귀처럼 말랑말랑한 게 있고, 자동차 타이어처럼 딴딴한 것도 있잖아요. 그런 힘의 여러 형태를 동양에서는 오행으로 설명하고 있습니다.

그 이야기가 교재에도 나와 있는데, 26쪽에 보면 '생사의 근원, 육장육부의 음양 허실 한열, 오계맥의 상과 원리' 그렇게 되어 있죠. 이건 '생사의 근원이 육장육부의 음양 허실 한열에 있다'는 말입니다. 그리고 아래에 보면 문자가 쭉 나오죠. 그래서 문자를 모르면 동양학은 이해를 잘 못하게 되어 있어요. 옛날 조상들은 문자 한 글자 안에 모든 걸 설명해놨거든요. 문자 안에 형상이 들어 있어요. 그런데 한 글자만 갖고는 이해하기 어려우니까 형상을 풀어야 됩니다. 그러면 무엇을 갖고 푸느냐? 훈민정음으로 풉니다. 그래서 훈민정음으로 표현한 맥상이 따로 있어요. 여러분들은 맥상에 대해서 빨리 알고 싶겠지만, 빨리 알 수 있는 준비가 아직 안 되어 있어요. 순서대로 설명할 테니까 일단 오늘, 내일까지는 맥이 있다 없다만 알면 됩니다.

이게 무슨 맥인지 모르겠다고 하는데 그건 당연한 거죠. 그냥 뛴다 안 뛴다 정도와, 인영맥이 큰지 촌구맥이 큰지 대소 구분 정도만 해도 됩니다. 그리고 좀 더 나가면 어떤 사람의 경우엔 맥이 일정하게 뛰다가 중간에 한 번씩 안 뛰는 것도 알 수 있겠죠. 그 정도만 되어도 부정맥을 구분할 줄 아는 겁니다. 그것도 사실 대단한 거예요. 부정맥은 하버드대 의대 나와도 몰라요. 한의대 나와도 모르고. 그런데 아이들은 하루면 안 다니까요. 그러니 애들을 가르쳐야 됩니다.

오늘은 여기서 마치고, 오늘 공부한 것과 메모한 것 세 번씩 읽으시고 맥을 세 명 이상 보는 게 숙제입니다. 그리고 힘 빼는 연습, 힘을 놓는 연습. 또 골속에다가 '한 일(一)' 자 쓰고 '큰 대(大)' 자 하나 그리기. 집중해서 생각으로 쓰는 연습을 자꾸 해야 돼요. 어떤 사람은 눈으로도 쓰고, 밖으로도 쓰는데, 생각으로 쓰라고 했고 또 골 속에다 쓰라고 했습니다. 글씨 쓰는 장소가 골 밖으로 빠져 나가면 안 돼요. 그런데 쓰다보면 골 밖에다 그리고 있어요. 제가 다 해봐서 압니다. 아직 연습이 안 되어서 그렇지만 걱정 안 하셔도 됩니다. 계속 하다보면 골속에다 써지게 되어 있어요. 오늘은 여기서 마치겠습니다. 고맙습니다.

간담 弦脈편 제 4 강

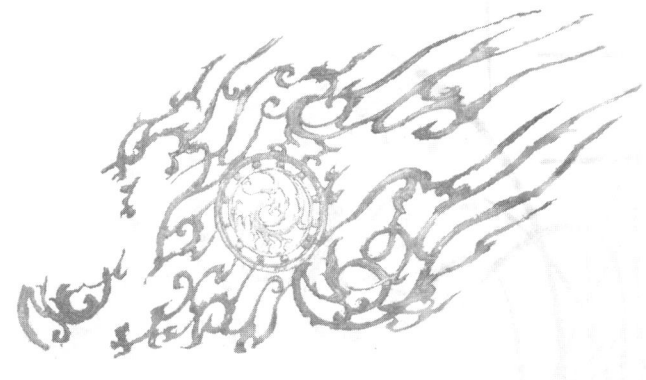

간담 弦脈편 제4강

오늘은 간담이 허약해져서 현맥이 나올 때의 침법과 간담을 영양하는 음식들, 그리고 현맥이 나올 때의 생식처방에 대해서 공부하도록 하겠습니다. 다 같이 인사하겠습니다. 안녕하세요.

(안녕하세요. 박수 짝짝짝)

진도 나가기 전에 먼저 질문 받겠습니다.

밥 따로 물 따로 식사법, 스님들이 차를 자주 마시는 이유

질문 : 시중에 밥 따로 물 따로 먹으라는 식사법이 있는데 그것은 몸에 좋은 겁니까?

대답 : 그게 본인한테는 좋을지 몰라도 모든 사람한테 다 맞는 건 아니죠. 위장이 뻑뻑한 사람들은 물이 안 들어가면 소화시키기 힘들어서 용을 쓰게 돼요. 용을 쓰다 보니 안이 다 헐고 개딱지가 붙고 해서 난리난 사람이 한둘인 줄 압니까? 목마르고 뻑뻑하면 숭늉을 먹고 따뜻한 국에다 말아먹고 했어야지요. 입에서 침이나 소화액이 넉넉하게 분비되는 사람은 밥 따로 물 따로 먹어도 됩니다. 그러나 침이 안 나오고 소화액이 잘 분비되지 않는 사람들이 맨밥을 그냥 먹어 보세요. 속이 얼마나 뻑뻑하고 답답한지 몰라요.

일체의 학설이나 학문은 진리가 아닙니다. 그건 그냥 설(說)에 불과한 겁니다. 여기서 제가 떠드는 소리도 설에 불과할 수 있으니까 경우와 이치와 사리에 합당한가를 보라는 겁니다. 제 말이라고 덮어놓고 믿지 말고. 괜히 어디 다니면서 누구 말을 잘못 믿었다가는 큰일 납니다. 분별력이 우리 스스로한테 있기 때문에 그 분별력으로 따져보자 그거죠. 분별력이 없는 사람은 표상수 말을 무조건 믿고 따라야 되니까 여기 앉아 있으면 안 됩니다. 누구 말을 무조건 믿고 따르면 그 사람의 노예가 되는 겁니다. 또 질문하세요.

질문 : 물을 마실 때 목구멍이 데지 않을 정도로 아주 뜨겁게 마시면 좋다는 사람이 있거든요. 밥 먹을 때도 목구멍이 데지 않을 정도로 아주 뜨겁게 먹으라는 주장에 대해서는 어떻게 생각 하시는지요?

대답 : 그것도 그 사람한테나 좋은 거죠. 보통 사람들은 목구멍이 데지 않을 정도로 뜨거운 것을 먹기가 힘들어요. 그것이 힘든 사람은 조금 덜 뜨겁게 해서 먹으면 더 좋습니다. 그런데 현대인들은 전부 몸에 냉기가 들어차 있기 때문에 차게 먹으면 안 됩니다. 일단 찬물이 들어가면 몸속이 냉해지니까 뱃속을 또 데워야 돼요. 우리가 온열동물이기 때문에 그렇습니다. 그러니까 어떤 물질이 들어가든지 결국 내 몸 속의 온도만큼 상승시켜야 됩니다. 아까 그 사람은 자기 몸이 차니까 그런 말을 하는 겁니다. 뱃속에 냉기가 많으니까 뜨거운 물을 마셔야만이 따뜻해지거든요.

산 속에 있는 스님들이 옛날부터 뜨거운 차를 달여서 조금씩 홀짝홀짝 드신 것도 그 때문입니다. 거기는 산중이라서 아무래도 냉기가 여기보다 많아요. 그래서 스님들은 냉수 같은 건 잘 안 드시는 겁니다. 특히 연세 많으신 스님들은 시자(侍者)들 보고 차를 달여라고 해서 차를 자주 마시잖아요. 시자 알죠? 심부름 해주는 스님들. 이제 막 머리 깎고 공부하는 스님들 있잖아요. 그 사람들은 한창 젊으니까 배우면서 물도 길고 마당도 쓸고 해야 되는 거죠. 그 사람들한테는 그 자체가 공부니까.

기존의 의학지식과 상식이 오히려 미신에 가깝다, 누구의 말도 덮어놓고 믿지 마라

그런데 그 어떤 공부보다 필요한 게, 내 몸을 다스리는 공부입니다. 자기 몸도 못 다스리는 주제에 누가 누구를 다스립니까? 그건 말이 안 되는 소리에요. 그래서 우리는 거두절미하고 내가 내 몸 다스리는 것부터 하자는 겁니다. 그러한 연후에 내가 만나는 사람들한테 도움을 줄 수 있으면 더 좋겠지요. 저도 사실 몸이 안 아팠으면 이걸 배웠겠습니까? 죽을 만큼 아팠으니까 이걸 배운 거지.

젊은 놈이 처음에 선생님 문하에 들어가서 강의를 듣고 공부를 하는데 맥을 보시고는 '자네는 석맥 4~5성이니 소금을 주식처럼 먹으라'고 그럽니다. 그런데 그게 말이 됩니까? 저도 이공계 출신이거든요. 기계를 전공해서 매일 과학적인 사고로만 생각하던 놈한테 소금을 밥 먹듯 먹으라고 하니 이게 말이 되느냐 이겁니다. 그런데 택도 없는 소리 하거나 말거나 간에 수업료는 냈으니까 강의실에 가서 앉아 있게 되잖아요. 그렇게 가서 계속 듣다 보니까 선생님 말씀이 이치에 맞구나 싶더라구요. 그래서 소금을 먹으면 안 된다는 게 이치에 합당하지 않더라는 생각이 든 겁니다.

의사들은 살찐 사람이 단 걸 먹으면 더 살찐다고 하죠. 그런데 반대로 단 걸 먹어야 살이 빠져요. 지금 우리는 과학적이지 않은 것을 과학적인 걸로 착각을 하고 맹신하면서 살고 있습니다. 이제까지 우리가 알고 있는 의학지식과 상식은 어떻게 보면 미신(迷信)에 가까워요. 그걸 사람들은 자기 생각은 없이 덮어놓고 믿고 있는 겁니다. 하는 이야기를 들어보면 거개가 전문가라는 사람들이 떠든 말을 들어서 외운 것에 불과한 것들 뿐이고. 그러니까 우리가 알고 있는 지식과 상식과 가치체계는 거의 들어서 기억하고 암기하고 있는 수준에 불과하다 그겁니다.

목회자들이 천국이 있다고 설교하는데 언제 자기가 천국 가 봤습니까? 들어서 기억하고 있는 거지. 지옥 가 봤습니까? 누구한테 들어서 기억한 것에 불과한 겁니다. 자기를 믿지 못하니까 그냥 남의 말을 덮어놓고 믿는 수준. 믿음(信)이 뭔지 알아요? 믿음이라는 건 어떤 놈(人)이 한 말(言)이잖아요? 그런데 그 놈이 잘못된 놈이라면 어떻게 할 겁니까? 그러니까 우리는 부처님을 믿어야지 종교 지도자를 믿어서는 안 된다는 겁니다. 예수를 믿어야지 목사를 믿고 신부를 믿어서는 안 된다는 거예요. 다른 종교 하시는 분들도 성인들이 하신 말씀을 행하고 따라야지, 거기 교주나 지도자들 말을 맹신하면 안 됩니다. 만약에 그 교주가 잘못된 놈이면 어떻게 할 겁니까? 잘못된 놈이라면 여러분들 인생 조지는 겁니다.

그래서 저도 여러분들에게 말할 때 스스로를 경계하는 차원에서 내 말을 믿지 마라는 겁니다. 왜? 표상수는 거두절미하고 장사꾼이란 말입니다. 국가가 인정하는 사업자등록증 내고 소매업을 하는 사람이잖아요. 생식 판매하잖아요. 그런데 제가 파는 생식이 사람이 줄서서 물건 받아가는 정도는 아니잖아요. 그러다 보니 사람들이 와서 '선생님, 나는 무릎이 왜 아파요?' 물어보게 되고, 또 신장 방광이 허약한 사람은 허리가 아프니까 '왜 아파요?' 자꾸 이유를 물어보잖아요. 그래서 한 두 마디 했는데 그게 단답 형식이다 보니까 이해를 못하는 겁니다. 그러니 그냥 믿는 수준이 되어 버리고 말았어요. 원장님 말만 들으면 병 낫겠다 하고 믿는 그런 수준.

그런데 그게 말이 안 되더라구요. 우리 선생님도 그렇게 안 했는데.

우리 선생님도 나 같은 놈 병 고치게 하려고 자그마치 몇 달을 앉혀놓고 가르쳤는데, 나는 사람 병을 낫게 하려면 그 이상으로 해야 되겠다 싶어서 이 강의를 하게 된 겁니다. 제가 하는 말 속에는 어떤 원리와 이치가 담겨 있습니다. 그 내용을 봐야지 그 사람을 믿으면 안 됩니다. 표상수는 보지 마시라 그겁니다.

대신 말 속에 담겨 있는 이치를 살펴봐라. 들어보고 이게 아니다 싶으면 그 자리에서 다 돌려줄 테니까 수업료 돌려받고 가셔도 됩니다. 그런데 수업료 돌려달라는 사람은 지난 15년 동안 한 사람도 없었어요.

경맥의 존재를 인정하기 시작한 서양, 생각과 생명력이 나오는 곳

경맥(經脈)은 사람의 몸에서 생명력이 흐르는 통로를 이야기하는 겁니다. 그런데 이게 사진 찍어서는 안 나타나는 거예요. X-ray나 CT나 MRI 같은 걸로는 안 나타납니다. 경맥은 서양의학이나 서양과학 하는 사람들은 거의 인정 안했어요. 근자(近者)에 와서 중국의학에서 침을 찔러서 마취도 시키고 하니까, 신비롭다고 해서 관심을 갖게 된 거지요. 그래서 지금은 독일이나 미국 이런 데선 우리나라보다 경락연구를 더 발전시켜 나가고 있습니다. 침은 중국이 종주국이 아니고 사실은 고조선이 종주국입니다. 단군의 후예인 우리 조상들이 그 종주권을 갖고 있었어요. 침도 거기서 만들고 경맥도 우리 조상들이 찾아낸 것이구요.

그러면 신경과 경맥은 뭐가 다르냐? 신경이란 것은 쉽게 얘기하면 정보전달 시스템을 말합니다. 여기서 내가 얼음을 만졌다면 찬 걸 만졌다는 정보가 쫙 오잖아요. 뜨거운 걸 만졌다면 뜨겁다는 느낌이 와서 그 정보를 내가 알게 되죠. 또 모래를 만졌다고 하면 신경 전달 시스템에 의해서 뭔가 껄끄러운 걸 만졌다는 걸 알게 되는 것이고, 사실 우리가 맥진하는 것도 신경계를 이용해서 하는 겁니다. 혈관에 촉지하면 느낌이 오잖아요. 그것과 경맥은 다른 거죠.

　사진 찍어서 안 나타난다고 해서 인정 않으면 안 됩니다. 서양 사람들은 자기들이 하는 건 인정하고 동양에서 하는 건 인정하지 않다가 요새 와서 조금씩 인정을 하고 있어요. 그러고 보면 그들은 우리보다 1만년이나 늦은 거예요. 그래서 그들을 미개(未開)하다 그러는 겁니다. 미개한 게 별 게 아니에요. 아직 하늘의 이치가 열리지 않았다는 것을 미개하다고 표현한 겁니다. 제가 쓰는 미개는 남을 비하하는 단어가 아닙니다. 미개한 서양문명이라고 해서 그 사람들을 무시하는 게 아니라 이런 쪽으론 아직 안 열렸다 그 뜻이죠. 그래도 미개한 건 사실이죠. 동양은 관념이나 가치체계가 굉장히 포괄적이면서도 이치에 합당합니다. 물질만 쳐다보는 그런 수준이 아니에요.

　그래서 그 밑에 적으세요. 경맥은 생명력이 흐르는 통로다. 그러면 생명력이란 뭐냐? 죽지 않고 살아있게 하는 힘이 생명력이다. 그러니까 그건 시체엔 없고 살아있을 때만 존재하는 겁니다. 우리 몸에도 전자기 에너지가 흐르죠. 그러면 에너지를 만드는 공장이 어디냐? 머리냐, 배냐, 무릎이냐, 어디냐? 뱃속이죠. 그래서 뱃심이 좋아야 된다고 했어요. 배짱 좋다 그러죠? 뱃심이 두둑하다 그러죠? 그건 머리에서 나오는 게 아니라 배에서 나오는 겁니다. 자식새끼가 속을 썩이잖아요. 그러면 '나 요새 속상해 죽겠어' 그래요. '속 터져 미쳐' 그러죠. '속 뒤집어져' 그럽니다. '환장(換腸)하겠어' 그러죠. 환장은 창자가 뒤집어 진다는 뜻이잖아요. 그게 여기 배에서 일어나는 일입니다. 속이 꼬이는 게 다 뱃속 장부에서 일어나는 현상입니다. 에너지도 장부에서 만들어져서 온 몸으로 흘러요.

　그래서 '생사의 근원과 만병의 근원은 육장육부에 있다'고 하는 겁니다. 그건 머리에 있는 게 아닙니다. 어떤 사람은 생사의 근원이 뇌에 있다는데 그건 가당치도 않는 소리예요. 뇌사자를 보면 뇌의 기능은 멈췄지만 심장은 뛰고 있잖아요. 그러면 아직 안 죽은 겁니다.

경(經)의 의미

경맥은 생명력이 흐르는 통로를 말합니다. 그러면 어느 정도 깊이에서 경맥이 흐르느냐? 경맥은 대개 피부와 근육 사이를 흐릅니다. 그래서 침을 놓을 때 너무 깊이 놓을 필요는 없어요. 그러나 뱃가죽은 굉장히 두껍기 때문에 복부에 있는 혈자리는 다른 곳보다도 더 깊겠지요.

그러면 '경(經)'이란 뭐냐? 경맥 할 때의 경, 경혈 할 때의 경은 우리 몸에 있는 거죠. 그런데 세상에서 가장 훌륭한 책을 또 '경'이라고 그래요. 『천부경』, 『참전계경』, 『성경』, 『불경』, 『도덕경』, 『사서삼경』 그러죠. 그것도 이 경(經) 자거든요. 왜 이 글자를 사람의 몸에다 썼을까? 사실은 책보다 사람 몸이 먼저였죠. 그때 당시 선각(先覺)들은 사람 몸에 흐르는 기운을 보고서 '경'을 유추해 내고는 그것을 책에다가도 적용시킨 것 같아요. 그렇다면 '경'이라는 글자에 어떤 뜻이 담겨 있기에, 사람의 몸과 책에 같이 쓰이는가 하는 걸 알아야겠죠. 그런데 이런 사실에 착안하는 사람이 거의 없습니다. 지금 보면 사람 몸 안에 흐르는 '경'은 제대로 알지 못한 채, 죄다 추상적이고 현학적인 '경'에만 매달려 있으니 학문이 발전이 없는 겁니다.

하지만 우리는 가방끈이 그렇게 길지 않아서 맨날 사람 몸만 쳐다봤습니다. 하늘 쳐다보고 내 몸 쳐다보고 또 조상들이 남겨 놓은 글 쳐다보고 내 몸 쳐다보고. 왜냐하면 우리 조상들이 사람 몸속에 있는 생명에너지의 통로를 경맥(經脈)이라고 명명(命名) 했을 때 그냥 붙인 게 아니었다는 거죠. 그러면 경이라는 글자의 뜻을 알면 경맥을 이해하는데 있어 책을 천 권 읽는 것보다 나을 거라는 겁니다. 사실이 그래요. 문자

하나를 제대로 이해해서 그 벽만 뚫고 넘어가면 경혈학 책 100권 읽는 것보다 나아요.

경맥이란 생명력이 흐르는 길인데, 맥(脈)이 뭔지는 어제 알았잖아요. 생명력을 새롭게 하기 위해 끊임없이 힘쓰고 있는 게 맥(脈)이라고 했습니다. 그렇다면 이제 '경'이 뭔지만 알면 되겠죠. 경(經)에서 앞에 놈은 '실 사(糸)'입니다. 요건 '작을 요(幺)' 자에 '작을 소(小)' 해서 작은 것을 또 작게 하니까 잘게 나누는 걸 의미해요. 그래서 '나눌 사(糸)'로 보는 겁니다. 여기서 '작을 소(小)'는 '갈고리 궐(亅)' 또는 '끄집어낼 궐'에 '나눌 팔(八)' 자가 합쳐진 글자로, 저 밑에 있는 것을 끄집어(亅) 내어서 나누다(八)는 뜻을 갖고 있습니다. 또 나누다는 뜻의 '여덟 팔(八)' 자를 파자하면 '삐칠 별(ノ)' 또는 '자를 별(ノ)'에 '파임 불(㇏), 당길 불(㇏)'인데 이는 자르고 당기면 나눠진다로 풀 수 있습니다. 결국 '작을 소(小)'는 끄집어(亅) 내어서 나누니까(八) 당연히 작아질(小) 수밖에 없지 않겠어요. 허신이 볼 때는 실도 그렇게 만들어졌겠거니 싶었겠죠. 잘게 나눈 걸 또 나누니까. 우리가 누에고치를 보면 실을 뽑아내잖아요. 그건 누에고치가 자기 몸속에 있는 어떤 덩어리를 잘게 나눈 뒤에 그놈을 가늘게 뽑아낸 거죠. 허신이 볼 때는 실이 그렇게 생겨났다고 생각했던 것 같아요.

그렇다면 밥을 먹고, 채소를 먹고, 참외를 먹은 후 우리 몸 안에서 빼어서 쓸 때는 어떻게 쓰느냐? 참외를 통째로 쓸 수는 없잖아요. 먼저 참외를 입 안에서 잘게 쪼갠 후 식도를 타고 내려가 위장에서 곤죽을 만들어야 되겠죠. 곤죽을 만든 거기에 소화물질을 혼합시켜서 소장(小腸)으로 보내면, 소장에서 이놈을 더 잘게 쪼개서 흡수를 하게 됩니다. 그러면 흡수를 할 때 실보다 더 가늘게 쪼개져야 되지 않겠어요? 그렇게 만든 놈을 간으로 보내서 저장시키고 나면 그걸 또 전신(全身)으로 보내줘야 되잖아요. 그러자면 실보다도 몇 천 배 더 가늘게 쪼개져야 됩니다. 그게 생명을 근본적으로 다스려 가는 방법이에요. 모든 생명체는 지금도 그렇게 하고 있어요.

그것을 어디서 하고 있느냐? 하늘(一) 밑, 땅 위에서 하고 있더라 그 말이죠. 어떤 책에 보니까 요게(巛) 바뀐다는 뜻이라고 나와 있어요. '바뀔 천(巛)'에 그 공력이 천지를 이어요(工). 여기서 위에 것은 천(天)이고 아래 것은 지(地)가 됩니다. 이 천지의 이치를 꿰뚫어서 상통천문하고 하통지리해서 그걸 깨우친 사람이, 이치를 터득한 사람이 천지를 잇습니다. 요게(工) 무슨 자입니까? '이을 공', '장인 공' 자죠. 장인들은 요즘으로 치면 과학자였어요. 장영실 선생, 정약용 선생 같은 분들이 다 과학자 아닙니까? 대장장이 같은 사람들은 하늘의 이치를 터득해서 불을 만들어내고 불꽃을 조절할 수 있는 과학자들이었어요. 그리고 땅의 이치를 알아서 철광석에다가 끊임없이 공력을 들였던 겁니다. 천지(二) 가운데(丨)에 존재하니까 사람(人)을 의미하지요. 그래서 공(工)이라는 건 천지(二)의 이치를 사람(丨)이 잇는 걸 의미해요. 지금은 공(工)이 뭔지도 모르면서 다 공학(工學)이라고 하잖아요. 컴퓨터공학, 기계공학, 건축공학, 생명공학, 식품공학 할 때의 공이 바로 그거예요. 결국 경(經)은 하늘(一) 아래에서 변화(巛)를 줘서, 사람 안에서 하늘의 이치와 땅의 이치를 잇게 한다는 뜻으로도 풀 수 있습니다.

그리고 자전(字典)에서 찾아보니 경(經)이란 글자는 '다스린다'는 뜻도 갖고 있더라구요. '경서 경'으로도 나오지만 '다스릴 경'으로도 나오더라 이겁니다. 아! 이게 생명을 다스리는 것이구나. 그러면 '경'은 하늘과 땅의 이치를 사람을 통해 이어가게 하면서 생명을 다스린다는 의미를 갖고 있다고 할 수 있습니다. '경'이 가진 이러한 의미 때문에 성인(聖人)이 쓴 책에다가 '경' 자를 붙인 겁니다.

경서라는 것, 경전(經典)이라는 것은 하늘과 땅의 이치를 이은 사람이 어떻게 사람답게 사느냐? 그것을 다스려 가기 위한 법도를 기록한 책입니다. 그런데 『구약성경』을 읽어보면 경전이라는 이름에 어울리지 않는 내용들이 너무나 많아요. 『불경(佛經)』이 그래도 제가 읽어본 경전 중에서는 가장 이치에 맞습니다. 읽고 실천하기가 힘들어서 그렇지, 그게 우주 자연의 이치에 맞더라구요. 그러니 부처님이 대단한 분인 건 두말할 나위가 없겠죠.

그런데 생각해 보니 부처님한텐 기도해 봐야 꽝입니다. (웃음 하하하) 부처님한테 기도해서 들어달라고 하는 사람이 잘못 되었다니까요. 왜냐하면 부처님은 생사의 고리를 다 끊고 해탈해서 이미 이 세상과는 관계가 없게 된 분이잖아요. 인연을 다 끊고 인연이 생기기 이전 세상으로, 열반의 세계로 갔으니까. 그러니 우리가 아무리 어떤 좋은 것과 인연을 맺고 싶어도 부처님은 손을 안 내밀어 줍니다. 이치적으로 봐서 그렇죠? 부처님은 분명히 그랬잖습니까. 자신은 해탈을 성취했다고.

또 모든 스님들도 다 그렇게 말해요. 부처님은 생사해탈을 다 해서 완전히 자유가 된 상태. 그래서 세속의 일과는 무관한 상태가 되어 있다고. 만일 연관되어 있다면 그 분도 중생들과 똑같이 인연을 계속 지어가고 있다는 거잖아요. 그런데 부처님은 그런 존재가 아니잖아요. 그걸 모르고 불상에 절한다고 해서 부처님은 듣지도 않을 겁니다. 그래서 '야, 이거 세상이 정신없다. 내가 부처가 되려고 해야 되는데 부처님한테 복이나 달라고 빌고 있으니 이건 아니다.' 욕하거나 말거나 저는 이런 말을 하는 겁니다.

기경팔맥의 병

그러면 경맥은 뭐냐? 생명력을 다스리는 맥이 경맥(經脈)이죠. 그래서 경맥을 통해서 통증이 오고 저림증이 먼저 오게 됩니다. 장부에 병이 생기기 이전에 경맥상에서 저림증이라든지 쑤시고 땡기는 증상이 나타나잖아요. 그건 장부에 들어있는 생명이 전체 생명을 보호하기 위해서, 병이 더 커지기 전에 주인인 거대한 나를 향해서 경맥이 흐르는 선에다가 띄우는 일종의 정보입니다. 경맥에는 12정경이 있고 기경팔맥이 있어요. 12정경은 간담경, 심소장경, 비위경, 폐대장경, 신방광경, 심포삼초경 해서 열두 개고, 기경팔맥은 말 그대로 여덟 개죠. 지금 한의학계에서는 기경팔맥에 병이 났을 때 나오는 맥을 모르기 때문에 안타깝게도 기경팔맥 무용론을 주장하는 학자들이 많아요. 경혈도에 봐도 임맥과 독맥을 제외한 다른 기경팔맥이 안 나옵니다.

이 12경맥 중 담경맥은 4번째 발가락을 타고 인체의 측면을 지나갑니다. 그래서 옆구리가 아프다, 늑막염이다, 편두통이다 하면 다 간담에 이상이 있다는 걸 뜻해요. 그런 사람들은 신 것을 먹고 운동하면 거의 해결됩니다. 신 것을 먹으면 목기가 경맥을 타고 원활히 소통되기 때문입니다. 만약에 방광경이 안 좋다면 허리가 아프고, 뒤에 오금이 아프고, 장딴지가 땡기고, 뒷골이 뻐근해질 수 있어요. 방광경에 에너지를 보내주는 놈이 방광이니까 그놈한테 힘을 넣어 줘야 되잖아요. 그러면 짠 걸 먹어야 되겠죠. 그런데 세상이 온통 짠 걸 먹지 말라고 하니까 문제가 커지게 되는 거죠. 아마 짠 것 먹으라고 하는 곳은 여기 말곤 거의 없을 겁니다.

그리고 기경팔맥 중에서 목기에 속하는 것으로는 대맥이 있고, 화기에 속하는 것에는 독맥이 있고, 토기에 속하는 것으론 충맥이 있고, 금기에 해당하는 것에는 임맥이 있습니다. 그래서 독맥은 양경의 대표맥, 임맥은 음경의 대표맥이 되는 겁니다. 또 수기에 해당하는 것에는 음양교맥이 있어요. 그리고 심포 삼초에도 음양유맥해서 두 개가 있고. 그러면 기경팔맥의 병은 언제 생기느냐? 인영 촌구맥의 차이가 4~5배 이상일 때 생깁니다. 그건 병이 정경에서 기경팔맥으로 넘어갔다는 걸 뜻해요.

어제 스님 맥을 보니까 4~5성 이상이 나왔어요. 그래서 그건 어제 오늘 생긴 병이 아니라 이미 오래된 병이라고 판단할 수 있는 겁니다. 그리고 맥이 돌처럼 딴딴하니 중하다고 말할 수 있는 거죠. 이건 무슨 통밥을 굴려서 추측하는 것이 아니라 맥을 본 그대로 얘기하는 겁니다. 교맥에 병이 난 것 같아서 '스님, 무릎 뒤 잠깐 만져볼게요' 하고 장딴지에 손을 대니 대지도 못하게 해요. 거기가 육합혈 중 하나인 위중이란 혈자리거든요. 맥이 그렇게 나오는 사람은 위중이란 혈자리를 만져보면 거의 다 통증을 느낍니다. 눌러보지도 못하고 대기만 했는데도 그렇게 아파하니까 맥대로 반응을 한 거지요.

경혈에서 혈(穴)의 의미

그 다음에 경혈이 있습니다. 경혈이란 생명력이 흐르는 경맥상을 지나가는 중요한 자리인데 그걸 침자리, 뜸자리라고도 합니다. 경맥이 종시점(손끝, 발끝) 사이를 흐르다가 꼬부라지고 꺾일 때 요런 꺾이는 마디에 중요한 자리가 다 있어요. 손목, 팔꿈치, 어깨, 목 주변 이런 곳에 중요한 혈자리가 많고 발목, 무릎 접히는 곳에도 많아요. 기운이 이렇게 내려가다가 꺾이게 되는데, 그때 기운이 원활하게 소통되지 못하면 팔꿈치가 저린다든지, 무릎이 시큰거린다든지, 발목이 잘 삔다든지, 허리가 아프다든지 하는 증상이 나타납니다. 요런 혈자리가 365개가 있고 좌우 합치면 730개 정도 있다고 보는 거죠. 중요한 지점이 그렇게 있다는 거지, 혈자리는 전신에 무수하게 많아요.

그러면 이 혈(穴)은 뭐냐? 보통은 '구멍 혈'이라고 하지요. 그래서 '혈자리는 침구멍이다' 이렇게 무지막지하게 해석하는데 참 답답한 소립니다. 혈이 구멍이냐? 구멍이 아닙니다. 제가 봤더니 구멍이라고 해석하면 안 되더라구요. 이건 굴로 봐야 됩니다. 혈거(穴居)할 때의 굴, 터널로 해석해야 맞아요. 침자리는 종이 한 장을 침으로 빵 뚫어놓은 것 같은 구멍이 아니라 길게 되어 있어요. '혈'을 제대로 알기 위해서는 허신이 태어나기 이전, 문자를 발명한 우리 조상들의 정신세계로 들어가 봐야 됩니다.

보니까 '구멍 혈(穴)'은 '이끌 혈'로도 쓰더라구요. 갓머리(宀) 부수는 '집 면, 보호할 면 (宀)' 자인데, 요건 '세울 곤(|)'에 '덮을 멱(冖)' 해서 세워서 덮는다는 뜻입니다. 보호하기 위해서 세워서 덮는 거죠. 위에서 덮는 것 대신 반대로 요렇게(凵) 하면 '벌릴 감' 자가 됩니다. 우뚝 세우고(|) 넓게 벌린(凵) 게 산(山) 아닙니까. 단순히 산의 모양을 따서 '뫼 산(山)' 자라고 알고 있는데 그건 『설문해자』를 쓴 허신이 그렇게 본 것이고, 우리 조상의 정신세계에서는 산(山)은 우뚝 세우고(|) 넓게 벌린(凵) 것으로 봤던 겁니다. 요거(凵)는 벌린다는 뜻이고 요건 (冖) 덮는다는 뜻이죠. 이게(冖) 들어가면 덮는다는 것을 뜻해요. 뭔가가 덮고 있는데 거기다가 열고 닫기 쉽게 손잡이도 달아 놨죠. 그러면 이게 보호한다(宀)는 뜻이 됩니다.

그러면 '보호할 면' 자는 주로 무슨 글자에 쓰느냐? '집 가(家)' 자를 쓸 때 써요. '집 가' 자를 두고 '지붕 아래에 돼지가 있으니 그게 집이다' 이렇게 해석하는데 참 답답하죠.

질문 : 어느 지방은 아래층은 돼지가 살고 위층에서는 사람이 살아서 '집 가(家)' 자가 되었다는데요?

대답 : 그건 어떤 사람이 잘 모르니까 어거지로 그렇게 갖다 붙인 거예요. 왜 돼지만 살았겠어요? 토끼는 안 살았고 오리는 안 살았겠어요?

양도 있고, 염소도 있고, 말도 있고, 소도 있어요. 그래서 육축(六畜)이 나오는 겁니다. 꽉 막힌 놈이 꼭 이걸(豕) 돼지로 해석하니까 그렇게 밖에 해석을 못하는 거죠. 그러면 '보호할 면(宀)'에 이걸(女) 넣으면 어떤 글자가 됩니까? '편안할 안(安)' 자가 되잖아요. 왜 편안해요? 집안에 여자가 있어서 편안하다? 바가지 긁는 여자가 있어도? 어떤 놈은 여자(女)가 갓(宀)을 쓰고 있어서 편안(安)하다고 해석합니다. 그럼 갓을 쓰면 편안한 게 이게 무슨 어우동입니까, 뭡니까?

세상 이치를 담고 있는 존재를 계집(女)이라고 불렀다

생명의 온전한 이치를 담아놓은 존재는 남자가 아니라 여자에요. 그래서 이게 무슨 여(女) 자입니까? '계집 녀'잖아요. 계집은 '이치 계(크)'에 '모을 집(厶)' 해서 세상 이치를 다 모아놓은 존재입니다. 그래서 '계집 녀'는 '다스릴 녀' 자로도 쓰는 겁니다. 고대 마고 할머니 때는 여성이 세상을 다스렸습니다. 모계 시대 때는 전쟁도 없는 평화로운 시대였고, 여성이, 할머니가 세상을 다스릴 때는 싸움박질이 없었습니다. 먹거리가 생기면 똑같이 나눠 먹고, 생명에 입각해서 세상을 다스렸어요.

그러다가 사람들의 수효가 늘어나기 시작하니까 먹고 살기 위해서 쟁투가 벌어지게 되잖아요. 그래서 남성의 시대가 도래하게 된 겁니다. 여(女)의 상대 글자가 '사내 남(男)' 자잖아요. 그러면 남녀 중 누가 더 힘이 세겠어요? 남자잖아요. 그래서 남자들이 힘만 믿고 싸움박질만 하다 보니까 세상이 이렇게 된 거죠. 만약 여자에 비해서 남자가 생명적으로 더 완전하고, 우월했다면 조물주는 탯집(자궁)을 남자 몸에 담았을 겁니다. 그리고 남자가 생명에 부합되고 더 이치에 가까웠다면 문자를 만들 때도 '사내 남' 자를 많이 사용했을 겁니다. 그런데 '사내 남' 자를 쓴 글자는 몇 개가 안 됩니다. 확실히는 모르지만 다섯 개도 채

안 될 거예요.

하지만 '계집 녀' 자를 쓴 건 수 십 개가 넘습니다. 혼인(婚姻)이라든지, 아름다울 호(好), 같을 여(如), 아이 밸 임(姙), 애 밸 신(娠), 고울 연(姸), 아리따울 요(妖), 묘할 묘(妙), 처음 시(始), 맡길 위(委), 편안할 안(安). 이러한 글자를 보면 전부 '계집 녀'가 들어가 있잖아요. 그러니까 여자가 더 우월한 겁니다. 생명의 이치 측면, 생명의 진화적 측면에서 보면 그렇다는 거예요. 일단 생명을 낳고 기르는 것은 전적으로 여성이 주도권을 쥐고 있어요. 남자는 죽었다 깨어나도 임신하고 젖 만드는 것을 못합니다. 그래서 남자가 생명을 다스릴 수는 없고 결국 여성이 생명을 다스리는 겁니다. 생명을 다스린다는 것은 인간이 할 수 있는 일 중에서도 가장 위대하고 거룩한 일이에요. 옛날 도사들은 그걸 알았던 겁니다.

그래서 보호(宀)해서 다스리니까(女) 편안해요, 불편해요? (편안해요) 편안하잖아요. 그래서 '편안할 안(安)' 자가 되는 겁니다. 흔히 안전지대(安全地帶) 라고 말하죠? 여러분들이 진안(鎭安)에 캠프를 차리고 하셨는데, 그건 어떠한 상황이 왔을 때 안전을 확보하기 위해서 그러는 거지요? 장차 천지에 큰 변화가 왔을 때 보호를 받고 다스려 갈 수 있는 곳. 그곳을 안전지대라고 그러죠. 그걸 옛 사람들은 '십승지'라고 불렀어요. 저는 지금 혈(穴)자리를 설명하기 위해서 이런 이야기를 하는 겁니다. 그 혈자리의 의미를 알아야 장차 격변을 타고 넘어 갔을 때, 침이나 뜸이나 지압 등을 잘 활용해서 사람들을 건강하게 할 수 있기 때문입니다. 주요 혈자리 체크하는 것은 아주 쉬워요. 책에 다 나와 있고 어제 나눠준 부교재에도 다 나와 있습니다. 그러나 그것보다는 혈이라는 뜻, 혈의 본질을 알고 가는 것이 더 중요해서 이렇게 설명을 하는 겁니다.

'집 가(家)' 자의 의미

'집 가(家)' 자를 보면, 요건 '보호할 면(宀)'에 '돼지 시(豕)' 자가 되는데 집이 돼지를 보호하는 곳은 아니잖아요? 하지만 허신은 『설문해자』에서는 그렇게 설명하고 자빠져 있어요. '돼지 시(豕)' 자를 살펴보면 '마칠 료(了)' 또는 '깨우칠 료' 자가 있어요. 여러분들이 이 강의를 다 듣고 수료(修了)하게 되면 뭔가 하나는 깨닫게 될 겁니다. 수료(修了)란 닦아서 깨달았다 또는 닦아서 끝맺었다 그런 뜻입니다. 이 '깨달을 료(了)' 자에 천지 이치를 가른다는 뜻의 '가를 일(一)' 자를 붙이면 '깨달을 자(子)' 자가 됩니다. 지금은 '아들 자'로 쓰지만 아들로만 해석하면 안 돼요.

지금으로부터 2,500년 전에는 천지 이치를 깨달은 사람이 드글드글 했어요. 공자, 맹자, 순자, 노자, 장자, 손자, 한비자, 겸애설을 가르친 묵자 등등 해서 얼마 전까진 영자, 순자도 있었어요. (웃음 하하하) 그래서 '자 자(子字)'가 들어간 사람들이 많은데 그분들에게 왜 자(子)를 썼을까요? 자(子) 자에는 깨달은 사람이라는 의미가 담겨 있어서 그랬던 겁니다. 그래서 동양권에서는 깨달은 사람 이름 뒤에다가 자(子)를 붙였어요. 주희는 주자(朱子), 이퇴계는 이자(李子), 송시열은 송자(宋子)라고 부른 것도 다 그런 이치 때문입니다.

그래서 '집 가(家)' 자는 보호(宀)해서 깨닫게(了)하고, 끊임없이 다듬고(彡) 발전적으로 변화(乀)시키는 장소라는 의미를 갖고 있어요. 그러니까 요건(豕) 돼지로 푸는 것이 아니라 깨우친다는 뜻으로 봐야 됩니다. 집(家)이란 그 안에 사는 사람을 보호하고 계속 다듬고 깨치게 해서 발전적으로 변화시키는 곳이라고 해석해야 되는데, 학자들은 죄다 '지붕(宀)을 덮어서 돼지(豕)를 키우는 곳이니 돼지우리'다 하고 자빠져 있으니 지금 가정이 개판, 돼지판이 되는 겁니다.

우리 민족의 신앙과 정신이 축소되고 말살된 과정

평화롭던 모계 시대에서 부계 시대로 넘어와서는 통치 헤게모니가 여성에서 남성으로 바뀌게 됩니다. 약 5,900년 전 한웅 천황이 신시에 배달국을 세울 때는 부계 시대로 넘어온 지 한참 후가 됩니다. 그래도 그때까지도 마을을 다스리고 부족을 다스리던 사람들이 누구였냐 하면 천지 이치를 깨달은 마고 할머니의 후예인 신녀(神女)들, 무당들이었어요. 옛날에는 무녀들이 마을의 화평과 사람들의 복된 삶을 천지신명과 마고할미, 삼신할머니께 빌고 축원해 왔었는데 지금은 스님이니, 신부니, 목사니 하는 수입된 무당들이 행세를 하고 우리나라 토종 무당들은 홀대받고 있습니다.

질문 : 그러면 수입된 종교에 의해서 우리 고유의 문화가 말살된 거네요?

대답 : 그럼요. 우리에게는 본래 천지신명을 받드는 신교(神敎) 문화가 있었어요. 그런데 외래 사상이 들어오면서 이걸 때려 부수기 시작했던 거죠. 1,600년 전 고구려 소수림 태왕 때 불교를 공인하면서 불교에 자리를 내주고, 고려 말 조선 초에 유교를 하면서 한 번 더 탄압을 받았고, 근자에는 기독교가 민족의 혼을 송두리째 뽑으려고 하고 있어요. 일부 기독교도들이 단군상 목 자르는 것 봤지요?

절에 가면 지금도 대웅전(大雄殿)이라는 게 있습니다. 불교가 들어오기 전 한웅 할아버지를 모셨던 신단(神壇)이 바로 한웅전(桓雄殿)이었어요. 그런데 불교가 수입되면서 한웅 할아버지는 삼신당(삼성당, 삼신각)에다가 모셔 놓고, 원래의 한웅전 자리에다가는 불상을 앉혀놓기 시작했어요. 부처님 가르침을 따르는 다른 나라에선 죄다 불당을 사원이라

부르고 있지, 절이라고 하는 곳은 우리나라 뿐이에요. 왜 사원을 절이라고 하느냐 하면 원래 천지신명과 한웅 할아버지께 절을 드리고 제를 올렸던 곳이기 때문에 그렇게 부르는 겁니다.

본래는 이화세계(理化世界)를 만들고 홍익인간(弘益人間) 하고자 하는 뜻을 세운 한웅 할아버지가 절 중심에 오랫동안 자리하고 있었어요. 그 때문에 고구려에 불교가 들어왔지만 그때까지 수천 년 이어져 온 한웅전을 한방에 때려 부수기에는 정서적으로 무리가 있었을 겁니다. 그래서 민족 고유의 세력과 신흥종교 세력이 타협을 하게 됩니다. 이때 한웅전(桓雄殿)의 '桓'을 '大'로 고치고 한웅의 위패를 다른 곳으로 옮긴 후 그 자리에 불상을 앉히는 선에서 타협을 봤을 겁니다. 그 이후로 이 땅의 모든 불교 사원에 있는 중앙 전각의 이름이 대웅전으로 불리어지게 된 겁니다.

그러나 당시의 민초들은 수천 년 동안 그 자리에서 한웅 할아버지께 계속 절을 해 왔었기 때문에, 문패가 바뀌었건 말건 계속 절을 했던 거였죠. 불교가 수입될 당시에는 불교 승려들 몇 명 말고는 일반 백성들은 부처가 누군지도 몰랐을 것 아닙니까? 그래서 지난 수천 년 동안 해왔던 대로 그냥 거기 금메끼 칠한 모습으로 새로이 앉게 된 부처님상에 절을 하기 시작해서 그 행위를 자그마치 1,600년 동안 해 왔어요. 이건 대단한 겁니다. 다른 민족들은 이걸 이해할 수가 없을 겁니다. 대웅전이 집이 좀 커서 그렇지 바로 윗단에 뭐가 있어요?

(삼신각과 칠성각이 있죠)

그게 어느 민족 것입니까? 우리 민족 것이었죠. 거기에 모셔진 분들이 다 우리 조상님들이죠. 불교가 세력을 확장하면서도 그런 분들을 쫓아낼 수는 없었고 해서 그냥 같이 산 겁니다.

'삼성'은 한인, 한웅, 단군을 말하고, '삼신'은 천지인을 말하고, '칠성'

은 북두칠성이 아니라 '과거 칠불'을 말합니다. 신시 배달국 이전인 한국시절의 일곱 분의 한인 천제가 바로 과거 칠불(七佛)입니다. 안파견 한인, 혁서 한인, 고시리 한인, 주우양 한인, 석제임 한인, 구을리 한인, 지위리 한인이 그 분들인데, 인도의 어느 지역에서는 지금도 이분들을 신으로 받들고 있어요.

여기서 '한(桓)'은 크다, 굳세다, 위풍당당, 밝다 이런 뜻이고 '웅(雄)'은 뛰어나다, 웅장하다, 용감하다, 승리하다, 우두머리, 수컷 이런 뜻으로 쓰이죠? 그렇다면 대웅전(大雄殿)은 뜻이 어떻게 됩니까? '대(大)'자는 크다, 높다, 자랑하다, 훌륭하다는 뜻이고 '웅(雄)' 자는 방금 말한 것과 같은 의미니까, '크고 훌륭한 승리자, 우두머리, 수컷을 모신 전각'이 되겠죠. 사실 불교는 우리 절터 위에 우리 할아버지 문패를 달고 금메끼 칠한 남이 들어와서 불편하게 앉아있는 형국이라고 보면 됩니다. 다르게 보면 불교는 우리 전통과 융화를 잘 했다고 볼 수도 있는 거죠.

혈의 의미와 경혈학을 공부해야 할 필요성, 경맥과 낙맥

자, 구라 그만 풀고. 혈(穴)이란 보호(宀)해서, 그 아래는 '움직일 별(丿)'에 '당길 불(乀)' 입니다. 움직이고 당기면 이끈다는 뜻이 되겠죠. 그래서 혈이란 보호하기 위해서 이끄는 곳이라는 의미가 있어요. 그러면 '경혈(經穴)이란 생명력을 보호해서 이끌어 다스리는 곳'을 뜻한다고 할 수 있겠죠. 아주 옛날 구석기 시대 때는 굴에서 살았던 혈거문화(穴居文化)가 있었습니다. 지금도 오지 같은 데 가면 토굴을 파 놓고 사는 사람들이 있죠. 굴은 비가 오나, 눈이 오나 바깥 날씨에 관계없이 온도와 습도가 일정하고 맹수들로부터도 안전하게 보호 받을 수 있는 곳이죠. 그래서 굴(穴)은 보호해서 이끈다고 할 수 있는 겁니다. 그러니까 '혈'이라는 것은 생명을 보호하기 위해서 침이나 뜸 혹은 지압을 통해서 기운을 혈자리로 이끄는 걸 말해요. 이걸 깨닫고 도통한 사람들이 이러한 문자를 만들어서 경혈(經穴)이라고 이름을 붙이지 않았겠는가 그렇게 생각을 해보는 거죠. 그러니 경혈이 단순히 침 찌르는 자리만은 아니라는 겁니다.

그렇다면 왜 침을 쓰려고 하느냐? 경맥을 통해서 생명력이 잘 흐르다가 막히면 통증이 온다든지 저리고 쑤신다든지 하잖아요. 그때 그 혈자리를 침으로 자극해서 기운을 소통시키면 생명력이 원활하게 돌아가기 때문입니다. 그건 또한 맥을 조절하는데도 아주 효과적인 수단이 됩니다. 그래서 경혈학과 침법은 공부해 두면, 평상시에 아이들 키울 때라든지 갑자기 환자가 생겼을 때 아주 유용한 구명(求命) 수단이 될 수도 있고, 갑자기 전기가 나가서 약국이나 병원도 무용지물일 때도 굉장히 도움이 되겠죠. 요즘은 오만원만 주면 침을 한보따리 정도 살 수 있어요. 오늘은 경혈의 의미에 대해서는 이 정도만 이야기하고 또 주요 혈자리 정도 체크하고, 다음 주부터는 침놓는 연습도 할 겁니다. 침은 놓는 거지 콱 찌르는 것이 아닙니다. 콱 찌르는 거라고 한다면 겁 많은 사람은 못 찌르고 못 맞을 겁니다. 그런데 그런 사람도 찌르는 것은 못해도 놓는 것은 할 수 있겠죠. 어디에 놓느냐? 중요한 경혈자리에 놓습니다. 365개 혈자리 이름은 다 몰라도 됩니다. 중요한 혈자리 몇 개의 위치만 알면 돼요. 그러니까 누구든지 연습만 하면 침을 놓을 수 있습니다.

아까 경맥 이야기하다가 빠트린 게 있어요. '경맥은 인체의 종(縱)으로 흐른다'라고 적으세요. 인체의 생명력은 주로 종으로 흘러요. 경맥은 경부고속도로, 중부고속도로, 중앙고속도로, 서해안고속도로처럼 생명력이 흐르는 중요한 길입니다. 대한민국이 이렇게 있다면 국토를 종으로 가로지르는 고속도로나 1번 국도, 3번 국도처럼 국가 간선도로 있죠? 그게 경맥입니다. 국가의 물류라든지 인적 자원이 움직이는 큰 선이 경맥이라면, 천안 인터체인지, 호법 인터체인지, 수원 인터체인지, 대구 인터체인지와 같은 중요한 지점이 경혈입니다. 그게 사람 몸에 365개가 있습니다. 그런데 그 중에서도 더 중요한 곳이 있어요. 진짜로 중요한 곳.

요건 차차 하기로 하고, 그러면 '낙맥(絡脈)'은 뭐냐? 경맥에서 이어져 나온 생명력이 인체의 횡(橫)으로 흐르는 선을 낙맥이라고 그래요. 그래서 세로로 흐르는 놈을 경맥이라고 하고, 가로로 흐르는 놈을 낙맥이라고 합니다. 경맥과 낙맥은 씨줄과 날줄과도 같은데, 그 씨줄과 날줄이 만나는 점에 중요 혈자리가 있습니다. 에너지가 생명선을 타고 흐르다가 흐름이 둔화된다든지, 안 흐른다든지 하면 그 세포가 죽게 됩니다. 검버섯 같은 것도 생명력이 흐르다가 막혔기 때문에 생기는 겁니다. 막히니까 에너지 공급이 안 되겠죠. 그러면 약해지게 되어 있어요. 위장이 약해지면 위장경을 흐르는 생명선이 막히거나 탈이 날 것이고, 간이 그렇다고 하면 간경맥에 흐르는 생명선이 탈이 나게 되어 있습니다.

경맥과 낙맥을 합쳐서 경락(經絡)이라고 합니다. 길가다가 '경락마사지'라는 간판 보신 적 있죠? 그게 이 경락을 뜻해요. 만약 내가 경락마사지 하는 사람인데 손님이 와서 맥을 봤더니 현맥이 나온다면, 간경맥을 한 번 더 마사지 해주면 다른 부위에 하는 것보다 훨씬 더 몸이 좋아지고, 해주는 사람도 힘이 덜 들어요. 그런데 현맥이 나온 사람인데 금경(金經)에 해당하는 대장경과 폐경맥을 덮어놓고 막 훑어 내리면 어떻게 되느냐? 금극목(金克木) 하여 간경맥이 더 피곤해집니다. 마사지를 받긴 받았는데 더 피곤한 것 같다고 할 때가 있는데 그게 이 때문입니다. 그래서 맥을 알면 경락마사지나 지압을 할 때 힘도 덜 들고, 더 효과적으로 할 수 있겠죠.

경락은 가로 세로 입체적으로 우리 인체에 미치지 않는 곳이 없습니다. 인체의 수백 조 개의 세포 구석구석까지 물샐틈없이 다 짜여져 들어가 있어요. 생명력이 우리 몸을 그물망처럼 정교하게 보호하고 있는 거기에다 몸을 따뜻하게 하면 경맥과 낙맥을 통해서 에너지 순환이 활성화 되겠죠. 에너지 순환이 활성화되면 생명력이 증폭이 됩니다. 그런데 그 증폭된 에너지가 한계에 다다르면 무지 힘들어지기도 합니다. 한증막에 오래 앉아 있으면 숨이 차는 걸 느끼는데 그게 이런 원리 때문에 그런 겁니다.

족궐음간경의 중요한 혈자리들

자, 그러면 54페이지 족궐음간경에 대해서 하겠습니다.

1번 태돈(太敦)에 밑줄 치고, 그 밑에 태충(太衝)에도 밑줄 칩니다. 그러면 태돈이 어디냐 그걸 알아야 돼요. 엄지발가락이 이렇게 있으면 외측 발톱 모서리로부터 후방으로 대략 2~3밀리, 제 2지 쪽이 태돈입니다. '클 태(太)' 자에 '도타울 돈(敦), 힘쓸 돈' 자를 쓰는 태돈은 '목기(木氣) 즉 부드럽게 하는 기운을 크게 돈독하게 하는 혈자리'라는 뜻이 됩니다.

3번 태충(太衝)에 밑줄 치고, '사관 침자리'라고 쓰세요. 이건 굉장히 중요한 자리입니다. 엄지발가락과 둘째발가락에서 올라온 제 1,2 중족골저 앞쪽에 있습니다. 이어서 쓰세요. 촌구 6~7성일 때 사해를 통제하는 혈자리입니다. 그러니까 모든 음경혈의 대표가 '태충'입니다. 태충만 쓸 줄 알면 모든 음경맥을 다 통제하는 것과도 같아요. '클 태(太), 통할 태, 심할 태, 처음 태, 시초 태, 콩 태'에 '맞부딪칠 충(衝), 찌를 충, 향할 충, 용솟음칠 충, 요긴할 충, 사방으로 뚫린 요충지 충, 길 충, 회전하여 돌 충' 등 충(衝) 자는 여러 뜻으로 사용되는 문자입니다. 그러면 간경맥 상의 태충혈은 인체의 모든 음기(陰氣) 특히 '부드럽게 하

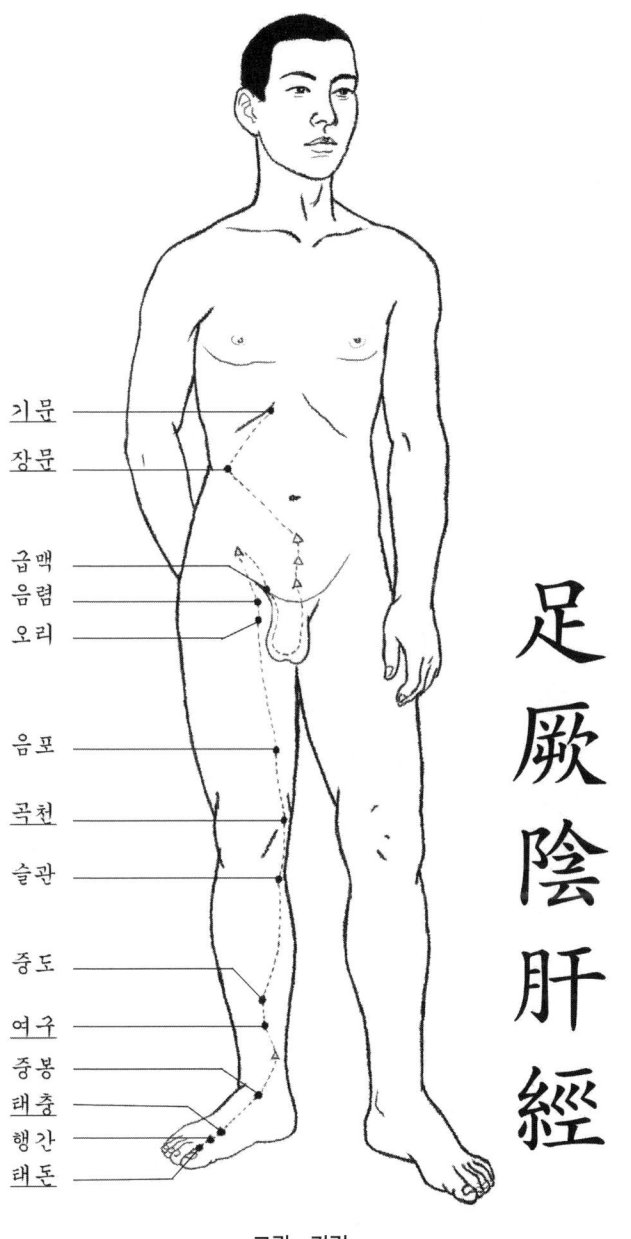

그림 간경

는 목기(간경)를 사방으로 크게 용솟음치도록 하는 혈자리' 라는 뜻으로 해석할 수 있습니다.

5번 여구(蠡溝)에 밑줄 치고, '15낙맥' 이라고 쓰세요. 요건 경골 내측 복사뼈에서 5치 위쪽에 있습니다. 낙은 '떨어질 낙(落)'이 아니라 '이어질 낙(洛)'으로 풉니다. 15낙맥인 여구혈이 실(實)하면 음경이 늘어지고, 반대로 허(虛)하면 생식기가 가렵고, 고환이 붓습니다. 그리고 바람둥이를 고칠 수 있다고 하는데 이때는 뜸으로 합니다.

그 다음에 8번 곡천(曲泉)에 밑줄 칩니다. 곡천은 무릎을 요렇게 기역자로 구부리면 주름의 안쪽 끝 접히는 곳에 있어요. 곡천혈은 '굽을 곡(曲), 휘어지게 할 곡' 자에, '샘솟을 천(泉)' 자를 쓰니까, '간에서 나오는 부드러운 생명력으로 무릎을 부드럽게 잘 구부러지게 하는 기운이 샘솟는 혈자리'가 되겠습니다.

그 다음에 13번 장문(章門)에 밑줄치고, '비장의 모혈(募穴)'이라고 쓰세요. 요건 11번째 아래쪽 갈비뼈 끝에 있습니다. 장문혈은 '글 장(章), 문장 장, 구분지을 장, 구별할 장' 자에 '문 문(門)' 자를 써서 '맨 아래쪽 갈비뼈와 옆구리를 구분하여 부드럽게 하는 기운이 통하는 출입문과도 같은 혈자리' 라는 뜻으로 해석이 가능합니다. 옆구리가 끊어질 듯 아프면서 땡길 때가 있잖아요? 간에 냉기가 서린다든지 하면 그렇게 통증이 오게 됩니다. 그때는 장문혈을 건드리는 대신 태충을 자극하거나 태돈이란 혈자리를 사혈해서 피 한 방울을 빼면 찡하고 자극이 되어서 옆구리가 풀리게 됩니다.

그런데 침보다도 더 좋은 것은 신 것을 먹는 겁니다. 왜냐하면 목기가 약해서 생겨난 증상이니까 부족한 목기를 보충해 주는 게 우선이거든요. 침이나 뜸을 쓰는 것은 이미 몸 안에 들어와 있는 에너지를 순환시키는 건데, 절대 에너지 양(量)이 부족할 때는 침 갖곤 안 되고 먼저 외부로부터 에너지를 공급해 줘야 됩니다. 침 맞고 소통을 시켜서 해결을 했어요. 그런데 또 아파요. 그러면 또 침 맞아야 됩니다. 보충은 안 하고 침만 계속 맞으면 나중에는 허증이 생겨서 간에 큰 문제가 생기게 됩니다. 모든 생명체는 뭘 먹어야 생존할 수 있어요. 그러면 간이 안 좋아서 현맥 나오는 사람은 뭘 먹더라도 기왕이면 간을 영양하는 신맛이나 고소한맛의 음식을 먹으면 좋겠다 그거지요.

14번 기문(期門)에 밑줄치고, '간의 모혈' 이렇게 적으세요. 명치 바로 밑 거궐혈에서 일곱 번째 갈비뼈 사이. 그러니까 젖꼭지에서 직선 하방에 있습니다. 기문혈은 '기약할 기(期), 만날 기, 모일 기, 정할 기'자에 '문 문(門)'을 씁니다. 해석하면 '간에서 만들어지는 부드러운 생명력이 모이는 출입문 역할을 하는 혈자리'란 뜻으로 12모혈 중 하나입니다. 간경맥의 주요 혈자리로는 태돈, 태충, 곡천, 기문 요 정도만 알면 됩니다. 나머지도 다 외우면 좋은데 우리가 한의대 시험 볼 것도 아니고 또 거의 안 쓸 거니까, 주요 혈자리 서너 곳만 알아도 지장이 없습니다. 밑줄 친 곳은 알아 두셔야 되고 특히 태돈, 태충, 곡천, 기문은 반드시 알아놓아야 됩니다. 그 자리는 형광펜으로 표시해 놓아야 되는 자립니다.

족소양담경의 중요한 혈자리들

이어서 족소양담경을 보겠습니다.

1번 동자료(童子髎)에 밑줄 칩니다. 동자료는 자기 눈꼬리 만져 보세요. 요기 쭉 찢어지는 곳. 눈을 보호하려고 거기에다가 눈구멍을 뚫어놨어요. 눈꼬리에 손을 붙인 상태에서 눈 바깥쪽의 외측으로 5푼, 대략 1센티 정도 밀면 움푹 들어간 데가 있어요. 그 자리가 동자료입니다. 그 자리에서 위 눈썹 미릉골 쪽으로 올려 보세요. 올려 보면 홈이 있죠?

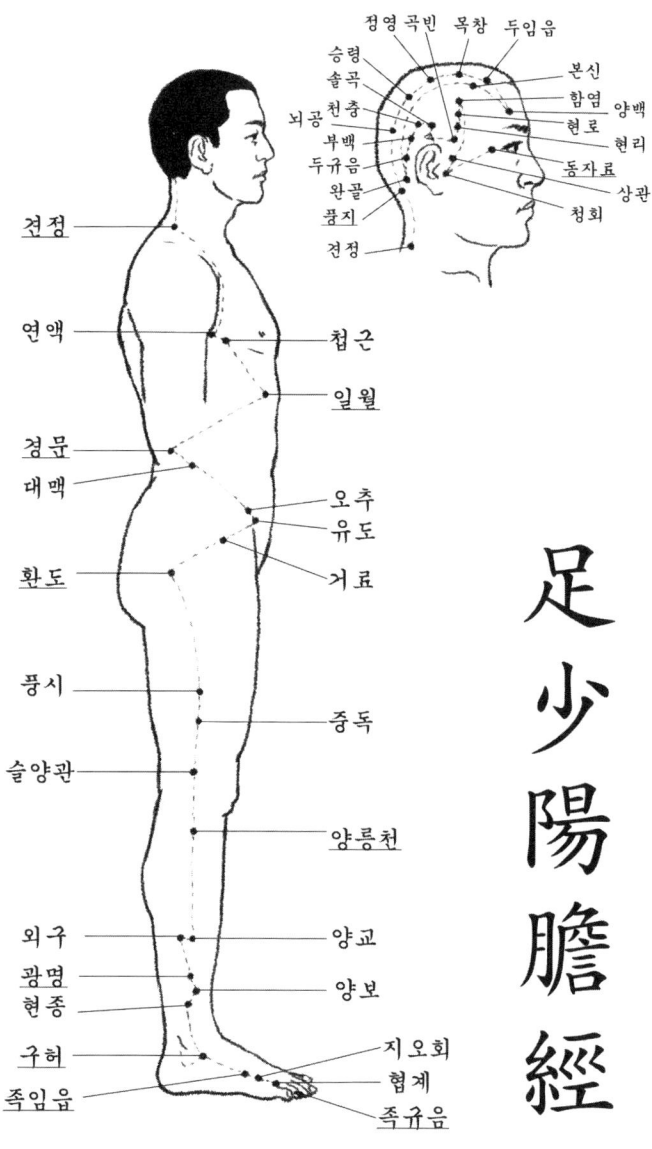

그림 담경 발 부분, 눈 부위

거기는 사죽공이라고 해서 삼초경에 속해 있는 혈자리입니다. 관자놀이라고 하는 거기가 지끈지끈 아픈 사람이 많아요. 우리가 스트레스 받으면 거기가 지끈지끈 하죠? 그러면 이때 동자료나 사죽공 자리를 자극한다든지, 거기에다가 MT를 붙인다든지, T침을 붙인다든지 하면 시원하게 해결됩니다. 동자료는 눈꼬리 끝에서 시작해서 머리의 측두부를 지나가요. 담경이 편두부분을 지그재그로 감아 돌아가서 풍지로 내려가서 견정을 지납니다.

20번 풍지(風池)에다가 밑줄치고. 인체의 정 후면을 지나는 독맥상의 풍부와 담경의 완골 사이에서 완골 쪽에서 3분의 1 지점이 풍지입니다. 풍지혈의 풍(風) 자는 '바람 풍, 중풍 풍, 가르침 풍, 풍속 풍, 경치 풍, 기세 풍' 등 여러 뜻으로 쓰이고, 지(池)자는 '못 지, 연못 지, 해자 지, 도랑 지' 등으로 쓰입니다. 문자 그대로 풀이를 하면 '바람을 가두는 연못'입니다. 몸에 냉기가 들어와 담경을 타고 궐역(厥逆)하여 머리 쪽으로 역상(逆上)하면, 중풍을 맞거나 심한 편두통이 생길 수 있어요. 그래서 냉기인 풍사(風邪)를 방어하기 위해 생명은 도랑(해자)이나 못(池)을 만들어 그 사기(邪氣)를 가두어 놓는데, 그 혈자리가 바로 풍지혈입니다. 편두통이다 그러면 어느 경맥이 소통이 안 되는 거죠? 담경맥이 소통이 안 되는 겁니다. 그러면 이때 무슨 맛을 먹어야 되겠어요? (신맛) 신 것을 먹어야 됩니다.

얼마만큼 먹어야 되느냐? 현맥이 다스려 질만큼 먹고, 편두통이 해소되면 먹지 마라 그 얘기죠. 어떤 사람은 오렌지주스 한 컵이면 해결되고 또 어떤 사람은 포도주스 한 컵이면 해결됩니다. 사실 식초 한 컵 정도를 마시면 편두통쯤은 거저먹기입니다. 식초 한 컵이 많다면 오렌지주스 반 컵에 식초 3분의 1컵을 넣어서 희석해서 마셔도 되고, 저 같은 경우는 금기가 강해서 금극목을 세게 하니까 식초를 반 컵이나 3분의 2컵을 마셔요. 그러면 목기가 강력하게 들어오니까 그 자리에서 딱 낫습니다. 그런데 위장이 안 좋은 사람이 그렇게 마시면 앞머리가 아플 수도 있어요(전두통). 왜냐하면 앞이마 있는 곳으로 위경맥이 지나가거든요. 앞머리가 막 쏟아지듯이 아픈 사람은 단맛인 꿀이나 설탕을 먹어야 되겠죠.

그리고 후두통일 때는 짠 것을 먹는데, 왜냐하면 방광경이 인체의 뒷부분인 장딴지로 해서, 위중으로 해서, 허벅지 뒤쪽으로 해서, 척추를 타고 뒷머리를 지나 그대로 청명혈까지 오기 때문입니다. 인체의 허리와 등 쪽으로는 중요한 혈자리가 굉장히 많은데, 요 까만 선은 전부 방광경을 뜻해요. 그러니까 짠맛이 부족하면 항상 방광경 쪽이 많이 아프게 됩니다. 석맥 인영 4~5성이면 뒷골이 치밀어 오르고, 허리 이런 데가 아프고, 발목이 약해지고, 산에 올라가는 것보다 내려오는 것이 더 무서워집니다. 그러니까 같은 두통이라고 해도 어떤 경맥에 냉기가 침범했는가 또는 어떤 맥이 나오는가에 따라서 아픈 부위가 다르다는 거죠.

견정과 풍지

그 다음에 견정(肩井)에 밑줄 칩니다. 견정혈은 제 7 경추극돌기와 견봉각 사이의 중앙 승모근 안쪽의 어깨에 있고, 양릉천과 함께 거의 모든 근육을 주관합니다. 견정혈의 견(肩) 자는 '어깨 견, 견딜 견, 이겨낼 견, 맡길 견, 짊어질 견' 등으로 쓰이고, 정(井) 자는 '우물 정, 정자꼴 정, 마을 정, 저자 정, 별이름 정, 반듯할 정' 등으로 쓰입니다. 견정이란 단순하게 '어깨에 있는 우물'이라 볼 수 있지만, '어깨에다가 무거운 짐을 짊어질 수 있도록 강건한 기운을 우물처럼 공급하는 혈자리'로 풀 수 있습니다.

여기 어깨의 승모근 뒤를, 손을 이렇게 해서 딱 잡아보세요. 이렇게 하면 비만인 사람은 살이 빠져야 잡힙니다. 이게 견정이죠. 어깨우물.

여기 거의 다 닿죠? 손이 닿은 부분, 그 자리가 세 개의 근육이 모이는 자리입니다. 앞에서 가는 근육, 뒤에서 올라가는 근육, 목에서 내려가는 근육. 견정이란 자리가 협곡처럼 되어 있어요. 그래서 옛날 조상들이 거기다가 '우물 정(井)' 자를 넣었던 겁니다.

풍지(風池)는 바람연못인데 어디냐 하면 자기 두개골을 만져 보세요. 만져보면 푹 꺼지는 데가 있어요. 거기가 풍지혈이에요. 자기가 딱 대고 요렇게 해 보세요. 여기죠? 움푹 들어가서 연못처럼 되어 있잖아요. 만져보면 다 나와요. 오늘은 이렇게 설명만 하고, 두 번째, 세 번째 경혈학 연습할 때는 발이나 손의 주요 혈자리를 다 표시를 해 주고 짚는 연습을 할게요. 자기가 자기 몸을 만져봐야 됩니다. 움푹 들어가 있는 게 다 표가 나요.

풍지 찾는 법은 다 알았죠? 풍지는 굉장히 중요한 자립니다. 머리에 냉기가 들어가느냐, 마느냐 하는 것도 풍지와 연관이 깊어요. 거기가 바람이 고이는 연못이어서 웬만한 사람은 거기 누르면 다 아프다고 해요. 나이 서른 살만 먹어도 거기에 30년 동안 고여 있는 묵은 바람들이 있을 겁니다. 이번 주 숙제는 뭐냐 하면 거기 동자료, 풍지, 견정을 눌러서 통증을 다 풀어내는 겁니다. 텔레비전 보면서도 풀고, 전철 안에서도 풀고. 그러면 다음 주 올 땐 눈이 훤해져서 올 수 있어요. 그렇지 않고 그냥 놔두다가는 풍지에 고여 있는 묵은 기운이나 냉기가 여기 동자료까지 와서 눈이 뻑뻑해지게 돼요. 눈이나 머리통이 아프다고 머리에다가 침 스무 개씩 박고 그러는 게 아닙니다. 중요한 혈자리만 알아서 풀어주기만 해도 됩니다.

12모혈(募穴)과 육합혈, 엄마손은 약손

그 다음에 24번 일월(日月)에 밑줄치고, '담(膽)의 모혈'이라고 쓰세요. 일월혈은 간경의 모혈인 기문혈과 비장경의 대횡혈 사이 기문에서 4분의 1 지점에 있습니다.

25번 경문(京門)에 밑줄치고, '신장(腎臟)의 모혈' 이렇게 쓰세요. 경문혈은 12번째 갈비뼈의 끝에 있습니다. 경문혈의 경(京) 자는 '서울 경, 도읍 경, 높을 경, 클 경, 곳간 경, 큰 창고 경, 고래 경' 등으로 쓰이고, 문(門) 자는 여러 뜻이 있지만 여기서는 그냥 '문 문, 출입문 문'으로 보면 됩니다. 풀이한다면 '쓸개에서 만들어지는 부드러운 생명력이 옆구리에 큰 곳간을 만들어 신장의 연(軟)한 생명 기운을 모으는 혈자리'라는 뜻이 되겠죠.

모혈(募穴)은 급소예요. 무협지를 보면 무술인들이 서로 싸울 때 상대방 급소를 탁 짚잖아요. 경문을 탁 누르면 사람이 숨도 못 쉬고, 풀면 숨 쉬고. 내관을 탁 짚으면 손이 마비되고, 외관을 치니까 풀어지고 하는 것 있잖아요. 그게 급소 자리여서 그래요. 지금 얘기하는 12모혈은 굉장히 중요한 급소입니다. 거궐을 탁 치면 그 자리에서 눈뜬 채로 기절하고 다른 데를 탁 치면 깨어나고. 거짓말 같으면서도 사실인 것 같기도 하고. 좌우지간 중국 놈들이 구라가 굉장히 세죠. 구라가 더 센 건 인도 사람들입니다. 인도 사람들이 사용하는 숫자를 보니까 무지막지하더라구요. 아승지니 항하사니 하면서 하늘의 세계를 펼쳐놓은 걸 보면 어마무지해요.

여기 보면 옆구리에 신장의 모혈 경문(京門)과 비장의 모혈 장문(章門) 두 개가 있습니다. 경문은 담경상에 있고 장문은 간경상에 있어요. 그리고 담의 모혈 일월과 간의 모혈 기문도 여기에 있어서 옆구리에는 급소가 총 네 개 있습니다. 모혈은 뭐냐 하면 모집한다고 할 때의 모(募) 자거든요. 기운을 모아서 다른 곳으로 펼쳐주는 혈자리를 모혈이라고 합니다.

거기 모혈에 문제가 생겨서 갓난애들이 계속 울기만 할 때가 있어요. 젖을 줘도 울고, 얼러도 울고, 안아도 울고. 그러면 애를 편안하게 뉘어 놓고 엄마가 손으로 배를 천천히 쓸어 보세요. 엄마 손이 어느 부위를 지날 때 애기가 울음이 멈춰요. 멈추는 건 거길 만져 달라는 얘기거든요. 애기가 울면 할머니가 손으로 배를 쓸어주잖아요. 그렇게 하다가 모혈에 닿으면 거기 막힌 기운이 풀리는 겁니다. 그러면 아기 입장에서 볼 때 어떤 기운이 이 우주에서 자기랑 가장 잘 맞느냐? 엄마의 기운이거든요. 아기는 엄마 뱃속에 있을 때부터 엄마의 심장박동 소리를 들으면서 성장했어요. 아기는 그 소리를 다 기억합니다. 그러니 다른 사람 손보다 엄마손이 더 좋겠죠. 엄마나 할머니가 모혈 부분을 살살 비벼주면 막힌 데가 풀리기 시작하면서 울음을 그쳐요. 그래서 할머니손은 무슨 손이라고 해요?

(약손)

엄마손은?

(약손)

그것도 약손입니다. 재밌죠?

그 다음에 33번 양릉천(陽陵泉)이 있습니다. 양릉천에 밑줄치고, '육합혈'이라고 쓰세요. 양릉천(陽陵泉)혈의 양(陽) 자는 '볕 양, 태양 양, 양기(陽氣) 양, 한 낮 양, 봄여름 양'에, 릉(陵) 자는 '언덕 릉, 큰 언덕 릉, 큰 무덤 릉, 넘을 릉, 오를 능, 넘볼 릉'에, 천(泉) 자는 '샘 천, 솟아날 천, 지하수 천, 마르지 않을 천'을 씁니다. 이를 풀어보면 '따뜻하고 부드러운 생명력이 큰 언덕 너머 있는 샘에서 마르지 않고 늘 솟아나는 혈자리' 입니다.

우리 몸에는 육합혈이란 것이 있습니다. 이걸 알아두면 맥을 잘 모를 때 도움이 됩니다. '맥을 봤는데 도저히 모르겠어' 그럴 수 있잖아요. 그

때 육합혈을 눌러서 허실을 따져보는 방법이 있어요. 우리 선생님도 처음에 맥공부 하시면서 잘 정리가 안 됐을 때 환자들이 오면, 약을 어떻게 처방해줘야 되는지 몰라서 육합혈을 눌러봤다고 그래요. 현맥이 나오는 사람은 양릉천을 눌러 보면 아파요. 양릉천이 어디 있냐 하면 외측 무릎 하단 측면에 둥글고 작은 돌기뼈가 있는데 이것을 비골두라고 합니다. 비골두 앞 아래쪽에 움푹 들어가 있는 거기, 족삼리 바로 위쪽 측면에 있어요. 족삼리는 위경맥상에 있어서 위장이 안 좋은 사람이 거기를 누르면 시원하다고 그립니다. 위궤양이 됐든, 위경련이 됐든, 위암이 됐든 단맛을 먹고 족삼리를 누르면 아프면서도 이내 시원해집니다. 족삼리를 살살 눌러주면 위장이 꿈틀꿈틀, 아주 좋아서 바로 트림도 하고, 거북한 것이 바로 해소되기도 합니다. 이런 식으로 해당 혈자리에 기운을 살살 넣어주면 동기가 부여되어서 기력을 회복하는데 훨씬 유리해지게 되죠.

대맥을 통제하는 혈자리, 대맥과 충맥이 병날 경우의 증상, 경맥이 흐르는 방향

그 다음에 36번 광명(光明)에 동그라미 치고, '15낙맥'이라고 쓰세요. 광명혈은 비골두 상부와 바깥쪽 복사뼈 정점이 있다면, 이 복사뼈 정점에서 3분의 1 지점에 있습니다. 광명혈의 광(光) 자는 '빛 광, 빛날 광, 어둠을 물리칠 광, 기세(氣勢) 광'이고, 명(明) 자는 '밝을 명, 밝힐 명, 환하게 할 명, 나타날 명, 똑똑할 명, 깨끗할 명, 명백할 명, 높일 명, 숭상할 명' 등 많은 뜻을 갖고 있습니다.

그래서 광명혈은 '부드러운 생명력이 담경맥으로 흘러서 어두운 기운을 밝고 환하게 하는 혈자리' 입니다.

39번 구허(丘墟)에 밑줄치고, 구허혈은 발등에서 바깥 복사뼈의 바로 앞 밑에 움푹 들어간 곳에 있습니다. 구허(丘墟)혈의 구(丘) 자는 '언덕 구, 무덤 구, 모을 구, 크게 할 구'이고, 허(墟) 자는 '언덕 허, 터 허, 구렁 허, 움푹 팰 허' 등으로 쓰이는 문자입니다. 풀어보면 '부드러운 목기가 발등으로부터 흘러 내려와 움푹 패인 구렁에 쌓여 있는 혈자리' 입니다.

40번 '임읍(臨泣)'에는 밑줄을 두 줄을 치고, 임읍혈은 발등에서 제4, 5 중족골저 앞쪽의 사이에 있습니다. 여기는 큰 힘줄이 지나가는 자리라서 힘줄을 피해서 침을 써야 하는 자리죠. 담경에서는 이 임읍이라는 혈자리가 제일 중요합니다. 기경팔맥 중에서 '대맥의 통혈'이라고 적으세요. 대맥을 통제하는 혈자리다 이겁니다. 현맥 인영 4~5성이면 대맥의 병이거든요. 그러면 이 사람은 굉장히 사나워지기도 하고 그래요. 임읍이라는 혈자리를 알면 현맥 인영 4~5성, 대맥의 병을 고치는 데는 임읍을 모르는 사람보다 50배는 유리합니다.

임읍혈의 임(臨) 자는 '임할 임, 내려올 임, 비추어 밝힐 임, 다스릴 임, 통치할 임, 접근할 임, 지킬 임'이고, 읍(泣) 자는 '울 읍, 눈물 읍, 근심 읍, 바람이 거셀 읍, 바람이 빠르다, 원활하지 않다' 등 여러 뜻을 가지고 있습니다. 그래서 임읍혈을 해석하면 '부드러운 목기가 거세게 내려와 다스리는 혈자리' 라고 풀 수 있습니다.

그리고 43번 마지막 규음(竅陰)에 밑줄치고, 규음혈은 네 번째 발가락 소지쪽 발톱 모서리에서 대략 1푼(보통 어른 기준 2mm) 후방에 있습니다. 규음혈의 규(竅) 자는 '구멍 규, 구멍 뚫을 규, 통할 규, 중요할 규, 두루 미칠 규'이고, 음(陰) 자는 '그늘 음, 음기 음, 생식기 음' 등으로 씁니다. 풀어 보면 '음경맥인 간경의 태돈혈과 두루 통하게 하는 혈자리'로 볼 수 있습니다.

거기가 종시점이죠. 간경은 여기 태돈이 시혈(시작하는 곳)이고, 담경은 요기 규음이 종혈(끝나는 곳)입니다. 그래서 항상 발에서 시작한 음경맥(간경, 비경, 신경)은 몸에서 끝나고, 발에서 끝나는 양경맥(담경, 위경, 방광경)은 머리에서 시작하게 되어 있어요.

또 하나 적으세요. 당구장 표시하고, '경맥의 흐름방향, 유주방향(流注方向)' 이렇게 쓰세요. '흐를 류(流)'에, '물 흐를 주(注)'를 써서 경맥이 흐르는 방향을 얘기하는 겁니다. '모든 양경맥은 위에서 아래로,' '모든 음경맥은 아래에서 위로' 흐릅니다. 천지기운인 음기는 땅에서 하늘로, 양기는 하늘에서 땅으로 흐르는 이치와 같아요. 태양에서 나오는 에너지가 그러하듯이 천기는 위에서 아래로, 땅에서 생기는 지기니 수맥이니 하는 건 아래에서 위로 흐르잖아요.

두 장 넘기시고, 대맥(帶脈)에 대해서 하겠습니다. 대맥은 기경팔맥 중에 하나이고 배꼽을 중심으로 허리띠처럼 한 바퀴 삥 돌아 있어요. 이 '대' 자가 '허리띠 대(帶)'입니다. 사람 몸에 12경맥이 이렇게 있어요. 선이 아래에서 위로 흐르건, 위에서 아래로 흐르건 12경맥이 좌우 12개씩 흘러요. 그 놈이 흐트러지지 않게 하려고 대맥이라고 하는 띠를 딱 둘러 놨습니다. 거기다 적으세요. 대맥이 병나면 사팔뜨기, 사시가 될 수 있고, 고혈압이 생길 수 있고, 정신질환이 생길 수 있고 그 다음에 중풍이 올 수가 있습니다.

오그라드는 중풍 있죠? 뭉치거나 오그라드는 건 석맥이나 현맥입니다. 토극수 하면 뭉치게 하고 금극목 하면 안으로 우그러뜨려 버리게 되죠. 그리고 풀어지거나 늘어지는 것 있죠? 그건 목극토나 화극금 해서 오는데 맥을 보면 홍맥이나 모맥이 나옵니다. 그래서 신장 방광이나 간담이 병이 나서 중풍을 맞으면 오그라들고, 폐대장이나 비위가 허약해서 화극금이나 목극토 당했으면 늘어지게 됩니다.

풍(風)은 음양으로 두 종류가 있어요. 음(陰)으로 오는 중풍(中風)은 뇌로 피가 잘 안 가서 생겨요. 맥이 촌구 4~5성 이상이 되어서 뇌혈관이 수축되면 뇌에 피가 덜 가게 되겠죠. 그렇게 생기는 풍을 '뇌경색', '뇌졸중'이라고 합니다. 다음 양(陽)으로 오는 중풍은 머리에 피가 많이 가서 생기는 겁니다. 인영맥이 4~5성 이상으로 크면 피가 머리로 많이 가게 되는데, 그러다가 스트레스가 가중되거나 무슨 일로 쇼크를 받게 되면 피가 확 몰리게 되잖아요. 그때 뇌혈관이 터지게 됩니다. 그런 식으로 중풍 맞는 것을 '뇌출혈'이라 그럽니다.

병이 우리 몸 안에서 자라는 모습들, 수강생들의 맥 특징

인영맥이 크냐, 촌구맥이 크냐 음양을 따져서 80년대 후반, 90년대 초까지만 하더라도 4~5배 이상이 되면 이건 거의 불치의 병이 침범된 것으로 봤어요. 그런데 요즘은 대부분의 사람들이 4~5성, 6~7성을 가지고 살고 있습니다. 대부분이 중병을 앓고 있다고 봐야 됩니다. 다만 그 반신불수의 병이 발병(發病)이 되지 않았을 뿐 잠복하고 있는 것이죠. 병을 잘 이해해야 합니다. 사람은 온전하게 육장육부의 음양 허실 한열의 균형이 맞아서 정상적으로 살 때는 병이 없고, 설령 병이 들어왔다가도 금방 나갑니다. 그러나 허실의 균형이 깨지든지 하게 되면 병이 잘 침범합니다.

몸 안에 들어와서 병이라는 놈이 처음 자리를 잡는 것을 '생병(生病)'이라고 합니다. 병이 생기면 자라면서 몸 안에 머물러 있게 되겠죠. 그걸 '있을 재(在)' 해서 '재병(在病)'이라고 합니다. 그러다가 어느 때부턴가 내부에서 감당을 못해서 통제가 안 된다 그러면 어떻게 되냐? 여기저기 아프고, 쑤시고, 땡기게 됩니다. 병이 드러나는 겁니다. 드러난 것을 뭐라고 해요? '발병(發病)'이라고 그러죠. 그러니까 병이 드러났다는 건 침범된 시점에서 보면 이미 오랜 시간이 흘렀다는 걸 뜻해요.

그런데 발병한지 오래된 걸 갖다가 '며칠 만에 치료가 안 됩니까? 빨리 고치는 방법이 없습니까?' 하고 물으면 참 깝깝하거든요. 전부 빨리 고치고 싶다고 그래요. 그러면 처음 발병이 되었을 때 빨리 음양 허실 한열을 조절했어야죠. 제일 좋은 건 침범되어서 맥이 변했을 때 바로 조치를 취하는 거예요. 맥이 금방 변한 건 침 한방으로 고쳐지기도 합니다. 어제 맥이 변한 걸 보고 오늘 왔다면 바로 치료할 수 있어요. 그런데 병이 10년 전에 들어왔다면 몇 년 걸리겠어요?

(10년요.)

10년은 너무 길고. 그 안에 죽으면 어떡합니까? 적어도 병이 들어와서 경과된 시간의 10분의 1 정도는 투자해 줘야 병도 고치고 내부를 새롭게 만들 수 있습니다. 그리고 완전히 환골탈태하는 기간을 우리는 10년으로 봅니다. 뼈의 질을 바꾸고, 근육과 살의 질을 바꾸는데 걸리는 시간을 그 정도로 보고 있어요.

우리의 몸은 오늘 아침, 점심, 저녁을 먹은 걸로 세포를 만듭니다. 오늘 새로 생겨나는 세포가 있다면, 반대로 오늘 내 몸 안에서 파괴되는 세포도 있겠죠. 오줌을 누고 땀을 낸다는 것은 세포가 파괴된다는 걸 의미해요. 오래전에 생겼던 묵은 세포는 오늘 죽게 되잖아요. 때가 떨어지고 비듬이 떨어지는 것도 세포가 죽는 겁니다. 내 몸 입장에서 보면 동시에 어떤 놈은 생겨나고 어떤 놈은 죽어 가고 있어요. 생사(生死)가 지금 내 몸 안에서 동시에 일어나고 있잖아요. 그래서 생사일여(生死一如)다 그겁니다. 생사일여가 어디 딴 동네에서 일어나는 게 아니라 지금 내 몸 안에서 일어나고 있어요.

그러니까 오늘 만들어지는 세포를 새롭고 건강하게 만드는 게 중요하겠죠. 그것도 못하면서 어떻게 병을 고칩니까? 그건 이치적으로 말이 안 되잖아요. 그런데 눈세포가 됐든, 간세포가 됐든, 뼈세포가 됐든, 피

세포가 됐든 10년 가는 놈이 없어요. 끊임없이 오줌을 누고 끊임없이 호흡을 하기 때문에 10년 안에 몸 밖으로 배출되게 됩니다. 아토피 걸린 아이들 피부를 보면 비듬이 어제 떨어져 나가고, 오늘 또 떨어져 나갑니다. 그러면서 계속 새살이 나오잖아요. 새로운 세포가 만들어지고 있잖아요. 새로 만들지 않으면 몸에 벌써 구멍이 났을 겁니다.

이건 제 이야기가 아니고 우리 선생님께서 그렇게 말씀하셨어요. 생물학적으로 증명이 됐는지는 모르겠는데, 물질의 입장에서 보면 어떠한 세포도 대개 10년 정도면 거의 탈바꿈이 된다고 합니다. 그 중에는 1년짜리도 있고, 3년짜리도 있고, 5년짜리도 있고 하겠지만 대개 10년이면 다 바뀌지 않겠는가 그겁니다. 10년이면 뭐가 변한다고 했어요?

(강산도 변한다.)

강산도 변하잖아요. 사람 몸은 강산보다 수명이 짧으니까 10년이면 넉넉하지 않겠는가 봤던 겁니다. 그래서 지금부터 10년이라는 목표를 세우고 노력을 하면 환골탈태도 가능하겠죠. 뼈도 바뀐다 이겁니다. 새롭게 만드는 일을 매일 같이 한다면, 장부까지도 새로 만들 수 있어요. 그런데 어떤 사람은 그런 말을 해요. "당신 믿고 할 테니까 당신이 보증하라." 그거 미친 놈 아닙니까? 나는 지가 죽거나 말거나 관계없는데. 제 입장에서는 그렇죠. 저는 이치를 말하는 것이지, 그 사람을 책임지거나 그 사람을 속이는 짓을 하는 것이 아니잖아요. 어쨌든 10년이면 우리 몸 전체 세포가 바뀝니다.

자, 이어서 또 적으세요. '대맥을 통제하는 혈자리는 담경의 임읍(臨泣)'이다. 거기에 아까 현맥 인영 4~5성이라고 썼죠? 맥을 보고 현맥 인영 4~5성이면 대맥에 병이 난 겁니다. 그래서 이 여사님은 그 전에 대맥에 병이 있었어요. 현맥이 굉장히 크게 나오잖아요. 맥을 만져본 사람들은 다 알아요. 그래도 한 3년 노력해서 지금은 많이 부드러워졌습니다. 처음엔 간이 오그라들어서 밥도 못 먹었을 정도였어요. 그런데 오랫동안 신맛 위주로 섭생을 하시니까 담즙이 생겨서 요즘은 뭘 먹기도 하고 그러잖아요. 이 여사님 맥을 만져 봐요. 미끄럽고 긴장감 있는 맥이 아주 뚜렷하고 크게 나오거든요.

우리 기현 스님이 갖고 있는 맥은 석맥입니다. 둥글고 바둑돌처럼 딴딴해요. 그러니까 현맥과 석맥은 확실히 알 수 있죠. 그리고 우리 김 선생님 맥은 퍼져 있어요. 홍모맥이죠. 그래서 저 현맥이나 석맥을 만지다 김 선생님의 모맥을 만지면 퍼져서 맥이 없는 것 같아요. 그러면 벌써 세 개를 알았잖아요. 그리고 우리 박 선생과 최 선생은 부정맥이 있습니다. '부정맥(不整脈)'이나 '대맥(代脈)'은 밖에선 쉽게 만져볼 수가 없어요. 저런 학생들은 거의 안 오는데 저런 학생들이 왔단 말이에요. 그러면 가르치는 제 입장에선 굉장한 행운이죠. 저 맥을 실제로 만져보게 해야 되는데 그렇게 할 수 있는 대상이 있으니까요. 그러면 여러분들은 집에 안 가고 돈을 줘가며 붙들고서라도 오늘 만져봐야 되는 거예요.

부정맥과 대맥이 있는 분들은 그걸 고쳐야 됩니다. 12월말 수료할 때까지 열심히 해서 본인의 맥도 고치고. 작은 건 크게, 큰 건 작게 만들어야 돼요. 그러면 시간이 됐으니 생식으로 맛있게 식사 하시고, 들어와서 어제처럼 맥 연습을 하도록 하겠습니다.

들숨과 날숨을 조절함으로써 인영과 촌구의 차이를 다스린다

질문 받겠습니다. 교재는 82페이지를 펴놓으시고요.

질문 : 맥을 보면 인영맥이 크고 촌구맥이 작은 사람이 있잖아요. 이때 호흡을 들숨은 길게, 날숨은 짧게 하라고 하셨는데 잘 안되거든요. 들숨을 6초하고 바로 날숨을 4초 정도 해보니까 숨이 턱턱 막히고 잘 안 됩니다. 이런 때는 들숨을 5초하고 멈춤을 5초하고 날숨을 5초해도 됩니

까? 어떻게 해야 하는지요?

대답 : 호흡을 하실 때 인영맥이 큰 사람은 들숨을 길게 하고, 촌구맥이 큰 사람은 낼숨을 길게 해야 되는데, 처음엔 그게 잘 안 될 수가 있어요. 그러면 처음에는 1:1로 하면서 호흡을 조절하는 연습을 해야 됩니다. 지금 질문하신 건, 들숨과 낼숨을 1:1로 호흡을 하는데 중간에 멈춤이 있잖아요. 숨은 반드시 멈춘 다음에 들숨하고 낼숨하게 되어 있어요.

들숨과 낼숨을 동시에 할 수는 없잖아요. 그러니까 숨이 나갔다가 0.0001초만 멈추고 들숨을 해도 멈춘 겁니다. 호(呼)하고 멈추고 흡(吸)하고 또 멈추잖아요. 이 멈춘 걸 지금 5초로 하고, 5초 들숨하고 5초 멈추고 5초 내쉬는 것을 계속 연습해도 되느냐 그 얘긴데 처음엔 그렇게 해도 됩니다. 잘 하시는 겁니다. 멈춰 있을 때 조절할 수 있는 힘이 확보되어 있어야 돼요. 바로 내쉬는 게 아니라. 쭉 들이마셨다가 멈추세요.

김 선생님은 인영맥이 크시거든요. 그러면 들숨을 길게 해야 되잖아요. 끝까지 들이마시지 말고 7할 쯤 들숨 하다가 멈춰요. 거기 교재에다 적으세요. 들숨하다가 멈춤은 들숨과 같고. 그러면 그 멈춤이 있는 시간에도 인영맥이 작아집니다. 줄 바꿔서, 낼숨하다가 멈춤은 낼숨과 같다. 멈추는 건 들이쉬는 것과 내쉬는 것의 연장선상에 있어요. 음양 중에서 지(止)는 중(中)입니다. 중은 이리 갈수도 있고 저리 갈수도 있기 때문에 그래요.

숨을 쉬다가 멈추면 열이 생깁니다. 호흡을 멈춤이 없이 계속하면 열이 안 생기고 평상시에 하는 생명작용만 하는데, 들숨하고 멈추고 한참 있다가 도저히 안 되겠다 해서 후~~하고 내쉬고 한참 있어요. 그러면 열이 만들어집니다. 인영맥이 큰 사람은 들숨을 10초하고 멈출 수 있죠? 그랬다가 낼숨을 5초하고 멈춰요. 그러면 2:1이 됐죠? 그게 인영맥이 작아지도록 숨줄을 조절하는 겁니다.

숨에 줄이 있잖아요. 이 숨줄이 끊어지면 어떻게 돼요? 죽죠. 숨줄이 붙어 있기 때문에 지금 우리가 살아 있는 것 아닙니까. 그 줄을 놓치면 안 됩니다. 그 줄을 놓쳐서 죽었다고 그랬잖아요. 제가 죽은 사람들을 일일이 만나서 인터뷰 해봤다니까요. (폭소 하하하) '선생님은 어떻게 돌아가셨어요?' 그러니까 반은 '죽을 때 기운이 없어서 숨줄을 놓쳐서 죽었다'고 그래요. 후~~~ 하고 숨을 내쉰 뒤에 숨줄을 땡겨서 들숨을 했어야 되는데 그만 놓쳐 버렸어요. 숨이 나간 거죠. 그렇게 숨줄이 끊어져서 죽은 사람이 절반쯤 돼요.

그러면 나머지는 어떻게 돌아가셨느냐? 또 물어봤어요. '선생님은 어떻게 돌아가셨어요?' 물으니까 '그때 나는 한 번 더 내 쉬고 다시 있는 힘을 다해 숨을 들이마셨는데 그만 내쉬질 못 했다'고 그러시더라구요. 그래서 숨이 넘어가서 돌아가신 분이 반(半), 숨 끊어져서 돌아가신 분이 반. 그러면 우리는 어떻게 해야겠어요? 어떤 일이 있더라도 숨을 쉴 수 있는 힘만은 남겨 놔야 됩니다. 다른 것들을 다 내려놓고 오직 숨줄 잡고 있는 힘만 생각하는 겁니다. 힘을 아껴서 호흡을 편안하고 가지런하게 하지 않으면 깜빡하는 순간에 놓쳐 버립니다. 자기도 안 놓치려다가 깜빡하는 순간에 놓쳤다고 해요. 제가 돌아가신 분들을 만나서 일일이 인터뷰를 해봤다니까요. 그까짓 것을 못해요?

사주추명학, 사주(四柱)에다가 체질과 맥을 결합한 육주(六柱)

질문 : 선생님, 호흡을 할 때 어떤 사람은 호(呼)를 먼저 하라 하고 어떤 사람은 흡(吸)을 먼저 하라고 하는데, 애기들이 태어나서 처음 호흡을 할 때 호를 먼저 합니까, 흡을 먼저 합니까?

대답 : 아기들은 호(呼), 내 쉬는 게 먼저예요. 엄마 뱃속에서 기운을 받았어요. 받았으면 그 놈을 터트려야 살 수 있어요. 그리고 터트린 다음에 들이마셔요. 그 첫 들숨. 오늘이 단기 4341년 10월 26일인가요? 지금 시간이 12시. 오시(午時)네요. 그러면 지금 태어난 아기들이 첫 들숨을 한 거죠. 우주에 있는 공기를 처음으로 자기 안으로 끌어들인 겁니다. 그 처음 빨아들인 공기가 사주입니다. 그 공기의 기운을 분석하는 것이 명리학이죠.

지금은 술월(戌月) 정도 되잖아요. 맞나요? 술월이면 금기가 있고 좀 있으면 수기가 오잖아요. 그러면 지금이 진월(辰月) 쪽에서 보면 반대쪽에 있는 겁니다. 똑같은 오시라도 봄(진월) 시간대의 공기의 성질과 가을(술월)에 있는 오늘 날짜의 공기의 온도, 습도가 같지 않죠? 그 공기의 기운을 분석하는 것이 사주(四柱) 명리학(命理學)인데, 태어나서 처음 숨을 쉬게 되면 그 기운이 나라는 하드웨어에 딱 꽂히게 돼요. 첫 들숨을 함으로써 하늘과 내가 생명줄이 연결되면서 전원을 하늘에 꽂게 되는 거죠. 그 전원을 못 꽂으면, 아기가 첫 들숨을 못하면 어떻게 돼요?

(죽게 되죠.)

하늘과 나 사이에 전원을 연결하는 것을 '천명(天命)'이라고 해요. '운명은 재천'이라는 말도 거기서 나옵니다. 그래서 사주를 분석해서 몇 살 땐 어떻다 저떻다 하는 걸 따집니다. 사람의 운명이 흐르는 길이 있잖아요? 그것이 크게 10년 주기로 흐르는 것을 '대운(大運)'이라고 하고, 작게 1년 주기로 흐르는 것을 '세운'이라고 합니다. 아기가 첫 들숨을 한 뒤 계속 하늘로부터 에너지를 공급 받잖아요. 하늘로부터 매시마다 다른 기운이 들어옵니다. 여기에 나라는 프로그램 기판이 있다면 이 칩에다가 내가 처음에 들이쉰 공기가 탁 들어가면 프로그램이 새겨지게 돼요. 그것을 분석하고 해석하겠다는 것이 명리학이고 사주 추명학입니다. 그래서 이 동양학 공부하는 사람들은 어마어마한 사람들이라는 거죠.

하늘의 기운이 인간의 세포 속으로 들어가서 어떤 작용을 하는가? 그걸 분석하는데 맞는 경우도 있고 안 맞는 경우도 있어요. 그게 왜 그러냐 하면 이게 여자인지 남자인지에 따라 달라지기 때문입니다. 남자는 순행을 하고 여자는 반대로 가고 하는 그런 게 있어요. 그래서 똑같은 공기를 마시지만 여자인지 남자인지에 따라 다르고 또 생긴 게 목형인지 토형인지에 따라 다르고, 맥이 빨리 뛰는지 천천히 뛰는지에 따라 달라지거든요. 각자의 상태에서 우주의 기운을 받아들이잖아요. 그래서 사람을 알고 사주학을 하면 굉장히 확률이 높아지겠죠. 그런데 사람은 빼고 사주(네 기둥) 팔자(여덟 글자)만 갖고 하려니까 귀에 걸면 귀걸이, 코에 걸면 코걸이가 되는 겁니다. 그래서 말재간 좋은 사람들이 돈 잘 벌고, 말재간 없는 사람들은 돈 못 벌고 그렇게 되는 거죠.

제가 볼 때는 이 네 개의 기둥 외에 여자인지 남자인지 하는 바탕에다가 목화토금수 체질까지도 같이 따져야 돼요. 이 사람이 현재 스무 살이라면 그 나이는 과거가 만들어낸 것이지만, 지금 그 사람에게 뛰는 맥은 현재입니다. 현재 그 사람에게 어떤 맥이 뛰느냐? 이것도 음양오행으로 되어 있죠? 또 그 안에서도 인영이 크냐, 촌구가 크냐? 이것도 음양입니다. 천간지지만 음양이 아니죠. 우리 몸 안의 생명상태도 이렇게 음양오행으로 돌아가고 있습니다.

그러면 현실적으로 가장 중요한 게 뭐냐? 사주는 이미 정해진 거죠. 정해진 그게 나한테 불리하다면 고쳐야죠. 그러면 고칠 수 있는 주체가 누구죠? 바로 자기입니다. 자신만이 고칠 수 있어요. 어떻게 고치느냐? 내 마음을 고치면 되는 겁니다. 가령 역경이 닥쳐왔다 하더라도 그것을 비관적으로 보는 사람과 긍정적으로 보는 사람은 향후 다른 길을 걷게 되겠지요. 그러면 그러한 마음을 먹는 것이 무엇에 달려 있느냐? 내가 건강하냐, 그렇지 못하냐에 매어 있다 그겁니다. 그래서 '사주'에다가 체질과 맥을 넣어서 '육주(六柱)'를 하면 좋지 않겠는가? 우리가 어제 자연섭생법이 몇 개의 기운을 내 것으로 하는 섭생법이라고 했어요? 여섯 개죠. 그래서 육기섭생법이라고 하는 겁니다. 육기섭생법의 구체적인 방법도 여섯 개죠. 여섯 개의 섭생법으로 되어 있다고 했죠. 그리고 장부도 육장육부로 되어 있죠. 그래서 이 '6'이라는 숫자는 굉장히 의미가 좋고 또 『천부경』에 봐도 후천을 여는 수(數)가 6입니다. 6이란 숫자를 알면 재미있어요.

질문 : 맥의 크기를 따질 때 1, 2, 3성 혹은 4~5성이라고 따지는데, 인영맥도 좌우가 다르고 촌구맥도 좌우가 다른 때는 어떻게 비교해야 합니까?

대답 : 인영 촌구 네 개 중에서 제일 작은 것과 큰 걸 비교하세요.

질문 : 어떤 사람 맥을 봤는데요, 한쪽은 인영 석맥 4~5성쯤 되고 다른 쪽은 훨씬 더 크고 촌구맥은 아주 작아서 촉지가 안 될 정도로 미약했거든요. 이런 때는 몇 성으로 봐야 합니까?

대답 : 그건 사해(四海)까지 넘어간 걸로 봐야죠. 그런 사람은 살기가 굉장히 힘들어요. 원인불명의 병들이 여기저기 생길 수 있어요. 적으세요. 6~7성 이상은 사해의 병이다.

질문 : 사해의 병이면 사맥입니까?

대답 : 사해의 병이라고 해서 사맥(死脈)은 아닙니다. 사해의 병은 병사(病邪)가 온 누리에 다 퍼졌다는 걸 의미해요. 그런데 온 몸에 다 퍼졌다는 용어를 새로 만들거나 비틀지 않고, 조상들이 썼던 용어를 현성 선생님께서 그대로 쓴 겁니다. 그리고 그것을 이 시대에 맞게 바르게 해석한 겁니다. 다른 질문 없으면 진도 나가겠습니다.

침법에 유용한 간담경의 주요 혈자리들, 산침, 침을 놓는 목적

이번 시간은 침법에 대해서 공부합니다. 현맥이 나왔을 때의 침법. 현맥이 나왔다 하면 일체의 이유 없이 그 사람은 육장육부 중에서 뭐가 제일 허약한 거죠?

(간담)

그렇죠. 간담이 육장육부 중에서 제일 허약하다. 그 원인은 뭐라 그랬어요?

(금극목이다.)

그렇죠. 그 원인이 금극목이다. 그건 그 사람의 육장육부 중에서 폐대장인 금기가 가장 실(實)하다는 얘기와 같아요. 제일 실한 놈이 제일 많이 극(克)을 하게 되어 있습니다. 그래서 가장 많이 극을 당한 놈이 제일 힘들게 되는 겁니다. 그러니까 이치적으로 간담이 제일 허약해질 수밖에 없어요. 그러면 어떻게 해야 되느냐? 가장 실(實)한 금기를 사(瀉)하고, 제일 허(虛)한 목기를 보(補)하는 처방을 하면 되지만, 간경맥과 담경맥으로 흐르는 그 경맥선상에서 통증이나 저림증과 같은 것들이 생긴 경우에는 거기를 일단 소통을 시켜야 합니다. 그래서 침법에서는 일체의 이유 없이 간경맥과 담경맥을 씁니다. 여기서 담경맥 같은 경우는 혈자리가 굉장히 많아서 한 60개 정도 되는데 그걸 다 못 써요. 그래서 주요 혈자리를 찾아서 거기만 쓰는 겁니다.

간경의 주요 혈자리는 아까 체크한 엄지발가락 끝에 있는 태돈, 태충, 그 다음에 중봉. 중봉은 발목에 있는데, 발목이나 손목에 있는 혈자리는 안 씁니다. 어떤 사람은 그런 데도 막 쓰는데 거기에는 심줄(힘줄) 같은 게 굉장히 복잡하게 얽혀 있어요. 침이 심줄에 닿으면 잘 들어가지도 않을 뿐만 아니라 잘못 되면 손해입니다. 그리고 진짜 중요한 혈자리는 발목이나 손목과 같은 곳에서 살짝 비껴 있어요. 손목 근처, 발목 근처,

무릎 근처, 어깨 근처 이런 곳에 있습니다. 침을 10년이나 20년간 놓은 진짜 기술자들이 있어요. 그 사람들은 다 알기 때문에 아무 곳이나 자유자재로 잘 놓을 수 있는데 우리는 그렇지 않잖아요. 그러면 우리가 연습을 10년씩 해서 그런 데 놓는다? 놓지 마세요. 거기보다는 태충 같은 곳에 놓는 게 더 좋아요. 사관자리 같은 데가 더 강력합니다. 엄한 곳 열군데 찌르는 것보다 태충에 제대로 하나 놓는 게 훨씬 효과적입니다.

그리고 곡천, 그 다음에 기문이 있죠. 담경의 주요 혈자리는 동자료부터 가는 게 아니라 발끝부터 갑니다. 네 번째 발가락에 있는 규음. 그 다음에 임읍. 요건 아주 중요한 자리죠. 임읍은 대맥을 통제하는 혈자리. 태충은 사해를 통제하는 혈자리. 동그라미 하고, 그 다음에 구허. 그 다음에 양릉천. 그리고 광명(15낙맥 중 하나)이라는 자리는 침을 놓는 자리가 아니라 뜸을 뜨는 자리입니다. 그 다음에 일월은 알아야 되고, 그 다음에 견정. 그 다음에 풍지, 그 다음에 동자료. 요 정도만 알아도 쓰고 안 쓰고는 나중 문제이고, 전 세계 어디 가도 아는 척 정도는 할 수 있습니다. "헉! 임읍도 알아? 임읍이 무슨 혈자리야?" '기경팔맥 중 대맥을 통제하는 혈자리'라고 하면 한의학을 공부하고 침술을 좀 공부했다는 사람들이 다 자지러져요.

그러면 여기서 이제 사(瀉)를 하고 보(補)를 해야 하는데, 첫 번째로 현맥(弦脈)이 나오고 인영(人迎)이 1성인 경우입니다. 촌구맥보다 인영맥이 한 배가 큰 경우인데 이를 그림으로 그리면(그림 인영 촌구맥의 대소 편차 참조),

인영이 요만해요. 이건 정경(正經)에 병(病)이 있는 겁니다. 침을 놓는 건 현맥이면 현맥을 다스려서 궁극적으로는 인영 촌구를 같게 만드는 게 목적이에요. 즉 침은 장부의 음양 허실의 균형이 깨져서 그 균형을 잡으려고 놓는 겁니다. 다른 이유가 없어요. 균형이 깨져서 증상이

그림 인영 촌구맥의 대소 편차

나타났기 때문에 균형을 바로잡게 되면 병이나 증상이 나타난 원인을 소멸시켜 버리는 것이 되니, 병이나 증상도 같이 사라집니다. 그런데 균형이 깨진 건 놔두고 증상만 쫓아가면 증상이 계속 나타나게 돼요. 그러면 완치가 안 되고 계속 아프니까 '에이, 저 집 별거 아니다' 해서 안 가고 다른 집 가고 그렇게 되는 겁니다. 그렇기 때문에 우리는 남이 뭐라 하건 근본으로 가야 돼요. 그게 시간이 더 걸리는 것처럼 보이지만 결과적으로 보면 더 빨리 가는 게 됩니다.

  그런데 지금 밖에서 침놓는 걸 보면 거개가 맥을 못 보니까 맥을 같게 하는 건 꿈도 못 꾸고, 어깨 아프다 그러면 어깨에다가 침을 찔러서 통증만 없어지게 하는 증상치료 수준입니다. 가령 지금 한의대나 한의원에선 거의 '산침(散鍼)'을 씁니다. 그냥 침 여러 개를 아픈 부위에다가 흐트러뜨려서 쓰는 걸 산침이라고 합니다. 머리 아프다면 머리에다 침 몇 개를 꽂고, 허리 아프면 허리에다 몇 개 꽂아요. 맥은 안 보고 '어디 아파요? 이리 와 봐요' 하고는 그냥 막 찌르는 수준입니다. 그렇지만 맥을 몰라도 침을 찌를 줄만 알면 효과가 나타납니다. 그래서 70% 정도 효과를 봐요. 그것도 굉장한 거죠. 물론 맥이 조절되는 것과는 아무 상관없지만 말입니다.

2사 1보 침법(내경 침법), 사필용방과 보필용원

그런데 우리는 그렇게 하지 않고 맥대로 침법을 구사하는데 정경의 병인 이때는 '내경침법'을 씁니다. 간경과 담경을 쓸 수 있는데, 인영이 크고 현맥이 나왔을 때는 담경에 사법을 써야 됩니다. 인영을 작게 하려면 담경에서 2개혈을 사하고, 간경에서는 1개혈을 보합니다. 앞으로 끝날 때까지 침법 설명할 때는 끊임없이 보와 사가 나옵니다.

그렇다면 사법은 뭐고 보법은 뭐냐? 사법은 큰 맥을 작게 하고, 보법은 작은 맥을 크게 하는 겁니다. 아주 명쾌해요. 맥이 작으면 기운을 북돋아서 크게 하고, 맥이 크면 기운을 끌어내려서 작게 하고. 그러면 사하는 방법과 보하는 방법을 알아야 되겠죠. 책에서는 뭐라고 나와 있느냐? '사필용방(瀉必用方), 보필용원(補必用圓)' 이렇게 나와 있어요. '사필용방' 즉 사법을 쓸 때는 반드시 '방(方)' 자를 쓰고, '보필용원', 보법을 쓸 때는 반드시 '원(圓)' 자를 써라. 글씨는 저렇게 써 놨는데, 사필용방은 뭐고 보필용원은 뭐냐?

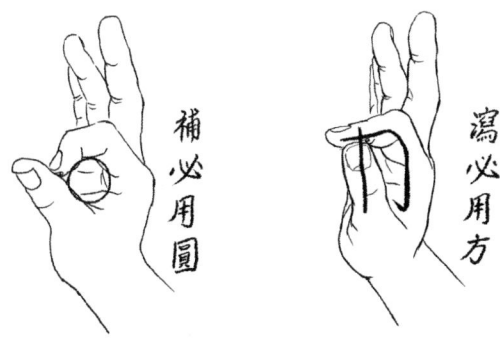

그림 보필용원 사필용방

사필용방. 사법을 쓸 때는, 침을 이렇게 놓고는 침 머리를 잡고 엄지손을 요렇게 땡기면 '모 방(方)' 자 모양이 됩니다. 이런 걸 보면 옛날 어른들의 생각이 기가 막히구나 싶습니다. 사법을 할 때는 침을 편안하게 잡고 엄지손가락을 당겨서 방(方) 자 모양을 만들고, 보법을 할 때는 반드시 원(圓) 자를 써라. 보필용원. 요렇게 엄지손을 밀면 '둥글 원(圓)' 자 모양이 되겠죠. 방(方) 자를 쓸 때는 침을 어느 방향으로 돌려요? 시계 반대 방향이죠. 그러니까 침을 일단 찌르고 시계 반대방향으로 돌리면 무지 아파요. 그래도 아! 할 때까지 돌립니다. 그러다가 놓으면 제자리로 복원이 돼요. 침이 다시 풀립니다. 그러면 또 시계 반대 방향으로 돌립니다.

그 다음에 감아놓고 침을 튕겨요. 침 머리를 보면 도돌도돌하죠. 그걸 긁어요. 튕기거나 긁거나 또는 누이거나 하는 겁니다. 침을 놓고 이렇게 누이는 거 봤죠? 튕기는 것 봤죠? 긁는 거 봤죠? 그건 다 사법입니다. 살 속에 있는 침 끝을 방전시켜서 자극을 주는 겁니다. 피부 밑에서 침이 막 움직이면, 경맥에서 엉켜 있던 기운이 순환이 잘 됩니다. 순환이 잘 되니까 막혀있던 경맥이 뻥 뚫리겠죠. 그러면 맥이 작아지면서 몸도 가뿐해집니다. 기운이 막혔을 때는 그걸 뚫고 지나가려고 혈관이 커지게 되는데 소통이 되면 커진 혈관이 다시 줄어들게 되죠. 이 방법이 바로 큰 맥을 작게 하는 사법입니다. 혈관이 신축성이 있기 때문에 그래요.

보법은 침을 놓은 뒤에 보필용원, 시계방향으로 돌려서 반드시 이렇게 동그랗게 만들거나, 혹은 그냥 놔두면 보(補)가 됩니다. 유침된 상태죠. 그러니까 보법과 사법은 음양 관계입니다. 우리가 쓰는 MT 있죠? 자석테이프. 그건 침을 찌른 후 건드리지 않고 그냥 놔두는 거예요. 그러니까 그건 보법이죠. MT 보법은 맥이 작은 쪽에다 씁니다. 맥을 보고 무조건 작은 쪽에다 8시간 정도 쓰기 때문에 굉장히 강력합니다. MT 보법은 아이들, 애기들한테도 쓸 수 있어요. 애기들 감기 걸렸다 그러면 사관에 조그만 MT를 붙여만 놔도 기운의 순환이 잘 되어서 자체적으로 저항력과 면역력을 만들어요. 원래 있었던 힘을 복원시키는 거죠.

침을 놓으면 기운이 회복되는 이치, MT 보법의 원리와 요령

　기운이 돌다가 막힐 때 몸도 식게 되고 만병이 생깁니다. 그래서 이때 자신이 직접 혈자리를 찾아서 쓸 때, 이렇게 만져봐서 움푹 들어간 곳(凹)이나 도돌도돌 튀어나온 곳(凸)이면 더 좋은데, 그렇지만 손목 아래나 발목 아래에서 해결하는 것이 가장 좋습니다. 왜냐하면 장부에서 만들어진 기운을 가장 많이 활용하는 데가 손과 발이잖아요. 컴퓨터 자판을 치면 손 전체를 다 쓰죠. 또 손으로 물건을 집고 옮기고 하잖아요. 손이 없으면 아무 것도 못해요. 그리고 발이 없이는 이동과 지탱을 못하고. 그래서 장부를 제외하면 손발이 힘을 가장 많이 소비하는 곳입니다.

　인간은 지난 수천 년, 수만 년 동안 머리 아래쪽의 에너지를 사용하는 방향으로 진화 발전되어 왔어요. 그런데 우리 세대에서 그걸 덜 사용하고 있습니다. 지난 수천 년 동안 인간은 걸어 다녔는데 지금은 전부 자동차 타고 댕기죠? 쓰던 몸을 안 씁니다. 그러면 어떻게 되겠어요? 덜 사용하는 만큼 퇴화되어 병이 생기지 않을 도리가 없어요. 우리가 계속 운동해야 되는 이유가 여기에 있습니다. 저는 여러분이 가고 나면 운동을 해서 기운이 막힌 곳을 풀곤 합니다. 일단 안 아파야 일을 계속 할 수 있으니까요.

　그래서 이렇게 담경맥의 규음, 임읍, 구허, 양릉천, 견정, 풍지, 동자료 등을 사(寫)하면 인영맥이 커진다고 했어요, 작아진다고 했어요?

(작아진다.)

　　인영맥이 작아지죠. 태충이나 태돈은 침을 찌르고 그냥 놔두면 되고. 규음이나 임읍 또는 구허에는 침을 놓고 시계 반대방향으로 돌리는데, 언제까지 돌리느냐? 책에는 2사 또는 3사 하라고 했어요. 3바퀴를 돌리려고 했는데, 5바퀴를 돌려도 살이 잡는 힘이 허(虛)해서 계속 돌아가는 사람이 있어요. 그러면 이 밑이 정신 차리게 자극을 줘서 돌리면 살이 꽉 물게 돼요.

　　침이 뭐냐 하면 내 살 입장에서 보면 이물질이죠. 살 속으로 가느다란 쇠꼬챙이가 딱 꽂히면 살 입장에서 보면 위험물질이 들어온 거잖아요. 세포는 살아있는 소우주이기 때문에 그 소우주들이 가만히 있지를 않아요. 이물질을 제거하기 위해 여기로 저항물질을 무지하게 많이 실어 나르게 됩니다. 침을 놓은 후에 계속 자극합니다. 그러면 더 많은 기운이 가겠죠. 여기로 필요한 모든 생명 물질들을 보내 줘야 되니까 고통스러운 거예요. 막 '쑤셔쑤셔' 해서 뚫는 게 아닙니다. 여기다 침을 놓고 자극을 많이 하면 할수록 소통이 되니까 기운이 원래대로 회복되는 겁니다. 그런 이치로 커진 맥이 작아지게 되는 거죠. 그러면 반대로 음경맥인 간경을 보(補)하면 촌구맥은 커지게 되겠죠.

　　그리고 현맥이니까 침을 찌르기 전에 뭘 하라 그랬어요? 신맛 또는 고소한맛으로 영양하라고 했죠. 그리고 숨을 어떻게 쉬라고 했어요? 인영이 크니까 들숨을 길게 한다. 운동은 어떻게 하라 그랬어요? 아래로 기운이 많이 가게 해야 되니까 하체 운동을 많이 하라고 했죠. 그래야 촌구맥이 커지게 됩니다. 최 선생 같은 경우는 인영맥이 작잖아요. 그러면 상체운동을 더 많이 해야 되고 물구나무서기 같은 운동이 효과적입니다. 다리를 높이면 그 피가 머리로 오니까 그렇죠. 그러면 인영맥이 커지면서 머리도 맑아지게 됩니다. 호흡은 낼숨을 길게 해야 되겠죠.

두 번째로 현맥이 나오고 인영이 클 때 사용하는 MT 보법이 있습니다. MT 보법은 작은 맥을 크게 하는 거니까 음양에서 어떤 경맥을 써야 돼요?

(음경맥)

음경맥이면 간담 중에서 어디예요?

(간경맥)

그렇죠. 간경맥. MT 보법은 간경의 혈자리 중에서 하나 또는 두 곳을 씁니다. 인영이 크고 촌구가 작을 때는 촌구맥만 계속 크게 해도 나중에는 저절로 같아집니다. 맥은 상대적인 생명 안에서 변하는 게 아니라 자신의 몸 안에서만 변하기 때문입니다. 그러니까 촌구맥이 커지면 커진 만큼 위에 있는 인영맥은 작아지게 되어 있어요. 모래시계를 보면 모래가 아래로 떨어지면 밑에는 쌓이지만 그만큼 위쪽은 줄어드는 이치와 같습니다. 그게 절대량 안에서 변하는 거라서 그래요. 그래서 보법만 써도 같아질 수 있습니다. 그러면 MT 보법은 몇 시간 하는 거냐? 8시간. 주무시기 전에 붙이고 아침에 일어나서 떼는 겁니다. 낮에 꽂아 놓고 돌아다니면 따끔따끔 하거든요. 내경침법은 적어도 1시간은 해야 되고, 2시간 정도 하면 맥이 변하는 걸 확인할 수 있습니다. 사실은 인영 촌구맥이 같아진 것을 확인하고서 침을 빼면 가장 정확합니다.

구궁팔괘침법

두 번째, 현맥이 나오고 인영 4~5성이 있습니다. 이건 인영은 이만한데 촌구는 상대적으로 이렇게 작은 겁니다. 차이가 더 벌어진 거죠. 현맥 인영 4~5성일 때의 병을 기경팔맥 중에서도 대맥의 병이라고 합니다.

그림 인영 촌구 4~5배, 6~7배 차이

이건 현맥 인영 1성에서 안 고치고 간이 허약한 상태로 오랜 시간 그냥 놔두어서 병이 더 커진 경우죠. 보통 보면 좀 아파도 그냥 살잖아요. 그냥 놔두니 당연히 인영맥도 커지게 되고, 그렇게 살다 보니까 간경화도 되고 간암도 되고 하는 겁니다. 간이 건강한 사람이 어느 날 갑자기 덜컥 간암에 걸릴 수는 없잖아요. 처음에는 인영 촌구가 같았다가 한쪽이 자꾸 커지게 되고 나중에는 4~5배 차이가 나면서 빼빼 마르고, 간경화, 간암 같은 게 오는 겁니다.

이때는 어떻게 하느냐? 골고루에 신맛과 쓴맛을 먹고 침으로는 '구궁팔괘침법'을 씁니다. 현맥 인영 4~5성일 때 구궁팔괘침법을 쓰려면 먼저 대맥을 통제하는 혈자리를 찾아야 돼요. 아까 체크한 '담경의 임읍'이라는 혈자리가 있습니다. 현맥 인영 4~5성이면 대맥의 병이니 임읍을 사합니다. 아까는 작은 걸 크게 하는 보법을 썼는데 이런 사람은 큰 맥을 작게 해야 돼요. 인영맥이 작아지면 일시적으로 촌구맥이 커지게 되죠. 하지만 맥도 관성이 있어서 그 상태에서 가만히 있으면 인영맥이 다시 커지게 됩니다. 그래서 신맛을 더 잘 챙겨 먹고, 호흡도 들숨을 더 길게 꾸준히 하고, 하체운동을 더 잘하면서 꾸준히 임읍혈에 사법을 쓰면 고쳐집니다.

밖에서는 웬만해서는 간경화나 간암 같은 거는 못 고치는 걸로 되어 있잖아요. 그런데 그게 고쳐져요. 암도 말기 넘어가는 것이 아니면 간세포를 건강하게 하면 고쳐집니다. 간을 꾸준히 영양하고, 운동하고, 호흡하고, 몸을 따뜻하게 하면서 맥을 같게 해야 되겠죠. 맥이 같아졌다는 건 에너지가 전신에 골고루 잘 공급된다는 걸 뜻합니다. 그런데 아까처럼 4~5배로 음양의 편차가 크게 난다는 것은 피가 어느 일방으로만 왕창 가고 다른 쪽으로는 잘 안 간다는 걸 의미하죠. 그건 병세가 그만큼 깊어졌다는 뜻이니, 맥이 같아지도록 끊임없이 노력을 해야 합니다.

이 선생, 양말을 벗어 보세요. 네 번째 발가락 끝 여기가 규음이고, 여기 보면 새끼발가락에서 올라가는 심줄 튀어나온 데가 보이죠. 심줄요 뒤쪽이 임읍입니다. 이렇게 땡겨 보세요. 그러면 심줄 뒤에 있어요. 나중에 하루 날 잡아서 여기 앉아서, '한 분씩 오세요' 하면서 다 표시해 드릴 겁니다. 그날 하여튼 발 안 닦고 오면 안 됩니다. 이렇게 표시해 주면 모를 수가 없겠죠. 그리고 나서도 '나 어디 아파요' 하고 자꾸 낑낑거리면 퇴학시킬 겁니다. 자기 병 못 고치는 사람은 제명(除名)시켜야 돼요. 안 봐 줍니다.

촌구가 클 경우의 처방

자, 그러면 인영맥이 큰 사람만 있느냐? 촌구맥이 큰 사람도 있죠. 당장 최 선생은 인영이 작고 촌구가 크잖아요. 물론 그건 지금 시대엔 조금 특별한 경우긴 하죠. 옛날 사람들은 대부분 촌구맥이 컸습니다. 그러니까 몸이 튼튼했던 거죠. 몸이 튼튼한 사람은 잘 안 변합니다. 그건 몸이 더 보수적이라서 그렇습니다. 현 상황을 지키려고 하는 힘이 강하다 그 얘기죠. 그런데 현대인들은 머리를 많이 써서 거의 인영맥이 큽니다. 인영맥이 크다는 건 하체가 약하다는 건데 그런 사람은 변화하는 환경에 잘 적응하는 편입니다.

현맥이 나오고 촌구가 1배가 크니까 1성이죠. 그러면 이걸 고치기 위해서 뭘 해야 되느냐? 현맥이면 육장육부 중에서 간담이 제일 허약한 거니까 우리는 일체의 이유 없이 골고루에 신 것이나 고소한 것을 더 먹고, 낼숨을 길게 하고, 상체 운동을 많이 해서 피가 머리 쪽으로 많이 가게 만들어야 됩니다. 그러면 음양의 균형이 잡히겠죠. 침을 쓴다면 어떻게 해야 되죠? 담경 1개혈을 보해야 돼요, 사해야 돼요?

(보해야 돼요.)

그렇죠. 담경의 1개혈을 보하고 간경 2개혈은 어떻게 해야 돼요?

(사한다.)

그렇죠. 사한다. 사한다고 한 분들은 좌우지간 벌써 도사 다 된 겁니다. MT 보법은 어디를 써야 돼요? 현맥이 나오고 촌구가 큰 사람은 간경을 보해야 돼요, 담경을 보해야 돼요?

(담경을 보해야 해요.)

그렇죠. 담경의 하나 또는 두 곳에 붙여 놓는다. 주무시기 전에 붙이고 아침에 일어나서 뗍니다. 발에 보면 임읍의 상대혈이 있어요. 상대혈은 상극 관계에 있는 자리를 말합니다. 목의 상대는 토죠? 그래서 담경이 양이고 상대혈인 토에서는 비장경이 음경이니까 그 비장경 상에 있는 '공손혈'을 보하면 됩니다. 대개 8시간 정도. 침법은 대개 사법이기 때문에 두 시간 넘지 않게 해야 되고, 사실 두 시간도 징글징글 합니다. 2사1보 하고 1보2사 하는 요 침법을 '황제내경침법'이라고 합니다.

네 번째, 현맥이 나오고 촌구가 6~7성이면 이건 사해의 병입니다.

굉장히 심각해진 상태죠. 중병입니다. 이때도 당연히 신맛 또는 고소한 맛을 먹고, 낼숨을 길게 하고, 상체운동을 많이 해야 인영맥이 커지겠죠. 이 사람들은 귤을 좋아하고, 딸기를 좋아하거나 아니면 잣이나 호도, 땅콩 같은 고소한맛을 좋아할 수도 있습니다. 이때는 '사관(四關)침법'을 씁니다.

우리 선생님이 당신 병을 고치려고 백방으로 노력했다 그랬잖아요. 그래서 그때 당시 연세가 92세 되신 할아버지를 찾아가서 사관침법을 전수받았습니다. 그 분이 당대 사관침법의 제 1인자였는데, 그 분한테 사사를 받아서 사관침법을 정리하신 겁니다.

촌구 6~7성은 음이 크니까 '음경의 대표혈인 간경맥의 태충'에다가 사관침을 써서 사(瀉)를 해 줍니다. 보법은 '양경의 대표혈인 합곡'에다가 씁니다. 그래서 좌우 합곡과 태충해서 네 개의 혈자리가 사관자리가 됩니다. '사관 맞는다, 사관 딴다'는 말 있죠? 사관은 손가락을 따는 게 아니고 합곡과 태충자리를 쓰는 걸 말해요. 합곡은 대장경상에 있죠. 나중에 사관침법도 제가 두 시간 정도 강의를 해야 되는데, 탁기가 아주 많은 사람에게 사관침을 놔주면, 침 놔주는 사람이 얼굴이 새까매지고 목이 다 쉬게 됩니다. 왜 침 놔주는데 목이 다 쉴까요? 목이 쉴 수밖에 없는 게, 저 같은 경우는 금기가 강하다 보니 상대적으로 허약한 간담이 지배하는 목이 착 가라앉는 증상이 잘 생깁니다. 물론 그때는 신맛을 먹으면 좋아지지요.

이렇게 해서 우리는 네 가지 침법을 씁니다. 황제내경침법, 구궁팔괘침법, 사관침법, MT 보법. 요 네 가지 중에서 맥에 맞춰서 거기에 해당되는 걸 쓰면 됩니다. 내경침법은 일반적으로 많이 쓰는, 가는 1회용 호침을 쓰고, 구궁팔괘침법은 맥 편차가 더 나니까 좀 더 굵은 걸 써요. 그래야 맥이 빨리 조절됩니다. 맥이 더 크면 사관침법. 사관침법을 쓸 때는 굉장히 굵은 침을 씁니다. MT(자석테이프) 보법은 맥이 작은 쪽을 보하는 겁니다. MT는 굉장히 효과도 크고 애들한테도 쓸 수 있어요.

여러분들은 지금 침을 놓고 말고 할 게재가 아니니까 이 침법의 내용을 외워서 기억해야 됩니다. 현맥이 나오고 인영맥이 클 때는 침은 담경의 2개혈을 사하고 간경의 1개혈을 보한다. MT 보법은 간경의 하나 또는 두 곳을 붙인다. 주요 혈자리는 여기 적어 놓은 안에서만 사용하면 거의 문제가 안 됩니다.

간담을 영양하는 음식들

교재 두 장을 넘기고, 현맥이 나와서 간담이 허약하게 되면 침도 놓고, 뜸도 뜨고, 운동도 해야 되지만 무엇보다도 체질과 맥에 따라서 섭생해야 됩니다. 그래서 문자가 생긴 이래 최초로 우리 현성 선생님께서 천지의 이치를 터득하셔 갖고 장부(臟腑)를 영양하는 음식(곡식, 과일, 야채, 육류, 근과, 조미료)들을 기운별로 다 정리해 놓으셨어요. 음식이니까 누가 먹어도 해롭지 않고, 다만 맛있다 없다, 많이 먹을 수 있다 많이 못 먹는다 하는 차이만 있습니다.

맛을 봤더니 신맛, 고소한맛, 구수한맛, 노린내나는 맛이 있어요. 노린내는 뭐냐? 개고기 같은 게 노린내가 나요. 그리고 구수한맛은 누룽지나 숭늉 같은 게 구수한맛이 나죠. 옛날에 보면 간이 안 좋으신 어른들은 구수한 숭늉이 좋다고 하고, 심장이 안 좋은 할아버지는 숭늉이 좀 써야 더 맛있다고 그랬어요. 그래서 숭늉 만들 때 땔감을 한 줌만 더 넣어라고 이야기 합니다. 시큼시큼 타서 씁쓰름하면 더 맛있어서 그런 거죠. 그런데 대장이 안 좋은 사람은 쓴맛을 잘 못 먹어요. 쓰면 맛이 없다고 그럽니다.

먼저 간담을 영양하는 곡식으로는 보리, 밀, 메밀, 팥이 있는데 이런 건 쌀밥이나 현미보다 여름에 빨리 쉬어요. 왜냐? 부드러운 목기가 많기 때문입니다. 목기가 많다는 것은 발효가 잘 된다 그 말이죠. 발효가 잘 된다는 얘기는 분해가 잘 된다는 말과도 같아요. 그리고 그밖에 강낭콩, 완두콩이 있습니다. 이 중에서 팥이 강력합니다. 팥도 언제 팥이 좋으냐 하면 완전 딱딱하기 전, 물기가 톡톡 튈 때가 목기운이 굉장히 강합니다. 간이 병난 사람은 그걸 취해서 약으로 씁니다. 『황제내경』에 보면 현맥 1성이 나오는 사람들은 일주일이면 고친다고 나와요. 과일로는 귤, 딸기, 꽈리 이게 다 신맛이죠. 포도, 모과는 아주 시고 맑고. 또 사과, 유자, 앵두, 매실이 있습니다. 굉장히 많죠?

그러면 이걸 다 먹어야 되느냐 하면 그건 아닙니다. 자신이 좋아하는 것을 먹습니다. 구하기 쉽고 맛있는 것을 먹으면 됩니다. 없는 것 일부러 고생해가며 구하지 말고, 그 지역에서 농사가 잘 되는 걸 구해서 먹으면 돼요. 장사꾼이라면 구하기 어려운 것, 농사짓기 힘들고 희소가치가 높은 것을 생산해서 이윤을 많이 남기려 들테지만, 우리는 굳이 그렇게 할 필요가 없겠죠. 주변에 가장 흔한 것이 그 지역에선 가장 생명력이 강한 것이고, 그게 거기 사는 사람에게 가장 좋은 먹거리입니다. 그래서 신토불이라고 하잖아요.

간담을 영양하는 야채로는 부추(정구지), 신김치가 있고. 금방 담근 김치, 겉절이 같은 건 매운맛에 속하는데 발효되면 신맛으로 변하죠. 깻잎은 고소한맛, 콩잎은 지린맛. 그래서 수(水)죠. 어떤 동네에 가보니 콩잎을 잘 먹더라구요. 제주도나 경상도 쪽은 콩잎을 잘 먹고, 충청도나 전라도는 콩잎 대신 깻잎을 잘 먹어요. 콩잎은 수기여서 지린맛, 깻잎은 목기여서 고소한맛. 고기도 있는데 고기라고 다 나쁜 것이 아닙니다. 사실 옛날엔 고기가 별로 없었어요. 그러니까 주식(主食)을 곡식으로 하고 김치 같은 것을 담궈서 먹은 겁니다. 간담을 영양하는 육류 중에서는 개고기와 닭고기, 계란, 메추리알, 동물의 간, 쓸개가 있습니다. 닭고기는 확실히 고소한맛, 목기죠. 그래서 간이 안 좋은 사람들은 닭고기가 맛있다고 합니다. 그런데 홍맥이 나오면 닭고기가 맛이 없다고 그래요. 천지가 농사를 지어서 만들어 놓은 것을 이런 식으로 우리가 가져다 쓰는 겁니다.

개를 숭배하고 개와 비슷한 행태를 보이는 서양 인종

그리고 어떤 놈들은 개고기 먹으면 인간도 아니라고 그러는데, 그게 무슨 무식한 소리냐 그겁니다. 개장국이 얼마나 맛있는데. (웃음 하하하) 보신탕도 음식이죠. 그런데 뭣도 모르는 미개한 서양 놈들은 그것도 모르고 지들이 개고기 안 처먹는다고 '한국 사람들 보신탕 먹으니 니들 야만인이다, 한국에 안 간다' 그러는데 웃기지 말라고 해요. 지들은 그 잘 생긴 양 다 잡아먹고. 양이 얼마나 잘 생겼습니까? 소 그 큰놈 다 때려 잡아먹고, 아프리카 가서 원숭이 잡아다가 산 놈을, 눈 멀뚱멀뚱 떠 있는 놈을 해골 다 뼈개서 먹고. 걔들은 주식이 육식(肉食)이죠. 우리보다 동물을 훨씬 더 많이 잡아먹습니다. 그래놓고 개만도 못한 놈들이 우리보고 야만인이다 하면서 개지랄을 떠는데 가당치도 않아요.

그리고 개들은 원래 종자가, 조상이 개였어요. 그것도 나중에 얘기해줄게요. 그리고 우리 쪽에서 보면 개들은 개를 신앙하는 것과도 같아요. '오 마이 갓(Oh, my God)' 그러잖아요. (웃음) 우리는 원래 글을 왼쪽에서 오른쪽으로 쓴 게 아니라 오른쪽에서 왼쪽으로 썼어요. 그런데 어떻게 하다가 서양 문물을 받아들이다 보니까 세로로 쓰던 것이 가로로 쓰게 되었고, 우측에서 좌측으로 쓰던 것이 거꾸로 쓰게 되었어요. 그래서 이걸(God) 우리 쪽에서 읽으면 어떻게 돼요? '독(dog)'이잖아요.

'오 마이 갓' 그러고 있어요. 저것도 나중에 설명해 줄게요.

개네들은 어느 정도로 개를 좋아하고 받드느냐 하면 자기 부모보다 더 잘 받들어요. 사실 우리처럼 조상을 잘 받들고 조상을 기억하는 민족이 거의 없어요. 우리는 10대조 할아버지, 15대조 할아버지 족보까지 있잖아요. 그런데 서양 사람들은 증조할아버지 대만 넘어가면 거의 기억을 못 합니다. 시제(時祭)와 같은 제사 문화가 없기 때문에 그래요.

그리고 서양인들은 하는 짓도 개하고 얼추 같아요. 사람이 사람을 만나면 인사할 때도 의젓하게 해야 되는데, 개네들은 개처럼 핥고 빨고 그러잖아요. 시아버지하고 며느리하고 개처럼 핥고 설레발 치고. 그리고 춤을 출 때도 우리 승무나 탈춤 같은 걸 봐요. 얼마나 웅장하고 품위가 있어요? 그런데 서양 춤은 개처럼 발발거리잖아요. (일동 웃음) 그게 다 개지랄하는 겁니다. 개들은 개한테 상속도 해요. 개 무덤 만들어서 묘비도 쓰고. 『산해경』에 보면 그런 내용이 나옵니다. 대갈털이 누르스름한 놈들은 어떻게어떻게 해서 서쪽으로 가고, 머리털이 까만 종족들은 여기 남아서 살았다고. 여와 할머니 이전의 일이죠. 개고기 이야기 하다가 엉뚱한 데로 빠졌네요.

병이 창궐할 때의 처방, 우리 몸에 제일 좋은 브랜드는 비(非)브랜드

그 다음에 계란, 메추리, 동물의 간, 쓸개. 동물의 간이 사람의 간을 좋게 하고, 동물의 염통도 마찬가지로 사람의 심장을 좋게 해요. 동물도 오행 기운으로 이루어졌으니까 그런 겁니다. 우리가 다 실험해봤는데 동물들도 사람이랑 얼추 같아요. 개가 재채기 할 때 매운 걸 주니까 뚝 그쳐요. 개가 침 흘릴 때 소금 주면 침 안 흘립니다. 눈곱 낄 때는 신맛, 고소한맛 주니까 다 없어지더라니까요. 여름철에 토끼 농사짓고, 돼지 사육하는 사람들 있잖아요. 그 사람들한테 우리가 그런 말 하거든요. 병이 창궐할 때는 소식(小食)을 시키고 소금을 주라고. 이때 많이 먹이면 똥 만들다가 힘이 빠져서 다 죽습니다. 그런데 적게 주고 왕소금을 사료에다가 타서 주면 몸에 소금기가 들어가서 병균과 싸우는 힘이 강해집니다. 그리고 먹이를 적게 주면 이놈들이 배고파서 막 꿀꿀거리고 난리입니다. 사육농가에서는 빨리 살찌우게 하려고 자꾸 먹이니까 꿀꿀거리지를 않는데 원래는 그렇게 안 키웠어요. 요새는 대량으로 키우고 많이 먹이니까 병나는 거죠. 사람도 많이 먹으면 병이 나게 되어 있어요. 그러니 지금부터라도 적게 먹는 연습을 해야 됩니다.

근과는 뿌리를 말하죠. 옆에 견과라고 쓰세요. 땅콩이나 잣, 호두 이런 건 껍데기가 딱딱해서 견과라고 해요. 다 고소한맛이죠. 조미료는 맛을 조절하는 먹거리를 말합니다. 강력한 신맛으로는 식초가 있습니다. 미원이다, 미풍이다, 다시다 이런 건 오늘부터 일절 쓰지 마세요. 집에서 화학조미료 쓰는 분들은 매일같이 일정량의 독을 먹는 것과도 같습니다. 독을 먹고 어떻게 건강하길 바랍니까? '조금 넣으니까 괜찮겠지' 하는데 웃기지 말아요. 조금 넣으면 조금 문제가 되고, 많이 넣으면 많이 문제가 됩니다. 그리고 그것을 매일 먹어서 누적되면 나중에 그 앙화(殃禍)를 반드시 받게 됩니다.

우리는 기업들이 제품을 팔아먹으려고 하는 소리에 귀를 기울여선 안 됩니다. 천지자연의 순수한 정기를 섭취해야 돼요. 식초는 천연 조미료잖아요. 집에서 만드는 참기름, 들기름, 콩기름 있잖아요. 사람들은 그건 어디 제품이냐 하면서 브랜드를 따집니다. 그런데 가장 좋은 된장, 고추장은 비(非) 브랜드입니다. 할머니표, 엄마표 그런 거 있잖아요. 이익을 남기려고 만든 게 아니라 나와 내 가족을 먹이려고 만든 것. 그게 가장 정갈한 음식입니다.

그런데 지금 사람들은 그걸 몰라요. 그래서 어떤 정신이 없는 놈은,

나이도 많아서 제가 욕을 하려다가 참았는데, 대가리를 턱 들고 자기는 간장을 일제(日製)만 먹는다 그래요. 잘 났다 이거지. 돈 많다 그겁니다. '아이고, 그러시냐' 하고 말았어요. 그런데 얼마 안 있다가 암 걸렸다고 연락 왔더라구요. (웃음)

우리가 병마를 극복하고 몸을 좀 다듬어서 잘 살 수는 있지만, 생사(生死)라고 하는 본질적인 문제에서 벗어날 수는 없습니다. 이것 공부했다고 무슨 영생을 하는 게 아닙니다. 이론적으로는 숨을 계속 쉴 수만 있으면 영생이 가능합니다. 그렇지만 밧데리 충전을 아무리 잘해줘도 언젠가는 다 닳게 되겠죠.

표 간장과 담낭을 영양하는 음식

분 류	종 류 (신맛, 고소한맛, 구수한맛, 노린내나는맛)
곡 식	팥, 보리, 귀리, 메밀, 밀, 강낭콩, 동부, 완두콩 등
과 일	귤, 딸기, 꽈리, 포도, 모과, 사과, 앵두, 유자, 매실, 오미자 등
야 채	부추, 신김치, 신동치미, 깻잎 등
육 류	개고기, 닭고기, 계란, 메추리, 동물의 간, 동물의 쓸개 등
근 과	들깨, 참깨, 땅콩, 잣, 호두(견과) 등
조미료	식초, 참기름, 들기름, 각종 식용유, 건포도 등
차 류	들깨차, 땅콩차, 유자차, 오미자차, 오렌지주스, 매실차 등

그 다음 마시는 차가 나오는데, 들깨차는 고소한맛, 땅콩차도 고소한맛. 유자차, 오미자차, 오렌지주스, 포도주스 해서 신맛 나는 것들이 많죠. 또 요즘은 효소 엑기스 이런 것도 있어요. 여기에 다 적을 수가 없으니까 먹어봤더니 신맛이라면 다 목기운으로 보면 됩니다. 사이다는 뭐냐? 시고 톡 쏘는 맛이죠. 콜라는 무슨 맛이냐? 떫고 톡 쏘는 맛. 그러

니 그건 심포 삼초입니다. 그래서 콜라가 판매량이 사이다보다도 몇 배가 더 많아요. 하지만 그런 탄산음료는 무조건 안 좋습니다. 특히 콜라는 거의 독극물 수준으로 그건 뼈도 삭힙니다. 콜라나 사이다 같은 건 먹지 말고, 딸기주스, 포도주스, 사과주스 이런 게 훨씬 나아요. 이런 먹거리를 잘 활용한다면 간에 오는 병을 예방하고, 만일 간에 문제가 생긴 경우라 하더라도 신맛이나 고소한맛을 꾸준히 먹으면 그만큼 건강해집니다.

왜 소식(小食)을 해야 되는가

그러면 얼마만큼 먹어야 되느냐? 간담이 허약한 사람보고 신맛을 많이 먹으라고 한다고 해서 배터지게 먹으라는 게 아닙니다. 과식이 아니라 다른 것보다 그걸 많이 먹으란 겁니다. 대신에 배부르지 않게 먹어야 돼요. 소식을 해야 병을 고치기 쉽거든요. 배부르게 먹으면 무조건 과식입니다. 그럼 소식은 뭐예요?

(부족한 듯 먹는 거요.)

부족한 듯 먹는 게 아니라 배부르지 않게 먹는 걸 말해요. 부족한 듯 먹어라고 하면 힘들잖아요. 먹다가 만 것 같고. 그런데 소식을 하면 일단 위장이 편하고, 좀 작아집니다. 그렇게 1년 정도만 적게 먹는 연습을 하면 장기(臟器)의 위치가 다 정리가 돼요. 간이 제자리를 찾고, 폐가 제자리를 찾고, 심장이 제자리를 찾아갑니다.

우리 몸이 어떻게 되어 있느냐 하면, 이 갈비통 안에 오장이 들어 있잖아요. 그리고 위장이 이렇게 있는데 뭘 집어넣으면 위가 늘어나게 되겠죠. 과식을 해서 위장만 늘어나면 괜찮은데 다른 장기들도 있어요. 폐나 간이나 십이지장 같은 놈들도 갈빗대와 배통 속에 자리하고 있는데, 위가 늘어나서 이렇게 다른 장기에 압박을 가하게 되니 이놈들은 어디

도망갈 곳이 없어서 눌리게 되는 겁니다. 그러니 많이 먹으면 위장이 늘어나서 폐와 심장 등을 압박하니까 숨도 가빠지게 되는 거죠. 요즘 사람들을 보면 얼마까지 먹느냐? '배불러 죽겠다' 할 때까지 먹어요. 그건 죽기 직전까지 먹는다는 말입니다. 그것도 하루에 세 번씩. 그래 놓고도 사람 목숨이 얼마나 질긴지 잘 죽지도 않아요.

계속 적게 먹으면 이렇게 자리만 많이 차지하고 있던 위장이 작아지죠. 그러면 밀려났던 장기들이 제자리를 찾아가게 됩니다. 제자리를 찾으면 이 사이에 끼어있던 놈들이 각자 자기 할 일을 원활하게 하게 되겠죠. 원활하게 하면 열이 만들어지고 뱃속에 쌓여 있는 지방질 같은 것들도 분해가 빨리 됩니다. 장부의 활동을 잘하게 해주는 사람이 누구냐 하면 바로 자기 자신이죠. 그것도 안하고 어디 엄한데 가서 '경락마사지 해 주세요. 효소해 주세요. 침 놔 주세요. 발마사지 해 주세요' 합니다. 그런 것 하면서 또 배터지게 먹으면 헛일이죠.

여기 밑에 보면, 산초가 나오는데 이건 한약재죠? 신맛 나는 한약. 약재는 여기서는 안 다루고 나중에 보기제와 보혈제, 인영을 크게 하는 한약제와 촌구를 크게 하는 한약재를 정리해서 나눠 드릴게요. 오늘까지 들은 것만 갖고서라도 계속 연습을 하면 충분합니다. 고혈압이다, 당뇨다, 암이다, 천식이다, 위장병이다, 관절염이다 하는 것들 있잖아요. 이런 제반 병들을 맥대로 다스리는 법을 따로 설명을 해야 되기 때문에 12주가 필요합니다. 빨리 속성으로 배우는 방법이 없느냐고 묻는 분들도 있는데 그런 방법이 있다면 얼마나 좋겠습니까? 어떻게 보면 지금 우리가 하는 이 공부는 의대 공부를 10년 한 사람보다도 자기 병을 고치는데 있어서 훨씬 더 뛰어난 능력자로 만들어 주는 공부입니다.

세 가지 해서는 아니 되는 것

질문 받겠습니다. 무엇이든지 물어보세요.

질문 : 교재에 보면 삼불가(三不可)라는 것이 나오는데요. 불가교악자(不可敎惡者)하고 불가용사사(不可用私事)는 알겠는데, 불가추빈자(不可追貧者)라는 것은 어떻게 해석해야 하는지 궁금합니다.

대답 : 그것은 가난한 자를 내쫓지 말라는 겁니다. 돈 없다고 깔보지 마라는 거죠. 부자나 가난한 자나 다 같은 생명이잖아요. 누가 와서 맥을 봤는데 현맥이라면 신 것을 먹으라고 알려주고, 신맛 나는 음식에는 어떤 게 있다고 알려줘라 그 얘기죠.

또 거기 보면 불가교악자라고 나와 있습니다. 악한 마음을 갖고 있다든지 자기만 위하려고 하는 사람들에게는 가르치지 말아라는 거죠. 그런 사람들은 나중에 이것을 나쁘게 쓸 수 있습니다. 예를 들어서 현맥인 사람한테 뭘 줘야 된다고 그랬어요?

(신맛)

그런데 심보 나쁜 놈이 있어서 '내가 저 놈 잡아야 되겠다' 마음먹으면 표가 안 나게 잡을 수도 있어요. 현맥 나오는 사람한테 '현미밥을 잡수세요' 그래요. 현미는 강력한 금기(金氣)인데, 세상은 현미가 다 좋은 줄로만 알고 있잖아요. 맥을 봐서 현맥이면 반드시 '팥을 먹어라. 보리밥을 먹어라'고 해야 되는데, '현미를 먹어라. 율무를 먹어라'고 할 수 있잖아요. 그건 금극목을 더 시키는 거죠. 그러면 간이 어떻게 되겠어요?

(간에 탈이 나죠.)

그러면 귀신도 모르게 죽일 수 있다는 거죠. 이걸로 생사를 좌우할 수도 있는 겁니다. 보면 뭣도 모르는 자들이 텔레비전에 나와서 현미 좋다고 깝치고, 현미 예찬론을 떠들고 다니죠. 그건 그 사람들이 목화형이라서 그래요. 현미밥 좋다고 떠드는 사람들을 보면 거의 다 목화형들입니다. 목화형들은 금기가 약하잖아요. 그 사람들은 실제로 현미가 맛있어요. 그런데 저 같은 금형은 현미밥 먹으면 당장 눈이 뻑뻑해지고, 간이 다 오그라듭니다. 금극목 되어서 아침에 눈뜨기가 힘들다니까요. 그 밥을 삼시 세 때 1년이고, 5년이고 계속 먹어 봐요. 간이 어떻게 되겠어요? 다 오그라들어요. 그래서 나쁜 마음을 갖고 있는 놈들, 악한 놈들한테는 절대 가르치지 말아라 그 뜻입니다.

또 불가용사사. 사사로이 자기만을 위해서 사용하려는 놈들에게도 가르치지 말아라. 간이 안 좋은 사람이 와서 뭘 먹어야 간이 좋아지는지 묻는데, '니도 나만큼 한번 고생해 봐라' 하면서 방법을 안 알려줄 수 있잖아요. 그래서 사적으로만 쓰려는 사람도 안 된다 그 얘깁니다.

침으로는 보(補)가 잘 안 된다

또 질문하세요.

질문 : 인영맥과 촌구맥을 같게 할 때, 인영이 크면 양경에 사법을 써서 인영을 작게 하는데요, 이때 음경에 보법을 써서 촌구맥을 크게 하는 식으로 같게 하면 안 되나요?

대답 : 그래도 되죠. 또 그렇게 해야 빠릅니다. 그래서 양경에 두 개 혈을 사해서 작게 하고, 음경에 하나를 써서 보를 하는데, 실제 해보니까 침으로는 보(補)가 잘 안 됩니다. 침을 놓고서 시계방향으로 돌린다고 맥이 커지진 않더라구요. 찌르는 순간 무조건 자극이 됩니다. 그러면 그 자체가 사(瀉)가 되겠죠. 그러니까 보를 하려면 유침만 하라는 겁니다.

그 때는 유침법을 써서 MT를 8시간 붙여두면 기운이 그쪽으로 모여듭니다. 가시 같은 걸 살 속에 하나 꽂아두면 이물질을 방어하기 위해서 생명 에너지가 그쪽으로 갈 것 아닙니까. 그러면 15분이나 30분 동안 찔렀다가 빼는 것보다는 밤새도록 MT를 붙여놓고 있으면 자는 동안 그쪽으로 더 많은 기운이 가겠죠? 그러면 저절로 맥이 커져서 보(補)가 됩니다. MT 같은 걸 쓸 때는 그냥 딱 붙이고 말지, 자꾸 건드리면 사가 되어서 맥이 오히려 작아져요. 지금 제가 하는 말들은 당장은 이해가 안 되고, 실제로 해서 결과가 나타나야만 '아! 그렇구나' 하고 깨닫게 되는 내용들입니다.

생명은 살아 있는 한 특별한 경우를 제외하고 복원력이 있습니다. 상처가 나면 딱쟁이가 지면서 복원을 시키죠? 그런 위대한 복원력이 있어요. 또 작아진 건 크게 하려는 복원력이 있고, 커진 건 작게 하려는 복원력도 있구요. 우리가 에너지를 많이 쓰면 피곤해 지잖아요. 그러면 에너지를 복원 시키려고 저절로 잠이 오게 만듭니다.

기존 종교나 학문의 한계, 맥 공부의 왕도

질문 : 인영 촌구가 1:1로 같아졌다고 하더라도 기운이 없고 건강하지 않을 수 있는데, 이때 건강하게 하는 다른 방법 같은 게 있나요?

대답 : 이제 인영 촌구가 같아졌다면 무엇을 해야 되겠습니까? 요 같아진 맥이 현맥이면 계속 신 것을 먹으면 돼요. 현맥인데 신 것을 안 먹으면 간담이 또 허약해지고 맥도 또 커집니다. 그래서 신 것을 계속 먹고, 숨도 1대1로 쉬고, 운동도 해야 됩니다. 그렇게 본다면 가만히 책상머리에 앉아서 머리만 쓰는 일보다는 몸도 같이 쓰는 일이 더 낫고, 가만히 앉아서 염불만 외는 것보다는 마당을 쓰는 게 낫습니다. 마당 쓸면서도 염불할 수 있거든요. 우리가 학문을 위한 학문만 하는 것도 아니고, 철학을 위한 철학만 하는 것도 아니니까 그렇게 해야 됩니다. 그리고 기존 철학(哲學)이나 종교(宗教), 신학(神學)에는 사람이 병났을 때 어떻게 해야 된다는 이야기가 없잖아요. 그러니까 그런 머리 굴리고 하

는 건 그 동네 가서 하고, 여기서는 사람을 한번 제대로 챙겨보자는 겁니다.

불교를 하든, 예수교를 하든 뭘 하든 사람이 건강해지면 거기에서 건강한 신앙관이 나오고 건강한 종교관이 나옵니다. 그런데 병나면 어떻게 되느냐? 맨날 뭘 바라기만 해요. 속세와는 인연을 끊은 부처님한테 맨날 뭘 해달라고 빌기만 하고. 우리 아이 대학 붙게 해 달라고 백일기도나 하고. 그런데 안 들어줘요. 들어주면 그건 부처님이 아닙니다. 세속과 인연 끊은 분한테 자꾸 뭘 해달라고 비는데, 그건 이치적으로 안 맞아요. 기도하면서 원하는 바를 이루기 위해 스스로 더욱 노력하는 것이 중요합니다. 다만 이건 있어요. 부처님의 엄청난 원력(願力)이 있어서 그 원력에 기댈 수는 있다 그거죠. 그렇지만 자기가 노력을 않고선 그 원력이 나한테 어떻게 해주지는 않는다는 거죠. 또 질문하세요.

질문: 맥을 봐서 4~5성이다, 6~7성이다 하는 것을 실제 알 수 있는 겁니까? 아니면 어림짐작으로 아는 겁니까?

대답: 맥을 봐서 4~5성 혹은 6~7성을 알아내는 것은 실제로 아주 쉬워요. 지금은 거기까진 진도가 안 나갔습니다. 지금은 촌구맥이 있다 없다, 뛴다 안 뛴다, 크다 작다만 보라고 했죠? 그건 아직 입도 벙긋 안했어요. 그리고 입도 벙긋할 시점도 아니고. 때가 되면 다 알려줍니다. 맥을 기하학적으로 다 설명을 하고, 그 단면, 측면을 그림으로 그려서 다 설명을 해 드릴 겁니다. 여러분들은 지금 열심히 촉지(觸指)만 해주면 돼요. 열심히 촉지해서 많은 사람들의 맥 모양을 기억해 놔야 그 데이터에다가 제가 갖고 있는 정보를 줄 수 있습니다.

여러분들한테는 받을 수 있는 뭔가가 있어야 돼요. 녹음기가 있어야 제가 말하면 녹음을 해서 기록할 것 아닙니까? 그런데 아무 준비도 않고 숙제 내도 숙제도 않고, 맥 보는 시간에 딴 짓이나 하고 있으면 제가 무슨 옛날 이야기꾼도 아니고. 그러니 열심히 자기 맥을 짚어보고, 내 각시 맥도 짚어봐서 비교도 해보고, 내 아들 맥도 짚어보고 해서 비교해 봐라고 하는 겁니다. 현재 뛰나, 안 뛰나 그 상태만 비교해 봐라. 똑같냐, 차이가 있냐 그것만 느껴 보라는 겁니다. 생각을 집중해서 맥을 만져보면 조금씩 차이가 다 있죠? 그 차이 나는 걸 기억해야 됩니다. 사실 그것만 잘 해도 백점이죠. 그렇게 꾸준히 보다 보면 4~5배다, 6~7배다 하는 건 말 한마디로 다 알아지게 되어 있어요. 제가 하는 말 중에서 못 알아듣는 것은 하나도 없죠?

공부(功夫)의 의미

수학공부를 하려면 1234를 알아야 됩니다. 1더하기 1은 뭐예요? 1빼기 1은? 1곱하기 1은? 1나누기 1은? 말 나온 김에 그러면 공부가 뭐냐? 스터디냐? 요즘 사람들은 얼이 빠져서 공부는 스터디(Study)라고 하고 학교는 스쿠울(School)이라고 하더라구요. 전부 얼이 나간 혓바닥질 입니다. 공부는 어떻게 해야 돼요?

(잘 해야 됩니다.)

잘? 그렇지. 백점! 박수 한번 쳐요. 공부는 잘해야 되는 거죠. 그러면 공부가 뭐냐 이겁니다. 제가 우리 조상님들이 했던 이 공부를 알고 엉엉 울었던 사람입니다. 공부는 이렇게(功夫) 쓰죠? 학교 공부, 인생 공부, 살림 공부, 맥 공부 또 여러 가지 공부가 있잖아요? 사주 공부, 역학 공부, 부처님 공부 또 예수님 공부. 그러면 이 공부가 뭐냐? 보니까 인생(人生) 자체가 공부(功夫)더라 이겁니다.

요거(工)는 장인이 뭘 잇는 거라고 그랬습니다. 위에 것은 天(一), 아래 것은 地(一). 천지의 이치를 깨달아서 가운데로 이어요. 요 가운데는 '세울 곤(|)' 자죠. 가운데에 서서 천지를 잇는 존재가 사람(人)이라

고 했죠.? 하늘의 이치를 깨닫고 땅의 현실을 터득해서 힘써서 이어 나가는 존재가 사람입니다. 그러니 그냥 거저먹기로 되겠어요, 안 되겠어요? 안 되겠죠? 그래서 어떻게 하라고 했어요? 천지의 이치를 깨닫고 터득해서 천지의 가운데(工) 자리에서 남이 아니라 내가 해야 되는, 그냥은 안 되고 힘(力)을 써야 된다는 겁니다. 이게 공력을 들인다는 공(功)입니다.

요건 대장부 할 때의 부(夫) 자죠. 우리에겐 천하대장부, 천하여장부 사상이 있습니다. 남자만 장부가 아니고 여자도 장부로 받들었던 역사가 있었어요. 여기를 보면 '거듭 이(二)'가 나오죠? 이건 하늘(一)과 땅(一), 음양을 뜻해요. 음양이 하늘의 이치와 땅의 현실인데 무엇을 더 중요시 하라 그랬어요? 어떤 게 더 길어요? 땅이잖아요. 땅은 현실입니다. 내가 딛고 있는 이 자리는 현실이에요. 생각(神)하는 건 양이고, 음인 육체(精)는 현실이라고 그랬죠? 물질로 존재하는 게 현실입니다. 그러니까 옛날 어른들은 하늘의 이치도 중요하지만 니 집이 있는 곳, 니 몸이 있는 곳이 더 중요하니 그걸 깨달으라고 했던 겁니다. 부(夫) 자에서 아래와 위의 기럭지가 다른 건 그런 뜻 때문에 그래요.

그러면 가운데(人)에서 누가 하는 겁니까? 니가 하라는 겁니다. 니가 이 현실을 직시하라. 그래서 공부를 하라. 우린 매일같이 공부하라는 소리에 귀에 딱쟁이가 앉았잖아요. 나는 저놈들(준범이, 청원이)만 보면 아주 장해서 밤에 잠도 안 온다니까요. 세상에 내일 모레 수능 볼 놈들이 와서 이 공부를 하고 있다는 이게 천지개벽할 노릇 아닙니까? 우리 아이들한테 박수 한번 보내 봐요.(박수 짝짝짝) 내일 모레 수능 보는데 여기 와서 이 공부하는 걸 보고, '야~ 내가 인생을 헛살지는 않았구나. 내가 저놈들 만나려고 산 것 같애. 그래서 내가 더 잘 해야 되는데, 어떻게 하면 더 잘할까' 고심 하다가 그냥 평소 하던 데로 하기로 했어

요.(웃음 하하하)

　그러면 우리는 어떻게 해야 합니까? 누구 말을 덮어놓고 믿고 따를 게 아니라 그 사람 하는 말이 경우와 이치와 사리에 맞다면 인정해야 된다는 겁니다. 낮은 환하고 밤은 캄캄하다. 이건 믿는 게 아니라 인정하는 거죠. 겨울은 춥고 여름은 덥다. 이것도 믿는 게 아니라 인정하고 다 아는 겁니다. 그런데 기존 종교에서는 경우와 이치와 사리에도 맞지 않고 과학적으로도 납득이 안 되는 이야기를 토 달지 말고 무조건 믿으라고 합니다. 사기 치는 놈들을 보면 사실이 아닌 것을 믿어 달라고 하면서 사기 치는데, 사실이면 믿어 달라고 할 필요가 없는 거죠. 사실 대다수의 종교는 사실이 아닌 것 갖고 사실인양 떠드는 것뿐인데, 뭣 모르는 중생들은 그런데다가 돈 갖다 바치면서 믿고 있는 게 현실입니다.

　그런데 여기(자연의 원리)는 다릅니다. 예를 들어서 '여기 이명희님은 여자고 표상수는 남자다' 이렇게 말하는 건 믿는 게 아니죠. 그건 그냥 사실을 인정하는 겁니다. 만일 간이 허약해서 간경화, 간염이라는 병이 생겼다면 그걸 약이나 수술로 고친다고 떠들게 아니라, 간을 튼튼하게 만들면 건강해진다고 말하는 것이 이치에 합당하다 할 것입니다. 그러면 허약해진 간을 튼튼하게 하는 방법을 찾으면 될 것이고, 그 찾은 방법대로 실천하면 되겠지요. 그런데 약이나 수술로 간을 튼튼하게 하는 게 가능할까요?

　간을 튼튼하게 하려면 먼저 앞에서 열거한 음식으로 간을 영양하고, 간을 튼튼하게 하는 운동을 하면 됩니다. 그게 이치와 사리에 맞다면 인정하고 실천하면 되는 거죠. 그게 천지 이치에 순응하는 삶입니다. 그런데 실천하는 건 사람이 하늘과 땅 가운데서 한다 그 얘기죠. 힘써 실천하는 그 자체가 공부입니다. 그래서 우리 조상들은 끊임없이 공부를 얘기했던 겁니다. 낫 놓고 기억자도 모르던 사람들이 살림공부를 했고, 아이들 키우는 공부, 어른을 모시는 공부, 형제간에 우애를 지키는 공부를 해 왔어요. 그게 다 천지 사이에서 사람이 공력을 들이는 거죠. 그런데 10년 공을 들였는데도 결국 병나면 어떻게 돼요? 헛수고가 되어 버리고 말죠. 그래서 그 공을 지키기 위해서라도 건강해야 합니다.

공부를 잘 하는 방법

공부하는 요령으로는 첫 번째로 기억해야 됩니다. 처음에는 무지막지하게 읽고 또 읽어서 무조건 외워야 됩니다. 옛날에는 공부를 어떻게 했느냐? 어른들은 여섯 살짜리, 일곱 살짜리를 앉혀놓고 『천자문』 갖다 주고는 뭔지도 모르면서 무조건 외우게 만들었어요. 그러다 심심하면 앉아서 몸을 움직이면서 읽게 했고, '하늘 천, 따 지' 운을 붙여가면서 그냥 계속 외우게 만들었어요. 그러다 보면 저절로 문리(文理)가 트이고 나중에 가서는 다 이해를 했던 겁니다.

기억하지 못하는 건 절대 이해가 불가능해요. 문법을 기억하라. 수학 공식을 기억하라. 영어 단어를 기억하라. 문자의 뜻을 기억하라. 맥의 이름을 기억하라. 아까 제가 침법 이야기 했죠? 두 개혈을 사하고 한 개혈을 보하라. 그걸 기억하지 못하는 사람은 다음 시간에 제가 무슨 말을 하는지 이해를 못합니다. 어차피 공부하러 왔으니까 공부 한번 제대로 해 보자는 거죠. 제가 '오늘 공부한 교재를 열 번씩 읽으세요' 하면 여러분은 서른 번을 읽어야 돼요. 무지막지하게! 그러면 달달달 다 외울 수 있게 됩니다. 벌써 어떤 사람은 끝까지 다 읽었어요. 저도 이걸 수백 번을 읽었습니다. 읽다 보니까 전에는 이해가 안 됐던 부분들도 이해하게 되었어요.

두 번째, 이해를 해야 되는데, 기억하면 이해가 된다고 했죠. 세 번째, 실천한다. 이해하고 나면 인정하고 실천을 한다. 목마르면 뭘 마셔야 된다고 했어요? 물 마셔야 된다고 했죠. 네 번째, 깨닫는다. 물을 마시는 순간 '아, 갈증이 해결 되는구나' 하고 깨닫게 돼요. 피곤해서 피로를 풀려고 하는데 어떻게 하면 되느냐? 잠을 자거나 쉬면 피로가 풀리게 되죠. 기억하고 이해하고 실천하니까 뭐가 나와요? 결과가 나오잖아요. 이 결과를 바탕으로 우리는 깨닫는 겁니다.

아이들이 시험을 준비할 때도 처음에는 무조건 암기해야 되죠? 역사 과목 같은 건 다 암기해야 돼요. 그 옛날 우리 조상들은 어떻게 살았는가? 역사 공부하고, 국어 공부하고, 수학 공부해서 암기하고 이해하면 문제를 풀어봐야 돼요. 그게 실천하는 거죠? 직업이 학생이라면 배우는 게 그 사람이 할 일이죠. 배우는 일을 학업이라고 하죠. 그러니까 배우려면 무조건 기억하고 이해하고 실천해야 돼요. 그러면 '아, 그렇구나! 아, 이게 그래서 그런 거구나!' 하는 걸 깨닫게 되는 겁니다. 그렇게 깨달으면 뿌듯해지잖아요.

다섯 번째, 전파한다. 깨달은 것을 남들에게 전해야 되겠죠. 전하는 게 뭐냐? 삶의 현장에 나와서 쓰는 것이 곧 전하는 것이죠. 우리의 건국이념에 그게 나와 있어요. 건국이념의 핵심이 뭐냐 하면 '홍익인간'입니다. 건국이념이 홍익인간이고, 교육헌장에는 홍익인간 할 수 있는 인간을 길러내는 요체가 나와 있어요. 그러면 널리 인간을 이롭게 하기 위해서 뭘 해야 되느냐? 자기가 깨달은 바를 전해야 됩니다. 저도 지금 홍익인간 하면서 사는 겁니다. 공부를 제대로 하면 홍익인간 할 수 있는 사람이 될 수 있어요.

간담이 허약할 경우의 구체적인 처방과 그것이 온 장부에 미치는 영향

그러면 현맥이 나왔을 때의 처방으로 한번 들어가 보겠습니다. 현맥이 나왔으면 목화토금수 오행상에서 목기인 간담이 제일 허약하다는 거죠. 간담이 허한 것이 현맥으로 나타나는 겁니다. 그러면 허약해진 장부를 튼튼하게 만들려면 어떻게 해야 되느냐? 일단 영양을 해야 된다. 허약해졌으면 일체의 이유 없이 무조건 영양해서 실하게 해야 됩니다.

그러기 위해서는 첫 번째, 골고루에다가 신맛을 줘 봅니다. 신맛을 주면 목기가 어떻게 돼요? 간담이 실(實)해져요, 허(虛)해져요?

(실해져요.)

신맛을 주면 간담이 실해집니다. 목기운이 들어온 만큼, 신맛 나는 과일이나 야채나 곡식이나 이런 것들이 들어온 만큼 강해지고 실해져요. 목기가 실해지니까 목극토를 해요, 못해요?

(해요.)

목극토를 하게 되죠.

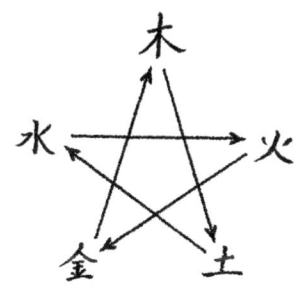

그림 오행 상극도

두 번째, 목극토를 하면 동시에 토기(土氣)에 문제가 생기겠죠. 그러면 비위장이 실해져요, 허해져요?

(허해져요.)

당연히 허해지겠죠. 비위장이 허해지면 토기가 허해진 겁니다. 그러면 토극수를 할 수 있어요, 없어요?

(없습니다.)

토극수를 못합니다. 그러니 내 몸 안에서 목극토와 토극수가 거의 동시에 일어나는 겁니다. 토극수를 못하니까 신장 방광은 편안해지죠. 편안해 지니까 신장 방광이 실하다고 할 수 있겠죠. 이 오장 안에서 지금 동시다발적으로 허실이 막 생겨나고 있습니다.

우리가 돌멩이를 잔잔한 호수에다 던지면 거기만 퐁당하고 마는 게 아니라, 그 파장이 호수 전체에 영향을 미치게 됩니다. 그렇더라도 퐁당하고 떨어진 그 자리의 파장이 가장 크고, 퍼져나갈수록 점차적으로 약해지겠죠. 하지만 약해져도 영향을 미칩니다. 신맛을 하나 딱 떨어뜨렸더니 내 안에서 간이 좋아지면서, 좋아진 간의 힘에 의해서 동시에 이런 일들이 벌어지는 거죠. 그러니까 신방광이 실해지니까 수극화를 해요, 못 해요?

(합니다.)

수극화를 하죠. 수극화를 하니까 화기인 불이 꺼지려고 해요, 안 꺼지려고 해요? 꺼지려고 하죠. 그러면 심소장이 실해져요, 허해져요?

(허해져요.)

그렇지만 퍼져 나갈수록 영향력은 미미해지게 됩니다. 미미해진다고 하더라도 결국에는 모든 장부에 영향을 미치게 되죠. 칼로 두부 자르듯이, 딱이면 딱 이렇게 되는 게 아닙니다. 심소장이 허해졌으니까 당연히 화극금을 해요, 못해요?

(못해요.)

그렇죠. 못합니다. 화극금을 못하면 다섯 번째, 폐대장이 어떻게 되겠어요? 실해지겠죠.

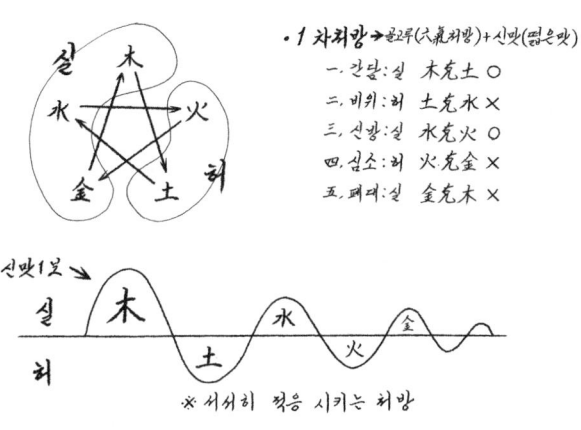

그림 현맥(간담)이 나타날 때 1차 처방

그러니까 위 그림을 보면, 양. 음. 양. 음. 양. 이렇게 변화가 일어나죠. 음양의 파동이 일어납니다. 그러니까 몸이 활성화 되겠어요, 안 되겠어요? 활성화 됩니다. 그래서 활성화되는 그 일을 매일같이 하자는 겁니다. 또 보세요. 폐대장이 실하면 금극목을 해요, 못 해요?

(합니다.)

당연히 하죠. 하지만 지금 신맛을 먹었기 때문에 금기를 이겨낼 수 있게 됩니다. 최초에 현맥이 나타나게 한 원인이 뭐라고 했어요?

(금극목)

그렇죠. 금극목이죠. 금극목 하여 간담이 제일 허약하면 현맥이 나타난다고 그랬습니다. 현맥이 나오니까 신 것을 먹으면 간담이 실해진다는 것만 알아도 세상천지에 없는 공부를 하는 겁니다. 간담이 허약해서 병 걸려서 고통 받는 사람한테 신 것을 먹으면 간담이 좋아진다는 것 하나만 알려줘도 이건 공자님 말씀보다 더 엄청난 거예요. '허실론'을 공부할 때 신맛 나는 음식 하나로 육장육부 안에서 벌어지는 현상을 이렇게까지 말하는 데가 여기 말곤 그 어디에도 없습니다.

간담이 허약할 경우의 2차 응용처방

1차 처방에서 그렇게 하면 마지막에 금극목하는 원인이 만들어지게 되니까, 2차 응용처방은 어떻게 하면 되느냐? 현맥이 나오는 원인이 금극목이니까 이 금기를 다스려 보자는 겁니다. 다스리려면 어떻게 하면 돼요? 쓴맛인 화기를 씁니다.

(화극금 하는 겁니까?)

그렇죠. 화(火)를 쓰는 거죠. 그러니까 응용 처방은 신맛을 1로 주고 쓴맛을 2로 줍니다. 우리가 오미 중에서 하나만 먹을 수 있다고 하면 일단 신 것을 먹어서 간을 살려야 되겠지만, 여러 개를 먹을 수 있다면 두 개를 먹어보자 이겁니다. 예를 들어서 현맥 나오는 사람에게는 보리밥 한 숟가락에 수수밥 두 숟가락 먹게 하자. 그래서 신맛이 들어가고 쓴맛이 그것의 배(倍)가 들어가면 어떤 놈이 제일 튼튼해지겠어요? 심소장이 가장 실해지는 것은 자명합니다. 물론 이건 허약해서 현맥이 뜨는 간을 건강하도록 하기 위해서 골고루 육미(六味)로 각 장부를 먹여 살린 다음에 하는 처방입니다. 신맛 1을 줘서 간담을 보(補)하고, 쓴맛 2를 줘서 화극금의 원리로 금기를 사(瀉)하는 처방이니, 1보2사의 원리를 쓰는 거라고 할 수 있습니다. 그러니까 1차 처방 때보다 화극금을 더 자신 있게 할 수 있겠죠? 화극금을 하게 되면 폐대장이 어떻게 돼요?

(허해져요.)

허해지겠죠. 약해지잖아요. 여기서 현맥을 나오게 한 그 원인이 바로 소멸되어 버리는 겁니다. 따라서 하세요. 신맛으로 간담을 보하고,

(신맛으로 간담을 보하고)

쓴맛으로 폐대장을 사한다.

(쓴맛으로 폐대장을 사한다.)

보와 사를 통해서 목 기운은 살리고 금 기운은 끌어 내리는 거죠. 다시 말하면 쓴맛으로 심소장을 보해서 그 힘으로 화극금하여 폐대장을 사하도록 하는 거죠. 즉 금극목을 못하도록 그 원인을 제거해서 소멸시키는 겁니다.

금극목을 못하게 되니까 세 번째, 바로 간담이 실해지겠죠. 그러면 골고루에다가 신맛과 쓴맛을 언제까지 그렇게 먹어야 되느냐? 현맥이 없어질 때까지 먹어야 됩니다. 간담이 실해져서 현맥이 없어지면 다른 맥이 하나 뜨겠죠? 쓴 걸 계속 먹으면 화극금을 계속 하게 되는데, 화극금을 해서 폐대장이 허약해질 경우 나타나는 맥이 뭐예요? 모맥이 나타날 수 있습니다. 그런데 원래는 제일 힘이 강했던 놈이니까 일시적으로 모맥이 나타나도 이놈(폐대장)은 살 수 있다 그겁니다. 그렇게 해서 간담을 살려내는 거죠. 간이 살아나면서 현맥이 없어지면 이 처방(화극금 하는 처방)을 거둬야 됩니다. 그런데 우리나라 사람들은 어떻게 하느냐? 좋아지니까 몸에 좋은 줄 알고 계속 먹어요. 그렇지만 계속 화극금을 하면 결국 금기인 폐대장이 다치게 되잖아요. 간이 좋아지면 쓴맛의 양을 줄여야 됩니다.

이렇게 화극금을 해서 간담이 실해지면 목극토를 한다, 못한다? 목극토를 한다. 네 번째, 목극토를 하니까 비위장은 허해진다. 허해지니까 당연히 토극수를 못한다. 토극수를 못하니까 신장 방광은 실해지고 그러면 수극화를 한다, 못한다? 수극화를 하는데 쓴맛을 두 배를 먹었기 때문에 극을 받아도 끄떡없게 되죠. 이렇게 해야 육장육부의 전체적인 허실의 균형이 잡히게 됩니다.

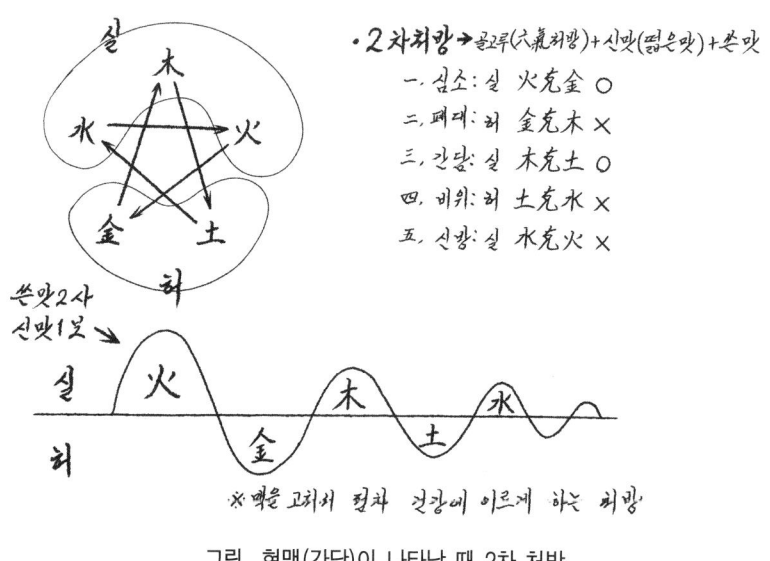

그림 현맥(간담)이 나타날 때 2차 처방

여기를 한번 보세요. 처음에 현맥이 나타났을 때는 목이 허했잖아요. 그런데 요렇게(신 것 또는 고소한 것) 줬더니 간담이 실해지죠? 간담이 실해지니 비위장이 허해지고 신방 방광이 실해지죠? 신장 방광이 실해지니 수극화를 해서 심소장은 허해지고 폐대장이 실해지죠? 폐대장이 실해지니 금극목 해서 간담이 허해지죠? 이렇게 허해지니까 균형이 안 맞게 되잖아요. 그래서 2차 처방으로 들어가서 화극금을 하게 되면 이쪽 간담, 심소장, 신방광이 좋아지고 이쪽 비위장과 폐대장이 허해져서 전체적인 허실의 균형이 맞게 되는 겁니다.

잡곡밥을 만들 때 오곡을 섞는 비율

소위 명리학에서 감정을 할 때 용신(用神)을 빼서 허실을 조절하는데, 그것도 이런 식으로 하는 것이거든요. 그런데 그건 글자만 갖고 장난치는 것이고 현실적 대안은 없습니다. 그렇지만 우리는 음양오행의 허실론과 상생, 상극론에 따라 섭생을 해서 약해진 장부는 보하고 강한 장부는 사를 합니다. 이것이 인류 역사와 함께 발달되어 온 섭생법이고 식사법입니다. 그 식사법이 신시 배달국 시절에는 일반화되어 있었어요. 그런데 그 이후로 인류 역사가 내려오면서 이걸 따지는 게 골치도 아프고, 전쟁하다가 잃어버리고, 천재지변 나서 잃어버리고 해서 지금은 우리들 기억 속에서도 다 사라져 버렸고, 살림살이 속에 드문드문 남아있는 정도입니다.

그래서 나중에는 뭔지 모르니까 그냥 골고루 먹자 해서 나온 게 오곡밥입니다. 간담을 영양하는 것이 팥이고, 심소장을 영양하는 것이 수수고, 비위장 영양은 기장이 하고, 폐대장 영양은 현미가 하죠. 벼를 농사져서 껍질 벗겨 놓으면 그게 현미입니다. 그건 굉장히 매운맛입니다. 매운맛이다 보니 금극목을 하잖아요. 그래서 도정기계를 개발해서 그 놈을 깎는 겁니다. 그 쌀 껍질 까만 걸 깎아서 백미를 만들었는데 그게 토, 상화로 만들어 놓은 거죠. 콩은 수 기운이고 상화로는 옥수수와 녹두가 있습니다. 그러니까 이것들이 주식이 됩니다.

요걸 알아 놓으면 나중에 잡곡밥 해서 먹을 때 도움이 됩니다. 처음에는 흰쌀을 50% 넣어요. 그러고 나서 나머지 50%를 비율을 따져서 골고루 넣으면 됩니다. 그렇게 해서 전체 장부를 골고루 영양을 하면, 서로의 힘이 골고루 발현이 되어서 상생 상극 조화를 만들어내는데 유리해지게 됩니다.

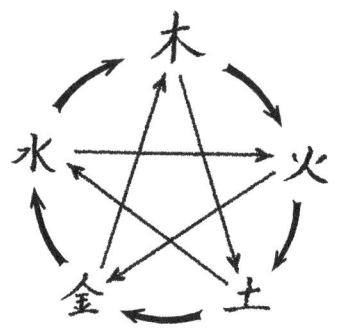

그림 오행 상생 상극도

그래놓고 간이 안 좋다면 음료수가 됐든, 과일이 됐든, 야채가 됐든 간담을 영양하는 걸 좀 더 먹으면 되겠죠. 또 심소장이 안 좋다면 수수를 한 숟가락 더 넣어서 먹으면 되고. 차(茶)도, 심소장이 허약할 때는 쓴맛 나는 녹차라든지, 쑥차, 영지차, 일엽차 그런 걸 마시면 되고, 도라지 무침 이런 걸 반찬으로 더 먹으면 되겠죠. 간이 안 좋다면 오미자차라든지, 유자차라든지 그런 신맛 나는 걸 먹으면 됩니다. 이렇게 해서 완전무결한 식사 처방이 딱 됐습니다.

간담을 튼튼하게 하는 운동, 운동선수들이 빨리 죽는 이유

그리고 간담을 튼튼하게 하는 운동이 있습니다. 간담이 허약하면 눈이 나빠지니까 눈 운동을 해야 되고, 목이 뻣뻣해지니까 목운동을 해야 됩니다. 아까 옆구리 봤죠? 간경이 지나가는 곳. 옆구리를 자꾸 비틀고 스트레칭을 하면 땡기게 되는데 그 땡기는 데를 계속 이완시키고 펴주는 연습을 해야 됩니다. 살이 오그라들었으면 펴는 연습을 해야 되고, 늘어나 있으면 땡겨서 오그라뜨리는 연습을 꾸준히 해야 체형이 바르게 됩니다. 그리고 고관절 운동과 발 운동, 근육 운동을 합니다. 이 부분은 간이 지배하는 곳이기 때문에 좀 더 신경을 써서 운동하면, 간이 스스로 그 기운을 복원하는데 유리해집니다.

간담을 튼튼하게 하는 운동	눈 운동, 목 운동, 고관절 운동, 발 운동, 근육 운동, 옆구리 운동 등 간담경이 지나가거나 간담이 지배하는 부위를 움직여 준다.

목운동만 계속 하면 목극토 해서 무릎이 아프게 돼요. 그래서 운동도 한 가지만 계속하면 빨리 죽게 됩니다. 국가대표 선수들이 빨리 죽는 이유가 거기 있어요. 탁구선수라고 하면 계속 탁구만 치잖아요. 더군다나 오른손잡이다 그러면 오른팔만 쓰게 됩니다. 하지만 좌측도 내 몸이잖아요. 상하좌우 똑같이 써야 됩니다. 사실 운동선수들은 건강이 목적이 아니라, 메달 따는 게 목적이니까 죽기 살기로 하는 겁니다. 그러다보니 한쪽만 계속 발달하고 다른 쪽은 허약해진 나머지 상하 좌우의 균형이 깨져서 단명할 수밖에 없게 됩니다.

김일 아저씨나 무하마드 알리를 봐요. 한 때는 세계에서 제일 힘이 좋았던 사람들이었어요. 그런데 지금은 어떻게 되었어요? 또 미국의 육상선수, 올림픽에서 금메달 많이 딴 그리피스 조이너라고 하는 선수도 30대에 죽었는데 그것도 운동을 죽기 살기로 해서 그리된 것이거든요. 운동은 즐겨 가면서 천천히 해야 됩니다.

여기까지 하고 모두 일어나세요. 오늘은 열 명 이상의 맥을 보고 집에 가는 겁니다. 오늘까지는 맥을 볼 때 네 군데 중에서 제일 큰 놈을 찾아내야 됩니다. 자세 잡았으면 짝 맞춰서 서로 인사하시고 맥을 보세요.

(다 함께 맥진 연습)

맥을 촉지하는 방법, 맥상은 장부들 간의 역학관계에 의해 좌우된다

촌구맥은, 손목의 힘줄이 가운데 이렇게 있죠. 그러면 요 홈으로 지나가요. 힘줄이 이렇게 있다면 여기 엄지손에서 내려온 폐경맥상의 태연혈에서 촌구맥이 뜁니다. 손목의 대동맥이 크게 지나가니까 요기서 뛰어요. 그래서 맥을 촉지할 때는 엄지손과 혈관이 직각되게 해야 됩니다.

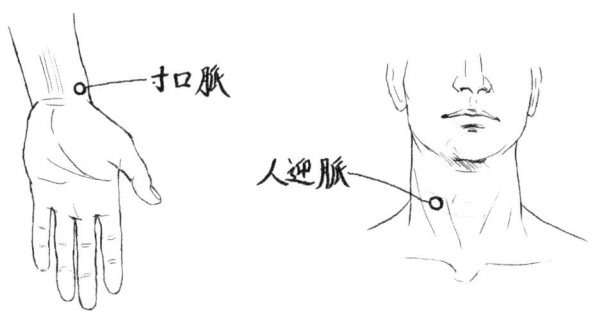

그림 인영맥 촌구맥 보는 위치

혈관이 이렇게 있으면, 심장이 수축을 하면 피가 팍 가잖아요. 그리고 심장이 이렇게 벌어질 때는 맥이 사라지게 되고요. 그 리듬을 맥박수라고 합니다. 맥박수를 헤아려 보면 1분에 몇 번 뛰는가를 알 수 있습니다. 그래서 오늘 숙제는 자기 맥박이 1분에 몇 번 뛰는가를 알아오는 겁니다. 그게 수시로 바뀌지만, 그래도 대략 나는 1분에 몇 번 정도 뛰는가를 알아야 됩니다. 가지런하게 자세를 바르게 하고 오늘 저녁과 내일의 자기 맥박을 헤아려 보세요. 보면서 그 뛰는 느낌을 알아야 돼요. 자신의 맥을 확실하게 알아야 다른 사람 맥과 비교할 수 있어요. 다음 주부터는 맥의 비교에 대해서 설명할 예정입니다.

여기 심장이 뛸 때는 다른 장부의 기운들도 같이 걸리게 돼요. 즉 간의 영향을 받고, 위장의 영향도 받고 하는 겁니다. 밥 많이 먹으면 심장이 가쁘게 뛰잖아요. 그러면 토기인 위장의 영향을 받는다는 거죠. 또 배가 고파도 그 영향을 받아요. 오장 안에서 금기가 가장 강하다면 금극목을 하는 상태에서 심장이 뛸 것이고, 목기가 강하면 목극토 하는 상태에서 심장이 뛰게 됩니다. 오장 중 어떤 장부의 기운이 실하고, 크냐에 따라서 심장에서 나가는 맥상(脈像)이 달라지게 된다는 거죠.

옛날 문헌에 보면 목기는 '부드럽다' 이렇게 기록되어 있어요. 부드럽다, '완(緩)'하다. 토기는 그 기운이 '고(固)'하다고 해 놓았고. 그러면 이 '고'가 뭔지, '완'이 뭔지만 알면 맥진법은 끝나는 거죠. 이론적으로는 그래요. 그러고 난 뒤에 우리가 계속 연습을 해서 실제로 분별할 수 있게 되면 맥 공부는 다 끝납니다.

머릿속으로 이해만 해서는 안 된다고 했습니다. 기억하고 이해하고 나면 뭘 해야 된다고 했어요? 실천해야 된다고 했잖아요. 실천은 우리가 직접 맥을 짚어보는 걸 의미합니다. 짚어보는 방법 말고는 없어요. 많이 짚어본 사람이 말귀를 많이 알아듣기 마련입니다. 지난 기수(期數)에 들었던 사람 중에 이번에 재수강하는 분들도 있는데 그때 들은 내용을 오늘에서야 알아듣는 사람도 있습니다. 그리고 멀리서 오신 분들은 다시 와서 공부하기가 만만한 일이 아니고, 이번에 큰맘 먹고 시간 내셨으니까 다른 사람 맥을 많이 짚어봐야 됩니다.

분명히 한 사람인데 인영에서 뛰는 맥과 촌구에서 뛰는 맥이 달라서 인영은 크고, 촌구는 작게 나타나잖아요. 왜 대소를 알아야 되느냐 하면, 병이 큰 맥에 더 들어있으니까 작은 맥은 일단 무시하고 가야 되기 때문에 그렇습니다. 그러면 앞으로 이 큰 맥이 뭐냐를 읽어나가야 된다는 거죠. 그런데 '나는 어떤 것이 큰지 작은지 모르겠습니다' 한다면 답이 없어요. 그 사람은 12주 끝날 때까지 대소(大小)만 찾아야 돼요. 큰지 작은지도 모르는 사람을 데리고 무슨 이야기를 하겠습니까? 그러니까 맥을 짚어본 사람은 대소를 알 것이고, 안 짚어본 사람은 모른다는 거죠.

이번 일주일 동안은 집이나 직장에 가서 맥을 봐주는데, 가서 직장 동료들한테 '내가 맥 봐줄게' 이러면 안 돼요. 그러면 이상한데 다닌다는 소리를 듣게 돼요. 스님이 가서 '맥 봐줄게' 그러면 동료 스님들이 '아유, 스님 이상한 데 빠졌네' 그러서. 그러니까 그렇게 하면 안 됩니다. 저희도 옛날에 그것 다 당해봤거든요. 저희들은 처음에 공부할 때 파고다 공원 있죠? 거기 가면 할아버지들 많잖아요. 거기 박카스 한 박스 사들고 가서 열 분 정도의 할아버지 맥을 만져보곤 했어요. 가서 '제가 이런 공부하는데 할아버지 맥 한번 봐드릴게요' 그러면 할아버지들이 박카스 먹는 재미로 보게 해주셨어요. 그리고 노인분들은 장부의 허실이 확실하기 때문에 맥박도 강해서 대부분 맥이 뚜렷하게 나옵니다. 쉬는 날 거기 가서 그렇게 연습하고 그랬습니다.

그런데 지금은 어떻게 하면 되느냐? 아는 사람 잡고, '나는 맥박이 70번 뛰던데 너는 1분에 몇 번 뛰는가 한번 헤아려 보자.'고 하는 식으로 촌구맥도 만져보고 인영맥도 만져보고 하세요. 그러면 맥박의 빠르기도 가늠할 수 있고 대소도 가늠할 수 있습니다. 지금은 밖에 나가서 맥 봐줄 게재가 아니에요. 맥 봐주는 건 나중에 10주쯤 가서 해도 됩니다. 그 때는 알아져요. 맥 봐서 석맥이다 그러면 '허리 아프겠네요' 하고 얘기할 수 있어요. X-ray 안 찍어 봐도 맥만 보고서 '아, 이 양반은 허리가 아프겠구나' 할 수 있게 됩니다.

(수강생 중 한 분을 가리키며) 이 분이 석맥이 나오는데 옛날엔 위장이 안 좋았어요. 그건 병이 상극의 진행방향으로 진행되기 때문에 그래요. 그래서 병이 위장 쪽에서 오래 있다가 신장 방광 쪽으로 넘어왔다고 보는 겁니다. 지금은 신장 방광이 더 큰 문제입니다. 그런 자세한 이야

기를 여럿이 있는 데서는 할 수 없잖아요. 프라이버시가 있으니까 요 정도만 얘기하고. 구체적인 얘기는 윤 선생하고 하면 돼요.

여자들이 남자보다 맥을 더 잘 보는 이유

맥을 직감적으로 예민하게 잘 보는 사람들이 있습니다. 그런데 대개 남성들보다는 여성들이 맥을 더 잘 보더라구요. 여성들은 음기(陰氣)가 있어서 살이 남자들보다 부드럽거든요. 남자들은 뻣뻣해요. 그러니까 이치를 궁구하고 하는 건 남자들이 낫지만, 여자는 애기를 낳아본 사람들이라 생명을 보는 감각이 훨씬 월등합니다. 처음엔 내가 원장이랍시고 저 혼자 상담하고 강의하고 다 했어요. 그런데 어느 때부턴가 윤 선생이 말하는 걸 보니까 저보다 낫더라구요. 한 3,4년은 저 혼자 북 치고 장구 치고 다 했는데 보니까 아니더라구요. 여자 무시하고 '여자가 뭘 안다고?' 이랬는데 아니었어요. 제가 미세하게 촉지 못하는 것까지도 알아내는 것을 봤습니다.

그래서 '아하, 남자라고 다 잘난 게 아니고 원장이라고 다 잘하는 게 아니구나. 남녀가 이렇게 다르구나.' 그래서 자존심 버리고, 권위 같은 것도 다 버리고 사람을 건강하게 하기 위해서 '당신이 봐라. 자리 내줄게.' 그랬어요. 그 자리는 아무한테나 내주는 자리가 아닙니다. 그 맥 보는 자리를 내준다는 건 권위를 내주는 거예요. 그렇지 않습니까. 그래서 우리 회원들은 전부 아이들 데리고 와서는 윤 선생한테 가서 맥 봐 달라고 그래요.

제가 지금 말을 많이 하니까 심장이 막 뛰거든요. 냇숨을 많이 해서 인영맥이 크게 올라와 있어요. 생명이 가지런한 상태, 고요히 집중된 상태에서 맥을 봐야 하는데, 지금 저보고 맥 봐달라고 하는 건 대충 봐 달라는 것과도 같습니다. 그런데 윤 선생은 밖에서 항상 차분하고 평온하게 준비하고 있거든요. 맥 볼 때는 정기신을 편안하게 하고 스스로 한 30분 정도 호흡을 해서 기운을 가지런하게 해 놓은 상태에서 봐야 됩니다.

의자(醫者)는 집중된 상태를 유지해야 사람을 살필 수 있어요. 그냥 막 천지분간 없이 나대면 못 봐요. 그래서 상담 같은 걸 하실 때는, 제가 평일이나 조용할 때는 할 수 있는데, 강의가 있을 때는 거의 안봅니다. 보더라도 미세한 차이 같은 건 제가 결국 윤 선생한테 물어 봅니다. '나는 이렇게 봤는데 이 분 맥 한번 보세요' 그러기도 해요. 사주에도 보면 우리 윤 선생은 활인(活人)하는 기운이 있어요. 사람을 살리는 기운이 있어서 젊었을 때부터 그런 방면으로 갈 거라는 이야기를 들었다고 그래요.

거두절미하고, 숙제는 교재에서 오늘 공부한 내용을 열 번 읽고, 오늘 필기한 것도 다 읽고 또 다음 주부터는 화기(火氣)로 넘어가니까 그쪽도 한 번씩 읽어보시고, 자기 맥박 수를 꼭 세어 보는 겁니다. 생명 상태가 수시로 변하니까 아침에 일어나서 한 번 세어 보고, 주무시기 전에도 한 번 세어 보고 또 목욕하게 되면 목욕 끝나고도 한 번 세어 봐야 됩니다. 그래서 평상시에 가만히 있을 때의 맥박이 대략 몇 박이라는 것을 알고 있어야 합니다.

그 리듬을 내가 알고 있으면, 다른 사람 맥하고 비교했을 때, '아! 나보다 빠르다, 나보다 느리다' 이게 나오겠죠. 그게 바로 뭐냐? 지삭(遲數)이 나온다 그 얘기죠. 느리냐, 빠르냐? 그리고 더 깊이 들어가면 크냐, 작냐? 격렬하게 뛰냐, 고요하게 뛰냐? 대소(大小)와 완급(緩急)이 나옵니다. 자기 것을 알아야 다른 사람 것과 비교할 수 있어요. 그래서 다음 주부터는 그 비교하는 것에 대해 설명하도록 하겠습니다. 자, 오늘은 여기서 마치겠습니다. 장시간 공부하시느라 수고 많으셨습니다. 감사합니다.

찾아보기

【ㄱ】

가래 / 176
가림토 문자 / 248
가습기 / 93
가을 숙살지기 / 84
간경화 / 131
간담을 영양하는 곡식 / 343
간담이 지배하는 부위 / 133
간염 / 170
간질 / 231
갑상선 / 151
개장국 / 344
갱년기 / 157
게놈 프로젝트 / 33
견정(肩井) / 314
결벽증 / 89
경기(驚氣) / 172
경락마사지 / 223, 307
경맥 / 293
경맥(經脈) / 198
경맥의 흐름방향 / 320
경혈(經穴) / 305
계집 / 300
고관절통 / 135
골다공증 / 219
공부(功夫) / 354

공손혈 / 340
공자 / 86
과거 칠불 / 305
관절염 / 149
구궁팔괘침법 / 205, 281, 338
구맥 / 66, 145
구맥(鉤脈) / 50, 190
구삼맥 / 58, 67, 148
구삼맥(鉤三脈) / 193
금형 / 86
기경팔맥 무용론 / 297
기경팔맥의 병 / 204, 255
김 신농(神農) / 280
김시습 선생 / 159
꽃 댕기 / 156

【ㄴ】

낙맥(絡脈) / 307
낙맥(洛脈) / 198
내경침법 / 333, 337
냇숨 / 257, 325
냉기 / 208, 209
뇌졸중 / 321
뇌출혈 / 321
늑막염 / 172

찾아보기 373

【ㄷ】

다국적 제약회사 / 152
단맛 / 147, 154
담궈 먹는 음식문화 / 220
담그는 먹거리 / 207
담석증 / 172
대맥 / 109
대맥(帶脈) / 320
대맥(帶脈)의 병(病) / 202
대맥을 통제하는 혈자리 / 205
대맥의 병 / 337
도인술(導引術) / 137
동양과학 / 112, 187
동자료 / 174
동자료(童子髎) / 311
들숨 / 257, 325
떫은맛 / 148

【ㄹ】

루게릭병 / 39, 134

【ㅁ】

만사지(萬事知) / 249
만사지(萬事知) 문명(文明) / 164
매운맛 / 154
맥진법 / 196
맥진법(脈診法) / 45
명리학 / 142, 327
모맥 / 67, 147, 363
모맥(毛脈) / 52, 191
모혈(募穴) 316
목기 / 83

목형 / 85, 86
목형(木形) / 50
목형(木形)의 본성(本性) / 84
목형의 본성 / 178
목형의 장부의 대소 / 178
몽유병 / 167

【ㅂ】

발병 / 83
병명치료 / 110
병의 진행 방향 / 127
보기제 / 221
보법 / 223, 224, 333
보법(補法) / 221
보필용원(補必用圓) / 333
보혈제 / 221
복수 / 127, 128
복수(腹水) / 83
부식(副食) / 251
부정맥 / 109, 324
불쌍(不雙)한 학문 / 48
비만 / 103, 239
비염 / 170

【ㅅ】

사관(四關)침법 / 341
사관침법 / 201, 281
사맥(死脈) / 59, 113, 229, 329
사법 / 222, 333
사법(瀉法) / 211, 221
사상의학 / 141
사시 / 320

49일간 단식 / 280
사시(斜視) / 173
사이코패스 / 95
사죽공 / 174
사필용방(瀉必用方) / 333
사해(四海) / 94, 201
사해(四海)의 병 / 200, 255
사해의 병 / 329
산침(散針) / 332
삼불가(三不可) / 350
삼신 / 71
삼음삼양 / 141
상대적 허실 / 78
상생(相生)과 상극(相克) / 100
상생(相生)의 원리 / 54
상통천문 / 55
상통천문(上通天文) / 30, 142
상화(相火) / 47, 237
생각(生覺) / 107, 164
생리식염수 / 188
생명력 / 292
생사의 근원 / 283
생사일여(生死一如) / 322
생식(生食) / 207
서양 사대주의 / 169
서양과학의 한계 / 76
서양의학이 병 고치는 실상 / 35
석맥 / 67, 104, 147, 324
석맥(石脈) / 52, 192
설사 / 170
세균질환 / 103
소금 / 53, 104, 161, 218, 289

소식 / 348
소식(小食) / 60
수형 / 85
수형(水形) / 88
숭늉 / 261, 263
식(食) / 51
신공 / 258
신맛 / 126, 136, 238, 336
신명(神明) 문화 / 43
신시 배달국 / 124, 138, 365
신의 영역 / 42
신의(神醫) / 80
심포 삼초 / 48
12모혈(募穴) / 65
15낙맥 / 318
심포 삼초 생명력 / 57, 84, 93
쓴맛 / 126, 145, 154, 240

【 ㅇ 】

암 / 163
암내 / 95
야뇨증 / 160
약(藥) / 51
약주(藥酒) / 126, 267
양기 시대 / 259
양적인 수행 / 259
업장소멸 / 196
MT 보법 / 334, 337
염불 / 258
염증 / 162, 216
예방접종법 / 152
오계맥진법(五季脈診法) / 46

오곡 / 252
오곡밥 / 206, 365
오미(五味)의 변(變) / 237
오십견 / 148, 253
온열동물 / 98, 173, 208, 288
왕따 / 91
요로결석 / 172
운동 / 253
운동(運動) / 254
원시반본 / 136
원시반본(原始返本) / 36
유전자 도장 / 218
유전자 정보 / 107, 219
유침(留鍼) / 210
육기섭생법 / 240, 250, 329
육장육부 / 47
육주(六柱) / 329
육합혈 / 97, 317
음기 시대 / 259
음기와 양기 / 54
음부소양증 / 167
음양오행 / 63
음양중 / 70
음양중 삼태극 / 63, 71, 73
음적인 수행 / 259
의통(醫通) / 49
인공 관절 / 103
인영맥 / 109, 114, 115, 205, 222
인영촌구맥진법(人迎寸口脈診法) / 46
인영혈 / 115
인의예지(仁義禮智) / 88
임읍 / 331, 338
임읍(臨泣) / 319

【ㅈ】
자연의 원리 / 34, 62
자하(紫霞) / 233
자하생식 / 235
자하선인 / 234
잠재능력 계발 / 275
장하 / 153
장하(長夏) / 55
저림증 / 203
적취(積聚) / 159
절대적 허실 / 78
정경(正經)의 병 / 106
정경의 병 / 255
정숙(貞淑) / 271
정신질환 / 231
제왕절개 / 102
주식(主食) / 251
중통인사 / 32
중풍 / 320
GMO 식품 / 31
증상치료 / 332
지기(地氣) / 41
지방간 / 171
지유(地乳) / 237
진통제 / 146, 203
짠맛 / 147, 150, 155, 188

【ㅊ】
천기(天氣) / 268
천명(天命) / 327
천지인 삼재(三才) / 207
체내의 생명온도 / 98
체온 유지 / 260

체질 / 226, 270
체형(體形) / 226
체형교정 / 227
초경 / 156
초경(初經) / 195
촌구맥 / 109, 113, 222, 339
추살기운 / 54
출세(出世) / 85
치매 / 101

【 ㅋ 】
카이로프랙틱 / 97

【 ㅌ 】
태연혈 / 113, 368
태충 / 331, 341
태충(太衝) / 308
투석 / 106

【 ㅍ 】
파상풍 / 188
팔상 체질 / 143
페니실린 / 36
편도선 / 150
편두통 / 97, 149, 313
표음문자(表音文字) / 245
표의문자(表意文字) / 245
풍지(風池) / 313, 315

【 ㅎ 】
하찰지리 / 141
하통지리 / 87
하통지리(下通地理) / 30
한열관계 / 77, 267
한웅전(桓雄殿) / 303
합곡 / 341
해부학 / 38
해부학(解剖學) / 230
해열제 / 204
해인 / 188
해인(海印) / 107, 219
허신(許愼) / 246
허실관계 / 38, 77
현맥 / 66, 83, 90
현맥(弦脈) / 50, 189
현맥이 나올 때의 육체적 증상 / 97
현맥이 나타날 때의 정신적 증상 / 89
현맥인 아이들 / 214
호흡법 / 256
홍맥 / 67, 145
홍맥(洪脈) / 51, 191
홍익인간 / 358
화기 / 89
화상 / 102, 187
환절기 / 55, 153
후두통 / 314
훈민정음 / 247
흑백논리 / 73
힘 빼는 연습 / 115

【 책 】
「창세기」 / 115, 124, 238
『부도지』 / 237, 238
『산해경』 / 345

『설문해자(說文解字)』 / 246, 252
『설문해자』 / 299
『참전계경』 / 86

『천자문』 / 357
『한단고기』 / 124
『황제내경』 / 138, 343